Ophthalmic Surgery Techniques and Clinical Practice

眼科手术技巧与临床实践

主编 刘 娜 吕高波 王艳红 张云霞
凌梅嫚 樊洪涛 庄丽华

中国海洋大学出版社
·青岛·

图书在版编目（CIP）数据

眼科手术技巧与临床实践 / 刘娜等主编. —青岛：
中国海洋大学出版社，2024.3
ISBN 978-7-5670-3808-0

Ⅰ．①眼… Ⅱ．①刘… Ⅲ．①眼外科手术 Ⅳ.
①R779.6

中国国家版本馆CIP数据核字（2024）第054573号

出版发行	中国海洋大学出版社		
社　　址	青岛市香港东路23号	**邮政编码**	266071
出 版 人	刘文菁		
网　　址	http://pub.ouc.edu.cn		
电子信箱	369839221@qq.com		
订购电话	0532-82032573（传真）		
责任编辑	韩玉堂	**电　　话**	0532-85902349
印　　制	日照报业印刷有限公司		
版　　次	2024年3月第1版		
印　　次	2024年3月第1次印刷		
成品尺寸	185 mm×260 mm		
印　　张	19		
字　　数	480千		
印　　数	1～1000		
定　　价	198.00元		

发现印装质量问题，请致电0633-8221365，由印刷厂负责调换。

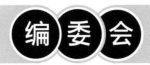

主　编　刘　娜　吕高波　王艳红　张云霞
　　　　凌梅嫚　樊洪涛　庄丽华

副主编　王露兰　朱俸林　姜志东　王凤平
　　　　李沐岩　高亚男

编　委（按姓氏笔画排序）
　　　　王凤平（山东省郓城县人民医院）

　　　　王艳红（山东省昌乐齐城中医院）

　　　　王露兰（山东省无棣县人民医院）

　　　　吕高波（山东省济宁市嘉祥县人民医院）

　　　　朱俸林（山东省枣庄爱尔眼科医院）

　　　　庄丽华（山东省郓城县人民医院）

　　　　刘　娜（山东省东营市人民医院）

　　　　李沐岩（上海中医药大学附属第七人民医院）

　　　　张云霞（山东省淄博市中医医院）

　　　　姜志东（广东省佛山市妇幼保健院）

　　　　凌梅嫚（广西壮族自治区玉林桂南医院）

　　　　高亚男（山东省聊城市眼科医院/聊城市第五人民医院）

　　　　樊洪涛（山东省惠民县人民医院）

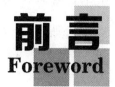

前言
Foreword

眼科学是一门研究人类视觉器官和功能的科学。近年来,国内外科学技术的迅猛发展,现代影像技术、临床诊断技术、药物治疗和手术方法等方面的进步,大数据时代各方面知识内容的不断更新,都为眼科学的发展提供了动力和基础。眼科学从基本概念、理论创新到临床诊疗方法,都有了深刻的变化。我国眼科学,特别是眼科临床学已和国际接轨,跻身于国际先进行列。随着我国经济建设的高速发展,工农业生产水平的提高,人们生活水平的提高和活动范围的增大,眼科病例不断增加,广大人民群众对眼科医疗服务的需求也不断增加,对诊疗技术的要求也不断提高。这些都给眼科医师提出了更高的要求。

眼科疾病具有一定的致盲性、致残性,对人民群众的健康有很大危害。因此,明确诊断和及时治疗具有非常重要的意义。作为一门以外科手术为主、内科治疗为辅的综合性学科,眼科学的临床学习更着重于动手能力和临床思维能力的有机结合。在实践性很强的眼科学中,开发临床思维能力和培养分析问题、解决问题的能力尤为重要。为此,编者在参阅大量文献资料的前提下,编写了《眼科手术技巧与临床实践》一书。

本书共9章,首先简要介绍了眼科常见症状与体征、眼科常用检查方法;然后对眼科常见疾病的发病机制、诊断原则、鉴别诊断及治疗方法等进行了重点阐述,包括白内障、青光眼、脉络膜疾病、视网膜疾病等。本书内容丰富,逻辑清晰,层次分明,体例新颖,具有科学性、前瞻性与较强的实用性,能够帮助广大眼科医师快速掌握眼科疾病的诊疗要点,了解当前眼科疾病的规范化治疗流程与手段。本书不仅适合眼科学专业人员和医疗行政管理人员使用,对其他专业临床医师也有参考价值,能有效减少眼科疾病的误诊、误治率。

编者在编写过程中虽然尽力做到精益求精，对稿件进行了多次认真的修改，但由于编写经验不足和水平有限，书中难免存在不足之处，敬请广大读者提出宝贵的修改意见，以期再版时修正完善。

《眼科手术技巧与临床实践》编委会

2023 年 12 月

目录
Contents

第一章 眼科常见症状与体征

第一节 眼 痛

眼痛包括眼睑疼痛、眼球疼痛、眼球后部疼痛及眼眶疼痛。

一、眼睑疼痛

眼睑疼痛为浅在性,疼痛部位明确,患者主诉确切,较易诊断。

(一)病因

眼睑的急性炎症、理化性、机械性损伤、蚊虫叮咬等。

(二)临床表现

1.炎症性疼痛

如眼睑单纯疱疹、带状疱疹和睑腺炎均可表现为眼睑疼痛,炎症消退则疼痛缓解。

2.理化性、机械性损伤性疼痛

其包括眼睑皮肤擦伤、裂伤、酸碱烧伤和热灼伤等,疼痛局限且剧烈,并伴有相应皮肤损害。

3.眼睑皮肤蚊虫叮咬

眼睑皮肤局部疼痛伴肿胀,有蚊虫叮咬史,可查见蚊虫叮咬痕迹。

二、眼球疼痛

眼球疼痛可表现为磨痛、刺痛、胀痛等多种形式,常合并有头痛。

(一)病因

1.急性炎症引起眼球疼痛

如角膜炎、巩膜炎、急性虹膜睫状体炎和眼内炎等。

2.急性眼压升高引起眼球疼痛

如急性闭角型青光眼。

3.眼外伤引起眼球疼痛

如角膜异物伤、角膜擦伤、眼球穿孔伤及角、结膜热灼伤与化学烧伤等。

（二）临床表现

1.炎症性眼痛

起病急,表现为磨痛、刺痛或胀痛,同时伴有畏光、流泪和眼睑痉挛等症状。

（1）角膜炎:主要表现为刺痛或磨痛,疼痛的程度因感染性质不同而不同。如铜绿假单胞菌性角膜溃疡,疼痛剧烈;真菌性角膜炎,则疼痛相对较轻;而病毒性角膜炎,因病变区感觉神经不同程度麻痹,疼痛也相应较轻。

（2）球筋膜炎:为磨痛,局限于眼球的一侧,随眼球转动而疼痛加重。

（3）巩膜外层炎:疼痛局限于病变区,有明显压痛及轻度刺激症状。

（4）巩膜炎:包括前巩膜炎、后巩膜炎和坏死性巩膜炎。前巩膜炎时眼部疼痛剧烈,有刺激症状,因病变位于直肌附着处,疼痛随眼球转动而加剧。后巩膜炎时眼痛剧烈,伴有球结膜水肿、眼球突出、眼球运动受限及复视。

（5）急性虹膜睫状体炎:眼球胀痛,触之疼痛加剧,伴同侧头痛,视力剧降,睫状充血,房水混浊,角膜后沉着物及瞳孔缩小、不规则、闭锁或膜闭。

（6）眼内炎:剧烈眼痛、头痛,视力剧降或失明。角膜水肿、前房闪辉强阳性及前房积脓。眼压升高,虹膜膨隆,玻璃体混浊。玻璃体积脓时瞳孔区呈黄光反射。炎症继续发展可发生全眼球炎及急性化脓性眶蜂窝组织炎。

2.高眼压性眼痛

原发性急性闭角型青光眼、睫状环阻塞性青光眼和某些继发性青光眼均可引起剧烈眼痛,伴头痛、恶心、呕吐,严重疼痛时,患者有眼球欲脱出之感。视力骤降,睫状充血,角膜雾状混浊,前房浅,眼压常为5.33 kPa以上。

3.外伤性眼痛

（1）角膜上皮损伤:角膜擦伤、异物伤,紫外线及各种化学物质均可致角膜上皮损伤,引起磨痛或刺痛且随眼球转动而加剧,同时伴有畏光、流泪、眼睑痉挛等症状。

（2）眼球挫伤:挫伤引起的外伤性虹膜睫状体炎可致眼球胀痛;挫伤引起的前房积血、房角后退、晶状体脱位与外伤性白内障均可因继发性青光眼而致眼球胀痛;严重的挫伤引起的眼球破裂伤,因破裂部位多位于角巩膜缘,损伤角膜、虹膜和睫状体而致眼球刺痛。

（3）眼球穿孔伤:伤口多位于眼前部的角膜与巩膜,角膜、虹膜,睫状体受损而致眼球刺痛,同时伴有眼内容物脱出、出血及视力障碍。早期因伤口而痛,晚期则多因继发性炎症而痛。

（4）屈光性疼痛:未矫正的远视、散光、双眼屈光参差太大均可引起眼球、眼眶及眉弓部胀痛。这种因视疲劳引起的疼痛可通过合理矫正屈光不正、适当休息而缓解。

三、眼球后疼痛

眼的感觉神经睫状神经节受损可引起眼球后部的刺痛和牵拉痛。

（一）病因

常见原因为急性球后炎症、出血、外伤及某些全身性疾病。

（二）临床表现

1.急性炎症性疼痛

其包括急性球后视神经炎、眶尖部邻近组织炎症性病灶,如鼻旁窦炎、眼带状疱疹。

（1）急性球后视神经炎:眶内段视神经急性水肿可引起眼眶深部牵引痛和压迫感,尤其是眼球运动时疼痛加剧,同时伴有视力显著下降。

（2）蝶窦炎:因蝶窦位于眶尖部,急性炎症时可出现球后疼痛。此种疼痛多与眼球运动无关,而压迫眼球时疼痛加剧。

（3）眶尖骨膜炎:本病多继发于鼻旁窦炎,眼球后部胀痛,压迫眼球疼痛加剧,眼睑、球结膜水肿,伴有眶上裂综合征,引起动眼神经、滑车神经和外展神经麻痹,眼神经分布区感觉减退或丧失。若视神经受压或炎症浸润可引起眶尖综合征,而导致不同程度的视力减退。

（4）眼带状疱疹:带状疱疹累及睫状神经节时引起球后疼痛,皮肤出现疱疹前数天即可发生。尤其是老年人可因带状疱疹而致难以忍受的球后剧痛。

2.外伤性球后疼痛

眶部及颅脑外伤均可致眶尖部组织出血、水肿而出现球后疼痛,甚至可致眼球前突、运动障碍及视力减退。

（刘　娜）

第二节　畏　光

畏光是眼球对光线照射不能耐受的一种现象;包括生理性保护反应和病理性反应。这里仅介绍病理状态下的畏光。

一、病因

常见原因有眼前部急性炎症,包括机械性、物理性和化学性等因素所致的眼外伤以及各种原因引起的瞳孔散大。

二、临床表现

(一)炎症性畏光

因细菌、病毒或真菌等病原体引起角膜、虹膜与睫状体的炎症,均有明显的畏光症状。角膜炎时除畏光外还有疼痛、流泪、睫状充血、角膜混浊或溃疡形成等。虹膜睫状体炎时除畏光外,还有疼痛、流泪、房水混浊、角膜后沉着物、虹膜后粘连和晶状体前囊色素沉着等,并伴有视力下降。

(二)眼外伤

眼外伤主要是角膜、虹膜睫状体的外伤。角膜上皮擦伤、破裂伤、异物伤、热灼伤、电光性眼炎和刺激性毒气伤,除有明显畏光外,尚有角膜损害表现;外伤性虹膜睫状体炎、外伤性无虹膜、外伤性瞳孔散大等除明显畏光外,还有虹膜睫状体损害表现。

(三)瞳孔散大

瞳孔散大包括药物性、外伤性和青光眼性瞳孔散大。除具有畏光外,还有视力减退,调节减弱或麻痹,青光眼者还表现为剧烈头痛、眼痛、流泪、视力障碍、恶心、呕吐等症状。

（刘　娜）

第三节 视力障碍

视力障碍为眼科就诊患者的常见主诉,多表现为视力减退、视物变形、视疲劳和先天性视力不良等。

视力分为中心视力和周围视力。视网膜黄斑部注视点的视力称为中心视力;视网膜黄斑部注视点以外的视力称为周围视力。平时所说的视力通常指中心视力,而视野检查是测量周围视力。

一、视力检查

(一)中心视力检查

中心视力检查包括远视力检查及近视力检查。

(二)远视力检查方法

(1)被检者立于距视力表 5 m 处,或视力表对面 2.5 m 处悬挂一平面镜,患者坐于视力表下,面向镜面进行检查。视力表悬挂高度应使第 5.0 行与被检眼在同一水平线上。

(2)检查时应遮盖一眼,一般应先查右眼,后查左眼。

(3)视力低于 0.1 者,患者向前移动 1 m 距离,视力为 $4/5 \times 0.1 = 0.08$,依此类推。

(4)被检眼距离视力表 1 m 处仍不能辨认最大视标,则视力低于 0.02,应让患者背光而坐:检查者展开手指置于被检眼前,检查能辨认手指的距离,如于 50 cm 处,则记录为数指/50 cm;若不能辨认手指则查手动,如在 30 cm 处能辨认,则记录为手动/30 cm;若不见手动,则查光感和光定位。

(5)光感和光定位检查应在暗室内进行,一般测量由近及远直到 6 m 为止。然后再测 1 m 远的光定位,将灯光距被检眼前 1 m 处,向上、下、左、右、左上、左下、右上、右下及中央 9 个方向移动,被检眼视正前方,测定能否辨认光源方向。

(三)近视力检查方法

多采用标准近视力表,有 12 行视标。检查在良好照明下进行,先查右眼后查左眼,正常眼应在 30 cm 处看清第 10 行,近视力为 1.0,不能看清最上一行,则视力为 0.1 或 0.1 不见。检查距离可由患者自己调整,应注明近点距离。如记录为近视力 1.0/30 cm。

二、临床症状

(一)急性视力减退

急性视力减退指视力可在数小时或数天内急剧较大幅度减退,严重者达眼前指数或光感,单眼者常为眼局部疾病引起,双眼者多为全身疾病引起。常见于以下几点。

(1)视网膜中央动脉栓塞。

(2)视神经疾病:缺血性视盘病变、视盘炎、急性球后视神经炎、视神经外伤、视神经脊髓炎等。

(3)玻璃体与视网膜出血:如视网膜静脉周围炎、视网膜中央静脉血栓形成、眼外伤等。

(4)视网膜脱离。

(5)视中枢病变与功能障碍:如癔症、皮质盲。

(6)全身疾病:高血压、贫血、烟草中毒、头外伤、脑肿瘤等。

(7)急性闭角型青光眼及急性葡萄膜炎等。

(8)角膜炎、角膜溃疡等。

(二)渐进性视力减退

渐进性视力减退呈慢性过程,患者多记不清发病的具体时间和原因。常见于屈光不正、斜视、弱视、慢性眼内炎症、屈光间质浑浊(角膜薄翳、斑翳、虹膜炎后遗症、白内障、玻璃体浑浊)视网膜病变、视神经及视路疾病等。

(三)远视力减退,近视力正常

(1)近视性屈光不正:加镜片可矫正。

(2)调节过度或睫状肌痉挛,引起一时性视力减退,经休息或使用睫状肌麻痹药(如阿托品滴眼液)后即可改善。

(3)药物性关系:如眼局部滴用毛果芸香碱或全身应用磺胺类药物等,一般停药后即恢复正常视力。

(4)全身性疾病:如部分糖尿病患者、妊娠中毒、马方(Marfan)综合征等,可通过全身检查证实。

(四)眼底正常,近视力差

(1)轻度远视或老视者验光配镜即可矫正。

(2)扁平角膜:多为先天性眼病。

(3)药物影响:如局部滴用睫状肌麻痹药。

(4)全身因素:包括无晶状体、Adie 瞳孔等。

(五)先天性视力不良

先天性视力不良多为眼发育不全,包括遗传性眼病。其共同特点为眼结构异常,视力低下。

(1)角膜畸形:如圆锥角膜、扁平角膜、先天性小眼球小角膜、大角膜及先天性青光眼等。

(2)虹膜及晶状体异常:包括多瞳症、永存瞳孔膜、无虹膜及虹膜脉络膜缺损,球形晶状体及无晶状体等。

(3)眼底病变:如原发性视网膜色素变性、视网膜劈裂症、遗传性黄斑变性、视盘缺如、视神经萎缩等。

(4)全身病及综合征:如白化病、马方综合征、Leber 综合征等。

(刘　娜)

第四节　视　觉　异　常

一、形觉异常

(一)视物变形症

视物变形症即所见物体的形状发生改变。病因有散光、无晶状体眼佩戴高度凸球镜片;视细胞排列扭曲,如中心性浆液性脉络膜视网膜病变、黄斑囊样水肿、视网膜与脉络膜肿瘤、视网膜脱离、后极部玻璃体牵引视网膜前膜及视网膜脱离术后等。

(二)视物显大症和视物显小症

1.视物显大症

视物显大症即所见物体比实际大,病因有以下两方面。

(1)屈光不正佩戴凸球镜片。

(2)单位面积视细胞增多,如中心性浆液性脉络膜视网膜病变、黄斑囊样水肿、黄斑外伤及出血的后期引起视网膜萎缩。

2.视物显小症

视物显小症即所见物体比实际小,病因有以下三方面。

(1)近视眼佩戴凹球镜片。

(2)单位面积视细胞减少,如中心性浆液性脉络膜视网膜病变、黄斑囊样水肿引起的视网膜水肿。

(3)颞叶皮质病变也有一过性视物变小。

(三)幻视

幻视即眼前出现虚幻的形象。病因有颞叶肿瘤或精神病。

(四)飞蚊症

飞蚊症指眼前有飘动的小黑影,尤其看白色明亮的背景时症状更明显。病因有:生理性;玻璃体液化和后脱离;玻璃体变性、炎症和积血;视网膜裂孔。

(五)闪光感

闪光感是一种"内视现象",指在外界无光刺激的情况下看到闪电样亮光。病因有:①玻璃体对视网膜的牵拉,如玻璃体后脱离、视网膜脱离前驱期或视网膜下猪囊尾蚴病。②视皮质病变引起中枢视觉异常。

二、光觉障碍

(一)夜盲

夜盲指视力在暗处下降,常见于视杆细胞严重受损。

1.先天性夜盲

见于视网膜色素变性、白点状视网膜变性、静止型白点状眼底、先天性静止性夜盲、无脉络膜等。

2.后天性夜盲

常见病因有以下几方面。

(1)维生素 A 缺乏。

(2)青光眼。

(3)屈光间质混浊,如周边部角膜病变、晶状体混浊。

(4)视神经或眼底病变,如视神经萎缩、视神经炎、视网膜脉络膜炎、视网膜脱离、高度近视、视网膜铁质沉着症。

(5)与夜盲有关的综合征。

(二)昼盲

昼盲指视力在亮处下降,常见于视锥细胞严重受损。

1.先天性昼盲

其病因为视锥细胞营养不良、黄斑中心凹发育不良。

2.获得性昼盲

其病因为角膜、晶状体中央混浊;黄斑区病变,如老年黄斑变性、黄斑出血;眼内异物存留;药物中毒,如氯喹视网膜病变。

三、色觉异常

色觉是视锥细胞对各种颜色的分辨功能。在明亮处,视网膜黄斑中心凹和黄斑部的色觉敏感度最高,离黄斑越远,色觉敏感度越低,与视锥细胞在视网膜的分布一致。物体的颜色决定于物体反射光或投射光的波长。

色调(色彩)指光谱中一定颜色的名称。亮度指某一色彩与白色接近的程度,越近白色越明亮。

解释色觉的学说,目前主要是 Young-Helmholtz 提出的三原色学说。由于视锥细胞的感光色素异常或不全而出现的色觉紊乱称为色觉异常。

(一)分类

色觉异常按病因分为先天性色觉异常和获得性色觉异常。

1.先天性色觉异常

先天性色觉异常是性连锁隐性遗传性疾病,视力多良好。可进一步分为一色性色觉(全色盲)、二色性色觉(红色盲、绿色盲和青黄色盲)和异常三色性色觉(红色弱、绿色弱和青黄色弱)。

2.后天性色觉异常

后天性色觉异常是由于视网膜、脉络膜和视路的任一部分病变或损伤引起的。常伴视力障碍。也可分为红绿色盲和青黄色盲或色弱。一般视神经疾病为红绿色盲或色弱,视网膜和脉络膜疾病为青黄色盲或色弱,严重者可为全色盲。凡从事交通运输、美术、化学、医药专业的工作者必须具备正常的色觉。色觉检查是服兵役、升学、就业前体检的常规项目。白内障患者术前色觉检查可以测定视锥细胞功能,估计术后效果。

(二)检查方法

1.假同色图

假同色图也称色盲本。在同一幅色彩图中,既有相同亮度不同颜色的斑点组成的图形或数字,也有不同亮度相同颜色的斑点组成的图形或数字。正常人以颜色来辨认,色觉异常者只能以亮度来辨认。检查是在自然光线下进行,检查距离为 0.5 m,一般双眼同时检查,被检查者应在 5 s 内读出图形或数字,按册内规定判断患者为正常或异常,如为异常,可进一步分辨其为全色盲、绿色盲、红色盲、红绿色盲或色弱。

2.FM-100 色彩试验

该试验由 93 个不同波长的色盘(波长为 455 m~633 μm)固定在 4 个木盒里,可用作色觉异常的分型和定量分析。检查时,嘱被检查者按颜色变化规律,顺序排列色盘,每盒限定 2 min,记录编号并记分、作图。正常眼的图形为接近内圈的圆环形图,色觉异常者在辨色困难的部分图形向外移位呈齿轮状。

3.法恩斯沃思色相配列试验

法恩斯沃思色相配列试验检查方法基本同上,可测定色觉异常的类型和程度。

4.Nagel 色觉镜

Nagel 色觉镜利用红光与绿光适当混合形成黄光的原理。正常眼,红与绿有一定的匹配关系,红色觉异常者,红多于绿,绿色觉异常者,绿多于红。根据被检查者调配红与绿的比例,可判断各类色觉异常。

(三)治疗

先天性色觉异常无治疗方法。获得性色觉异常主要治疗原发疾病。

(刘　娜)

第五节　流泪及溢泪

流泪是泪腺反应性分泌增加以致泪液流到眼外,见于内翻倒睫、结膜炎、角膜炎、虹膜睫状体炎,也见于角结膜异物或眼球各种损伤,甲亢、先天性青光眼和屈光不正者也常有流泪。溢泪是泪液的排出通路引流不畅以致泪液流到眼外,见于泪小点异常,包括泪小点外翻、狭窄、闭塞或缺如;泪小管至鼻泪管狭窄或阻塞,包括先天性闭锁、炎症、肿瘤、外伤和异物;其他原因,如鼻阻塞等。

(刘　娜)

第六节　复视及视疲劳

一、复视

复视是将一个物体看成分开的两个物体的现象。复视可分为单眼复视和双眼复视。

(一)单眼复视

1.病因

常见原因为外伤性晶状体半脱位和各种原因所致的双瞳。

2.临床表现

(1)晶状体半脱位:眼球挫伤使晶状体悬韧带部分断裂,致晶状体半脱位,出现单眼复视,在瞳孔区可清晰看到部分晶状体赤道部,虹膜震颤。

(2)双瞳:虹膜根部切除时过多地切除虹膜,或外伤引起大范围的虹膜根部离断等均可引起双瞳而致单眼复视。

(二)双眼复视

1.病因

炎症性、中毒性、代谢性、血管性、外伤性及肿瘤压迫等因素使一条或多条眼外肌部分或完全麻痹引起麻痹性斜视,从而导致双眼视物成双即复视。

2.临床表现

(1)复视:因受累眼肌不同可产生同侧复视和交叉性复视,前者为外转肌(外直肌、上、下斜肌)麻痹时,眼位向鼻侧偏斜,后者为内转肌(内直肌、上、下直肌)麻痹时,眼位向颞侧偏斜。

(2)眼球运动受限:眼球向麻痹肌作用方向运动时明显受限。

(3)代偿性头位:头向麻痹肌作用方向偏斜,以减小复像间距离。遮盖一眼则代偿性头位消失。

(4)眼性眩晕与步态不稳:因复视所致。遮盖一眼时症状消失。

(5)斜视角不同:第二斜视角大于第一斜视角。

二、视疲劳

(一)概述

视疲劳是常见眼部症状,并非独立的眼病,是由于眼或全身器质性和功能性因素以及精神因素交织的,错综复杂的以自觉症状为主的综合征。

视疲劳是指近距离工作或阅读容易发生眼睛疲劳现象。持久的用眼在正常人不发生疲劳的程度,而有疲劳者常出现有眼疲劳、视矇、复视、眼困倦、头痛的症状,甚至发生恶心、呕吐。通常眼睛视觉活动是下意识的功能,如果视觉器官功能正常和身体精神状态良好,人们可以在无意识控制下完成近距离工作。但是视觉器官或身体有些缺陷,为了能完成近距离的工作,有意识地控制或克服眼睛出现前述的症状,导致眼疲劳、精神紧张被迫停止工作。

(二)病因

1.眼部因素

(1)调节性视疲劳:常见于中度以上的远视眼,也常发生在各种屈光不正的散光眼、调节衰弱和紧张者。

(2)肌性眼疲劳:由于眼外肌不平衡所致的眼疲劳,常见于隐斜、斜视、眼外肌不全麻痹。

(3)集合性视疲劳:集合功能不足或过强都会发生。

(4)症状性视疲劳:是某些眼病或全身性疾病引起的视疲劳。

2.全身性因素

多数学者认为:视疲劳的发生和发展与个人体质及精神心理因素有密切关系。如甲亢、贫血、高血压、低血压、更年期、病后或手术后恢复期、过劳睡眠不足、营养不良等有明显视疲劳症状出现。

3.环境因素

(1)照明光线:照明光线引起的视疲劳与光线强度、分布、稳定性、颜色有关系。

(2)工作物或阅读文字的大小、对比度、稳定性、排列的密度等与视疲劳有密切关系。

(3)电脑终端操作者易发生视疲劳。

(三)症状

1.视觉症状

视力下降、复视、调节功能异常。

2.感觉症状

眼胀痛,头痛或偏头痛,怕光,眩晕,注意力不易集中,记忆力减退,多汗,心烦,失眠,胃肠功能欠佳。

(四)诊断

(1)问诊:耐心听取视疲劳的发生和发展及诊疗经过。

(2)常规眼部检查及验光。

(3)调节功能检查:近点距离,持续时间,调节时间。

(4)眼外肌功能检查。

(5)体格检查:有无全身性器质性或功能性变化。

(6)环境调查:详细了解工作和生活环境。

(五)治疗

(1)矫正眼屈光不正:包括验光以及对原眼镜定性、定量、定轴。

(2)视轴矫正:眼外肌训练,增强融合力,扩大融合范围。

(3)治疗眼病或全身性疾病。

(4)药物治疗:B族维生素、维生素 E、ATP 等。

(5)加强营养,增强体质,参加文体活动,增强体力,消除神经紧张和忧郁。

(6)心理辅导,增强抗病信心与合作,消除恐惧感。

(7)改善不良的工作环境和生活节奏。

(刘　娜)

第二章　眼科常用检查方法

第一节　一般检查

眼部的一般检查应在良好的照明下,系统地按顺序进行。最好采用自然光线,配合聚光灯和放大镜。应注意以下几点:①养成先右后左,从外到里的检查习惯,以免记录左右混淆或遗漏。②如患者有严重的刺激症状,可先滴1%丁卡因1～2次再做检查。③患儿哭闹不合作,应固定头部,必要时用拉钩拉开眼睑进行检查。④检查时操作要轻,不要压迫眼球,尤其是对眼外伤、角膜溃疡等患者更须小心,以免眼球穿破,眼内容物脱出。⑤遇有化学伤时,应先立即做结膜囊冲洗,并去除结膜囊内存留的异物,然后再进行系统检查。⑥每次检查后要消毒双手,尤其是在检查感染性眼病后,应严格消毒双手,以防止交叉感染。

一、眼眶及眼球

眼眶检查应注意有无炎症、肿瘤和外伤等。眼眶急性炎症常有明显疼痛、体温升高和全身不适等症状,并有眼睑红肿、结膜水肿。水肿的球结膜可遮盖整个角膜,或脱出于睑裂外,眼球可以突出,活动受限或完全固定,局部可有压痛。应进一步鉴别是眼眶浅在性炎症,还是眶深部炎症。对于有外伤史的患者要注意检查眼眶及其周围组织有无伤口和异物。

眼球检查应注意眼球大小、眼球突出度和眼位等。

眼球增大见于水眼(先天性青光眼)、牛眼(后天性婴儿青光眼)、角膜或巩膜葡萄肿等。眼球缩小见于眼球萎缩,先天性小眼球。

眼球突出是眼眶肿瘤和眶血管异常的主要症状。首先应观察眼球突出的方向,检查眼球的运动,并进一步用手指沿眶缘向眶深部触诊;若扪及肿块,则应注意有无压痛,是实质性还是囊性,以及表面是否光滑。还要观察眼球突出是否为搏动性,或是间歇性,局部按压或头位改变是否影响突出度。动静脉瘘(颈内动脉和海绵窦沟通)常导致搏动性突眼,而眶静脉曲张则常与间歇性突眼有关。

眼球突出度测定方法是先粗略对照两眼相互位置,推测眼球是否突出,然后进一步用Hertel突眼计,以测定眼球突出度。医师和患者相对而坐,取突眼计平放于患者眼前,将两内侧端凹面分别支撑在两眼眶外侧壁前缘上,患者向前平视,医师从第一反射镜中观察角膜顶端与第二反射镜中所示的毫米数相对应的位置,作为眼球的突出度数记录下来,同时还应记下眶距的毫米数。

以便用同一眶距标准进行复查。我国人正常眼球突出度男性为 13.76 mm,女性为 13.51 mm,平均值为 13.64 mm。眶距男性为 99.3 mm,女性为 96.7 mm,平均为 98.0 mm,两眼突出度一般相差不超过 2 mm。

眼球内陷少见,多由眶骨骨折或交感神经损伤所致,前者有明确的外伤史,可通过 X 线眼眶摄片明确诊断;后者则是 Horner 综合征的一部分。

对有斜视的患者要检查是内斜还是外斜,斜度多少,是共同性还是麻痹性。注意有无眼球震颤,震颤的方向(水平性、垂直性、旋转性)、振幅和速度(快相、慢相)。

二、眼睑

检查眼睑应注意有无先天异常,眼睑位置和睑缘的改变,同时观察睑皮肤、睫毛和眉部的情况。

检查眼睑位置时,应注意两侧是否对称,睑裂大小如何,有无睑裂闭合不全,睑球粘连,眼睑退缩或痉挛;上睑是否下垂,有无上、下睑内翻、外翻,有无倒睫、睫毛乱生、秃睫,并了解其发生原因;睫毛根部有无充血、鳞屑、溃疡,还应注意睫毛和眉毛的色泽有无改变。

正常睑裂宽度在两眼平视时,约为 7.5 mm,遮盖角膜上缘约为 2 mm;上、下睑应平整地贴附于眼球表面。对上睑下垂的患者,应观察瞳孔被上睑遮盖的程度,并用如下方法测定提上睑肌的功能情况:用两拇指紧压双侧眉弓部,阻止额肌帮助睁眼的动作,然后在睁眼的尝试下,观察睁眼的程度。若完全不能睁眼,则为完全性上睑下垂;若仍能不同程度地睁眼,则为部分性上睑下垂。先天性上睑下垂与重症肌无力引起的上睑下垂,也要很好地鉴别。

最后尚应观察眼睑皮肤有无红肿、溃疡、瘘管、皮疹、瘢痕、脓肿、肿块,以及有无水肿、皮下出血、皮下气肿等情况。

三、泪器

泪器包括分泌泪液的泪腺和排出泪液的泪道两部分。

泪腺位于眶外上方,分为较大的眶部泪腺和较小的睑部泪腺。正常时泪腺不能触及,只有在炎症、肿瘤或脱垂时,方可用手指由眶外上方向后向上触及;将上睑近外眦部尽可能向外上方牵引时,也可暴露肿大的睑部泪腺,炎症时尚可有压痛。

泪腺的功能为分泌泪液,泪液分泌减少或者组成成分异常可引起干眼症。诊断干眼症常采用 Schirmer 试验和检查泪膜破裂时间。

泪道检查应注意有无炎症、肿瘤,以及是否通畅。

检查泪囊部应注意有无红肿、压痛、瘘管,有无囊性或实质性肿块。指压泪囊部时,若有泪水、黏液或脓液从泪小点反流出来,则说明存在慢性泪压泪囊部时;若有泪水、黏液或脓液从泪小点反流出来,则说明存在慢性泪囊炎和鼻泪管阻塞情况。根据黏液、脓液反流的多寡,可粗略地估计泪囊囊腔的大小。

鼻泪管开口于下鼻道,可由于鼻腔病变而被阻塞,引起溢泪,因此对溢泪患者,应了解鼻腔情况。眼部方面,应注意下睑和泪小点位置是否正常。如泪小点位置正常,可用下述方法检测泪道是否通畅:滴有色液体于结膜囊内(如 1‰~2‰ 荧光素或 25% 弱蛋白银),同时塞棉片于同侧鼻腔内,经 1~2 min,嘱患者作擤鼻动作。若鼻腔内棉片染色,则说明泪道通畅;若不染色,则应进一步冲洗泪道,以确定后者的阻塞部位。

四、结膜

结膜按解剖部位分成睑结膜、球结膜和穹隆结膜三部分。

为了对结膜各部位进行详尽检查,必须学会并熟练掌握上睑翻转法。翻转上睑可用单手或双手操作。

(一)单手法

先嘱患者向下看,医师将示指放在睑板上缘,拇指放在睑缘中央稍上方,两指轻轻挟提上睑皮肤,在示指向下压的同时,拇指向前上方翻卷,就可使上睑翻转,然后把睑皮肤固定于眶骨上缘,注意不要压迫眼球。

(二)双手法

先嘱患者向下看,检查者在用一手的示指和拇指挟提上睑缘中央部皮肤往上翻卷的同时,用另一手示指或棉棒,对准睑板上缘,将其向下压迫,即可将上睑翻转过来。

在大多数情况下,只有单手法遇到困难时(如患者欠合作,上穹隆过短,上睑板肥厚,眼球内陷等),才采用双手法。

为了暴露下睑结膜和下穹隆部结膜,只需将下睑向下牵引,同时嘱患者向上看即可。但如果要暴露上穹隆部结膜,则需要在用一手翻转上睑后,嘱患者向下注视,用另一手的拇指,由下睑中央把眼球轻轻往上推压,同时将上睑稍向上牵引,使上穹隆部结膜向前突出。

检查球结膜时,只要用拇指和示指把上下睑分开,然后嘱患者向上、下、左、右各方向注视,各部分球结膜就能完全暴露。

小儿常因眼睑紧闭,检查时需要家长协助,即医师与家长面对面坐着,将患儿两腿分开,仰卧于家长双膝上,家长一面用两肘压住患儿双腿,一面用手握住患儿两手,医师则用双膝固定患儿头部,以两手拇指,分别在上、下睑板的近眶侧处,轻轻向后施加压力,就可使上、下睑翻转,暴露睑结膜,以致穹隆部结膜。

检查结膜时应注意其颜色、透明度、光滑性,有无分泌物、肿块和异物等情况。

睑结膜在正常情况下可透见部分垂直走行的小血管和睑板腺管,后者开口于近睑缘处。上睑结膜在距睑缘后唇约 2 mm 处,有一与睑缘平行的浅沟为睑板沟,此处较易存留异物。正常儿童睑结膜上可以看到透明的小泡状隆起为滤泡,成人很少看到。

检查穹隆结膜时还应注意有无结膜囊变浅、睑球粘连等。

临床上常见的球结膜充血需作鉴别,见表 2-1。

表 2-1　常见的三种球结膜充血鉴别

鉴别要点	结膜充血	睫状充血	混合充血
部位	越近穹隆部越明显	越近角膜缘越明显	波及全部球结膜
颜色	鲜艳	紫红	深红
形状	血管清楚,随球结膜而移动	血管模糊不清,不能被推动	血管模糊不清
临床意义	结膜炎症	角膜及眼球深部组织炎症	比较严重的角膜及眼球深部组织炎症或青光眼急症发作

五、角膜

角膜病变常以示意图来表示部位,分为周边部和中央部,前者可进一步以钟点位置加以表达。另外,也可将部位分为内上、内下、外上、外下四个象限以记录之。病变的深度可按角膜上皮层,前弹力层,基质浅层、中层和深层,后弹力层及内皮层描述之。

检查角膜应注意其大小、弯曲度,有无角膜浑浊,是水肿、浸润、溃疡,还是瘢痕,后者进一步分成云翳、斑翳和白斑。

正常角膜光亮透明。角膜的大小平均横径为 11 mm,垂直径为 10 mm。上角膜缘为 1 mm。一般以横径来表示其大小,<10 mm 者为小角膜,>12 mm 者则为大角膜。

用聚光灯配合放大镜检查,角膜病变观察得更清楚,同时可发现细小的病变和细小异物。其操作方法如下:一手用聚光灯照在角膜病变处,另一手拇指和示指拿一个 10 倍的放大镜,中指分开上睑,无名指分开下睑,开大睑裂,放大镜随意调节距离,以使焦点落在角膜病变处,这时角膜病变就显得大而清楚。这种检查方法简便有效,常被采用,也常用此法来检查结膜、巩膜、前房、虹膜、晶状体等。

用裂隙灯显微镜检查,病变处可看得更清楚,并能确切了解病变的深浅和范围。

(一)角膜染色法

角膜染色法用以了解角膜有无上皮缺损。在结膜囊内滴一滴 2% 消毒荧光素钠溶液,然后用无菌生理盐水或抗生素滴眼液冲洗,正常时角膜透明光亮,如角膜上皮有缺损,病损处就被染成绿色。也可用无菌荧光素钠试纸,涂于下睑结膜,不需冲洗。

(二)角膜瘘管试验

如怀疑有角膜瘘管时,可在滴 2% 消毒荧光素钠溶液后,不加冲洗稀释,即用一手拇指和示指分开睑裂,同时轻轻压迫眼球,观察角膜表面;如发现有一绿色流水线条不断溢流,则说明有瘘管存在(角膜瘘管试验阳性),瘘管就在流水线条的顶端。

(三)角膜知觉试验

角膜感觉神经来自三叉神经(第Ⅴ对脑神经)的眼支,角膜知觉的降低或丧失,常是感觉神经受损的表现。检查角膜知觉的方法如下:取消毒棉棒抽成细丝,将其尖端从侧面轻触角膜,避免被患者觉察或触及睫毛和眼睑,引起防御性瞬目而影响检查结果。如角膜知觉正常,则当棉絮触及其表面时,立即发生瞬目反应。如反应迟钝或消失,则可对角膜知觉的受损程度做出判断。如将双眼检查结果进行比较,更有助于得出正确结论。

Placido 圆盘检查法,是根据映照在角膜表面的影像来检查角膜弯曲度是否正常,有无浑浊等情况。该盘直径为 20 cm 表面绘有黑白相间的同心圆环。中央有一小圆孔,有的孔内装上一块 6 个屈光度的凸透镜,盘侧装有手持把柄。检查时,患者背光而坐,检查者坐在患者对面约0.5 m距离,一手拿圆盘放在自己眼前,另一手的拇指示指撑开患者的上、下睑,通过圆盘中央的小孔观察角膜上所映照的同心环影像。

1.同心环形态规则

同心环形态规则表示角膜表面完整透明,弯曲度正常,为正常角膜。

2.同心环为椭圆形

同心环为椭圆形表示有规则性散光。

3.同心环出现扭曲

同心环出现扭曲表示不规则形散光。

4.同心环呈梨形

同心环呈梨形表示圆锥角膜。

5.同心环线条出现中断

同心环线条出现中断表示角膜有浑浊或异物。

检查小儿角膜需家长或医护人员协助,方法同小儿结膜检查。也可置患儿于治疗台上,助手用两手固定患儿头部,两肘压住患儿两臂,检查者用眼睑拉钩拉开上、下眼睑,已暴露角膜(对角膜溃疡、角膜软化症或角膜外伤穿孔患者,在暴露角膜时,切忌对眼球施加压力,以免造成人为的角膜穿孔或眼内容物脱出)。如怀疑有角膜溃疡或角膜上皮缺损,可先用荧光素染色,然后暴露角膜。也可不用拉钩,用一手的拇指和示指或两手的拇指将上下睑缘轻轻分开,但不可使眼睑翻转,否则结膜可遮盖角膜,影响角膜的完全暴露。尤不可使用暴力,以防导致角膜穿孔。

六、巩膜

检查巩膜最好采用明亮的自然光线,检查者用手指分开被检眼的眼睑,令患眼向各方向转动,同时检查各部分的巩膜。

正常巩膜外观呈白色,在前部睫状血管穿过巩膜处,可呈青黑色斑点。小儿巩膜较薄,可透露葡萄膜色调而稍呈蓝色;老年人的巩膜色稍发黄。

检查巩膜应注意有无充血、黄染、结节、葡萄肿及压痛等。

七、前房

检查前房应注意其深浅度及其内容,必要时还须检查前房角。

正常前房的深度为 2.5～3.0 mm,又称前房轴深,是指角膜中央后面到虹膜或晶状体表面的距离。前房的深度可随着年龄的增长而变浅。在闭角型青光眼、白内障晶状体膨胀期、扁平角膜、虹膜前粘连或膨隆及远视状态,前房一般较浅;而在先天性青光眼、开角型青光眼、无晶状体状态、圆锥角膜及近视状态等,前房一般较深。

正常房水无色透明,当眼内发生炎症或外伤时,房水可变为浑浊,透明度下降。轻度浑浊,需用裂隙灯显微镜检查才能发现。浑浊严重时,房水内出现棉絮状纤维素性渗出物或胶冻样渗出物,以及脓样积液或积血。

用裂隙灯显微镜检查,前房改变能看得更清楚。

八、虹膜

检查虹膜时,应双侧进行比较。注意其颜色、位置、纹理,有无色素脱落、萎缩、前粘连(与角膜粘连)、后粘连(与晶状体粘连),有无虹膜缺损、永存瞳孔膜、根部断离、虹膜震颤,以及囊肿、肿瘤、异物、新生血管等。虹膜震颤检查,即在裂隙灯显微镜下令患者上下或左右迅速转动眼球后向前注视,观察虹膜有无震颤现象。晶状体脱位或无晶状体眼常有虹膜震颤。

黄种人正常虹膜表面的颜色呈均匀的棕褐色,可因色素的多寡而有深浅差异。虹膜局限性的色素增殖可形成色素痣。正常的虹膜纹理清晰可见,但可因炎症充血肿胀而变为模糊。虹膜异色症和萎缩时色泽变淡,组织疏松,纹理不清。

九、瞳孔

检查瞳孔要注意其大小、位置、数目、形状,两侧是否对称,以及直接、间接对光反应等,并应双侧对照。

正常瞳孔呈圆形，直径一般为 2.5～4.0 mm，两侧对称，边缘整齐。瞳孔的大小与照明光线的强弱、年龄、调节、辐辏等情况有关。老年人和婴幼儿的瞳孔较小。当眼在弥漫光线照射下，注视远距离目标时，瞳孔直径<2 mm，称为小瞳孔，可为先天性、药物性或病理性。

瞳孔的扩大，也可以是药物性、外伤性或因眼内异物或交感神经兴奋、动眼神经麻痹、青光眼或视神经、中枢神经疾病所致。

瞳孔反应检查，在临床上具有重要意义。眼部疾病、视神经疾病及中枢神经系统疾病均可能出现瞳孔反应的改变。常用的瞳孔反应检查有以下 4 种。

(一)直接光反应检查

令患者双眼向前注视，检查者用灯光对着瞳孔照射，注意瞳孔的反应，同时进行双侧比较，注意其对光反应的速度和程度。正常瞳孔在强光刺激下立即缩小，并能保持片刻，再稍放大些，两侧反应的速度和程度应是完全相同的，如反应迟钝或反应消失，则属于病态。

(二)间接光反应检查

令患者双眼向前注视，检查者用灯光照射一侧瞳孔，而注意对侧瞳孔的变化。在正常情况下，当光照射一侧瞳孔时，对侧瞳孔应同时缩小。如一眼失明，另一眼正常，失明眼瞳孔的直接光反应消失，而间接光反应则仍然存在；在正常眼，则瞳孔的直接光反应存在，而间接光反应消失。

(三)调节反应(或称辐辏反应)检查

检查者伸出一手指于患者的前正方，注意患者在注视由远而近移至其眼前的手指时所发生的瞳孔变化。在正常情况下，当手指移近至眼前时，患者双眼向内移动，同时两侧瞳孔也随之缩小。

(四)相对性传入性瞳孔障碍

相对性传入性瞳孔障碍也称 Marcus-Gunn 瞳孔。一眼传入性瞳孔障碍时，用手电筒照射健眼，双眼瞳孔缩小，随即迅速移动手电筒照射患眼，见患眼瞳孔不但不缩小，反而扩大。

十、晶状体

检查晶状体时，最好充分散大瞳孔，注意晶状体表面有无色素，质地是否透明，位置是否正常(脱位或半脱位)及晶状体是否存在等。

晶状体表面色素附着，如伴有虹膜后粘连或机化膜组织，为虹膜、睫状体炎症的后果。晶状体囊膜下的棕黄色色素颗粒沉着，为眼内铁锈症的表现；前后囊下皮质及后囊表面呈现黄色细点状沉着物，则为眼内铜锈症的表现。在晶状体中央区出现的细小孤立的色素沉着，不伴有机化组织及虹膜后粘连，一般属于先天性色素沉着的范畴。

晶状体失去其透明性而出现浑浊时，称为白内障，瞳孔区域呈灰白色调。临床上，根据浑浊的形态和部位、发病原因、发展过程，可将白内障分为各种类型和各种时期。

晶状体是否完全浑浊，可通过虹膜投影检查法以确定之。用聚光电筒以 45°角斜射于瞳孔缘上：如晶状体尚未全部浑浊而有部分透明皮质，则可在瞳孔区内见到由虹膜投射的半月形阴影；如晶状体已全部浑浊，则投影检查为阴性。

晶状体是由悬韧带与睫状体发生联系而被固定在正常的位置上。正常位置发生改变时，称为晶状体脱位。

晶状体缺如称为无晶状体状态，可以是先天性或外伤性(由于囊膜破裂，导致晶状体的吸收)，或为手术摘除的结果。

无晶状体的眼球,可见前房变深、虹膜震颤、眼底结构比正常显得缩小,因晶状体的放大作用已不存在。

通过裂隙灯显微镜检查,可更精确和细致地观察晶状体的病变。

十一、玻璃体

正常玻璃体是透明的,当积脓或有肿瘤侵入时,可引起黄光反应;当有炎症、积血时可见玻璃体浑浊,有时呈大片絮状,或机化组织。通过直接检眼镜转盘上的+8～+20屈光度的透镜,常可在玻璃体内发现各种形状的浑浊物,或闪辉性结晶体。浑浊物可随眼球的转动而摆动。较精确的玻璃体检查,需用裂隙灯显微镜来进行。后部的玻璃体,需用前置镜或三面棱镜进行检查。

十二、眼底

眼底检查在眼科中占有极其重要的地位。它的意义不仅限于对眼底病的诊断,还在于对全身性疾病提供有益的线索。临床上采用的检眼镜可分为直接和间接两种。

检查眼底的顺序通常是先查视神经乳头,然后查黄斑和其他部位。先让患者朝正前略偏内上方注视,以便先查视盘,然后将检眼镜光源稍向颞侧移动(约2个乳头的距离),或嘱患者正对光注视,以便窥视黄斑,最后将光源向眼各个不同部位移动,逐一检查,同时让患者眼球也朝各相应方向转动,以示配合。

眼底病变的描述和记录:通常将眼底分为后极部和周边部;后者又可分为外(颞)上、外(颞)、外(颞)下、内(鼻)上、内(鼻)、内(鼻)下六个不同方位。或用时钟方位表达之。此外,也可将病变部位与视神经乳头、黄斑或血管的位置和方向的关系记录下来。病变的大小和距离视盘的远近,通常是以视盘的直径(PD)为衡量单位。对于病变的隆起或凹陷程度,一般以屈光度数(D)表示之(3个屈光度约等于1 mm)。比较简便明了的记录方法是将病变描绘在眼底示意图上。

(一)视神经乳头

要注意其大小、颜色、形状,边缘是否清晰、有否凹陷或隆起。正常视盘边缘整齐,颜色淡橘红色(颞侧常较鼻侧淡些)。视盘呈圆形或椭圆形,直径约为1.5 mm(也称为盘,用D表示),中央有一漏斗状凹陷,颜色较淡,是为生理性凹陷(也称为杯,用C表示),视盘杯盘的比值(C/D),是估测生理凹陷是否增大的常用指标,在青光眼的诊治中尤为重要。在凹陷底部有时可见灰暗斑点,代表视神经纤维通过巩膜筛板的小筛值(C/D),是估测生理凹陷是否增大的常用指标,在青光眼的诊治中尤为重要。在凹陷底部有时可见灰暗斑点,代表视神经纤维通过巩膜筛板的小筛孔。生理凹陷的大小与深度,各人不一;在正常情况下,凹陷范围一般不超过1/2视盘直径(C/D=0.5)且两侧相似(两侧差异一般在0.2以内),否则为病理性凹陷。凹陷的扩大与加深常与眼压增高(青光眼)有关。在视盘颞侧边界有时可见色素或巩膜弧形斑。有时尚可在视盘附近的视网膜上见有羽毛状或火焰状的白色不透明组织,将部分视网膜血管遮盖,为有髓鞘神经纤维束(在一般情况下,眼底上视神经纤维是无髓鞘的,因此是透明的),为先天异常,常不影响视力。若视盘边界模糊、隆起,应考虑颅内压增高所致的视盘水肿或视盘炎、缺血性视盘病变,如色泽苍白,为视神经萎缩。

检查视网膜中央血管时,应注意血管的粗细、弯曲度、动静脉管径的比例、动脉管壁的反光程度,以及视盘处的动脉有否搏动现象。视网膜中央动脉从视盘进入眼底时,分为上下两主支,然后又分成颞上、颞下、鼻上、鼻下四大分支,最后分成很多小支,分布于视网膜各部位,但所有动脉分支间均无吻合,属于终末动脉结构。中央静脉与动脉伴行,命名亦同。有时在视盘黄斑区之间,可见一小支视网膜睫状动脉,形如手杖,由视盘颞侧缘穿出,是来自睫状血管系统,不与视网膜中央血管发生联系。在视网膜中央动脉阻塞的情况下,视网膜睫状动脉供血区可不受血流中断的影响。

正常动静脉比例约为 2:3。动脉管径略细,色鲜红;静脉稍粗,色暗红。动脉管壁表面可呈现条状反光。近视盘处有时可见到静脉搏动,一般属生理现象,如有动脉搏动,必然是病理性的,可以是高眼压(青光眼)的表现。

(二)黄斑区

应注意有无水肿、渗出、出血、色素改变及瘢痕等情况。黄斑区是一个圆形区域,约一个视盘大小,位于视盘颞侧略偏下,距离视盘 2.0~2.5PD(3.0~3.5 mm),具有敏锐的中心视力。该处无血管,颜色较其他部位略暗,周围可有一不很明显的反光晕轮(小儿较为明显)。黄斑区中心可见一亮点,为中心凹反光。

(三)视网膜

应注意有无出血、渗出、隆起等。正常视网膜呈弥漫性橘红色,是脉络膜毛细血管内血流透过色素层和透明的视网膜反射所致。色素上皮层色素的多寡与眼底所显示出的色调有密切的关系。色素多者,眼底反光较暗;色素少者,眼底反光比较明亮。所谓豹纹状眼底,是由于脉络膜色素较多,充实于血管间隙内,使红色脉络膜血管受反衬而更清晰可辨,状似豹皮样花纹,故得其名。白化病患者由于缺乏色素,眼底反光呈红色。

儿童的眼底,光反应较强,形态上易与视网膜水肿相混淆,应注意鉴别。

(王艳红)

第二节 眼 压 检 查

眼压是指眼内容物作用于眼球壁的压力。

一、眼压常用的检查方法

(一)指测法

指测法简便易行,但不够精确。检查时嘱患者向下看(图 2-1),检查者用两手示指尖置于上睑,在眼球上方,睫状体部触压,凭指尖触动眼球的弹性,估计眼压。正常者用 Tn 表示。眼压轻度、中度、极度增高时,分别用 T+1、T+2、T+3 表示,反之,分别以 T-1、T-2、T-3 表示眼压偏低。

(二)眼压计测量法

眼压计测量法有压陷式眼压计、压平式眼压计和非接触式眼压计。

1.压陷式眼压计

常用的是 Schiotz 眼压计(图 2-2),应用一定重量砝码以压陷角膜,根据压陷的深度或加压重量推算出眼压。因在测量眼压时造成眼球容积的改变较大,眼球壁(主要是巩膜)硬度(E 值)可以影响测量值的准确性。所以对 E 值异常者需做矫正眼压测量(用轻重不等的砝码 5.5 g 与 10.0 g 或 7.5 g 与 15.0 g 测量查表求出)。

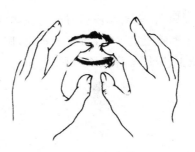

图 2-1　指测法

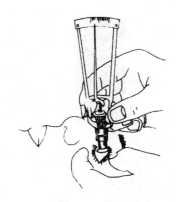

图 2-2　眼压计测量法

检查方法：①患者平卧，0.5％丁卡因眼部表面麻醉。②眼压计底盘用75％乙醇消毒后备用。③嘱患者伸出示指作为注视目标。检查者用手指分开被检查者上下眼睑，在不压迫眼球情况下，另一手持眼压计，将眼压计底盘轻轻置于角膜中央，依靠眼压计自身的重量压陷眼球。④读出刻度数值，如读数＜3，应增加砝码重量，记录使用的砝码重量和测出的读数，如 5.5/3.0，7.5/5.0 等，查表换算出眼压数值。

2.压平式（Goldman）眼压计

压平式眼压计用可变重量将角膜压平一定的面积（直径为 3.06 mm），根据所需重量来测知眼压。

压平式眼压计（图 2-3）是安装在裂隙灯显微镜上，检查时当所加压力恰好使角膜的压平面积直径为 3.06 mm 时，可以在裂隙灯显微镜下借助荧光素和钴蓝光片照射，看到两个绿色水平半环的内缘互相交接，从而读出压力的数值。由于这种眼压计使角膜压平面积小，所以引起眼内容积量的改变也很小（仅增加 0.56 mm³），受眼球壁硬度（E 值）影响也较小，较 Schiotz 眼压计测出的数值更为精确。

3.非接触眼压计

非接触眼压计测量眼压时不接触角膜，仪器内气流脉冲使角膜压平一定的面积（3.06 mm直径），根据压平所需的时间，经过计算机换算，得出眼压数值。不需要局部麻醉，不损伤角膜，但注视困难者测量不出。

二、眼压描记

在正常眼压的情况下，房水的分泌和从 Schlemm 管排出的量基本相同，维持着一种相对稳定的平衡状态,如果房水的排出受阻,就会引起眼压异常。正常状态下用 Schiotz 眼压计放在角膜上 4 min,在反复持续的眼压计重量压迫下,房水逐渐排出,眼压下降。但在青光眼病理情况下,房水通道障碍,外力重量压迫下,眼压下降也不明显。

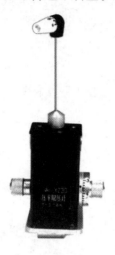

图 2-3　压平眼压计

（王艳红）

第三节　眼 位 检 查

测量眼位方法很多,下面介绍常用的一般检查法和常用的现代检查法。

一、假性斜视

外观上有斜视感,实际上并无斜视,这就是通常说的假性斜视。假性斜视出现于下面几种情况。

(一)假性内斜视

(1)乳幼儿鼻根部扁平,使两眼内眼角之间距离增大,在睑裂的鼻侧看不到白色巩膜。

(2)有内眦赘皮。

(3)瞳孔距离非常小;有大的阴性 γ 角。

(二)假性外斜视

(1)瞳孔距离非常大。

(2)有大的阳性 γ 角。

(3)外眼角狭窄时,鼻根部过窄。

(4)眼球突出。

(5)病理的黄斑部偏位,或先天性黄斑部偏位。

(三)假性上斜视

左右睑裂不等,颜面两侧不对称。

二、γ角及其测量

眼球的解剖学与几何光学之间有某些微小的不一致,因而出现了γ角的问题,见图2-4。①ACNS光轴:为眼球前极与眼球后极间的连线(眼轴)的延长。②OF视线:为注视目标与中心窝的连线。③OR注视线:注视目标与回旋点的连线。④PD瞳孔中心线:为通过瞳孔中心,于前额面上角膜中心的垂直线。⑤∠ORA γ角:光轴与注视线所成的角。⑥∠ONA α角:光轴与视线所成的角。⑦∠OPD K角:瞳孔中心线与视线所成的角。临床上测量γ角有困难,故以K角代替γ角。多数情况下注视线在光轴鼻侧,此为阳性γ角,如注视线在光轴的颞侧为阴性γ角。一般皆在5°以内,如γ角超过±5°范围,外观上常显示为假性斜视。测量时常用K角代替γ角。

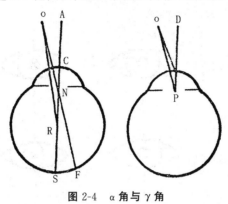

图2-4　α角与γ角

γ角的测量方法如下。①视野计法:患者下颌放在视野计颌台上,被检眼通过视野计弧弓的中心向远方注视,检查者站在视野计背面,将手电光源放在视野弓中心照向被检眼。此时,观察光源反射光点在角膜上位置进行判断,如反射光点在瞳孔中心颞侧为计弧弓上移动光源位置的度数为γ角的度数,若γ不大,用此法检查不够准确。②正切尺检查法:将患者下颌固定于颌台上或头部端正不动,令患者注视正切尺中心光源。如角膜反射光源不在瞳孔中心时,移动光源至光反应光点正在瞳孔中心,光源在正切尺上所移动度数为γ角的度数。③同视机检查法:测量γ角要用特殊的画片(图2-5)。将此画片置于一侧镜筒内,令患者用该眼注视画片的中心处,如此时镜筒的角膜反射光点恰在瞳孔中心,则其γ角为0°;如角膜反射光点在瞳孔中心的颞侧,其γ角阴性;如角膜反射光点在瞳孔的鼻侧,其γ角为阳性。然后令被检者依次注视画片上的字母、数字或图形,直到将其角膜反射点移到瞳孔中心时,记录其相应数字,即表示γ角度数。其后再测量另一眼γ角。

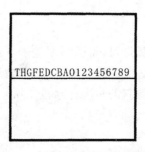

图2-5　大弱视镜检查γ角用画片

家兔的 γ 角为+80°,狗为+25°,猫为+13°,人的正视眼 γ 角平均5°,远视眼稍大,近视眼稍小,并有时为阴性。左右眼 γ 角不完全一致。大的阴性 γ 角的正位眼,很像外斜视,或将有某种程度的内斜视当成正位,大的阴性 γ 角的正位眼很像内斜视,或将某程度的外斜当成正位。

三、角膜反射法

检查者坐于被检者对面,于被检者眼前约 33 cm 处,手持一小电灯光源(如于暗室可用检眼镜光源),令患者注视点状光源,注意观察被检眼角膜反射光点的位置。如角膜反射光点位于瞳孔缘处为10°~15°;位于角膜缘与瞳孔缘中间 25°~30°;当位于角膜缘时约为 45°斜位(图 2-6)。若以角膜弯曲半径为7 mm 计算,其弯曲面 1 mm 相当于 7°,由角膜中心到角膜缘部距离约 6 mm,如反射光点在角膜缘部为42°~45°斜位。

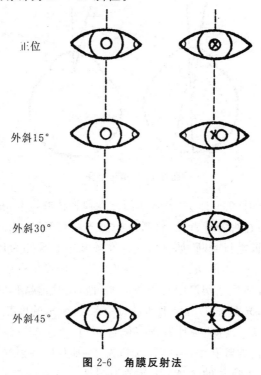

正位

外斜15°

外斜30°

外斜45°

图 2-6　角膜反射法

本法的优点:对乳幼儿是唯一的他觉斜视度检查法,缺点是角膜面并非完全球面。1 mm 相当于 7°的值不完全正确,同时必须考虑 γ 角的问题,大的 γ 角呈现假的斜视。

四、Laurence 斜视尺法

本尺为一个小塑料或铅制成的弧形尺,将弧形端置于下睑缘时弧的弯度恰与下睑缘一致,弧上刻有毫米的标记,其中心为0,首先将斜视尺的"0"对准角膜缘,然后遮盖健眼,令其用斜视眼固视。此时角膜缘移位的毫米数为偏斜的角度。移位 1 mm 约等于5°斜视角(图 2-7)。

五、视野计法

斜视眼对准视野计弧弓中心,固视眼通过视野计 0 点延长到 5 m 处的目标(图 2-8)用手电或蜡烛光源在视野计由 0 点向左右移动,直到将光源反射光点像恰好投射到角膜中心,此时点状光源在视野计弧弓上的所在度数即为斜视度。检查前须先测量 γ 角,以便从斜视度中予以加减。

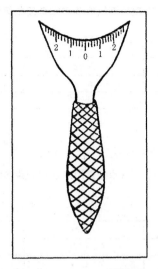

图 2-7 Laurence 氏斜视尺

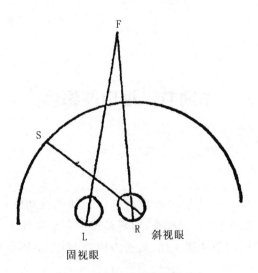

图 2-8 视野计量斜视度法

六、Maddox 小杆加三棱镜法

于一米远距离用 Maddox 小杆加三棱镜,测量各主要注视方向的斜视度,可获得较为准确的数据,对设计麻痹性斜视手术上颇为重要。

(一)方法

让患者坐在距离 Maddox 小杆正切尺前一米远处,固定其头位,在患眼前置 Maddox 氏小杆,先确定线条光所在位置然后用三棱镜中和。如外直肌麻痹时,出现同侧性线条光。放基底向外的三棱镜,使线条光向内侧移动,三棱镜加至线条光与正切尺中心灯光重合时,该三棱镜度即为其偏斜度。

（二）记录法

右眼外直肌麻痹时的检查结果如下（表2-2）。

表 2-2　右眼外直肌麻痹时检查结果记录方法

上

	正位	内 2△	内15△
左	正位	内 4△	内20△	右
	正位	内10△	内22△

下

又如右眼上直肌麻痹时，其记录方法如下（表2-3）。

表 2-3　右眼上直肌麻痹时记录方法

上

	左/右10△ 外4△	左/右12△	左/右20△
左	左/右 3△ 外2△	左/右 8△	左/右11△	右
	正位	左/右 2△	左/右 3△

下

（王艳红）

第四节　视功能检查

一、视力

视力即视觉敏锐度，又称中心视力，是指黄斑部中心凹的视功能，是人眼对外界相邻两点的分辨能力。视力检查分远视力与近视力检查，前者是辨别远距离最小视标的能力，后者是辨别近距离视标的能力，反映了眼的调节功能。远、近视力检查，对于了解眼的功能和大致的屈光状态具有重要的临床意义。

（一）视力表的种类及视力的表示方法

常用的视力表有国际标准视力表、对数视力表。国际标准视力表常用小数记录法、分数记录法表示视力，这种视力表存在着视标增进率不均，以及视力统计不科学的特点。对数视力表是我国缪天荣设计，以3画等长的E字作为标准视标，视标阶梯按倍数递增，视力计算按数字级数递减，相邻2行视标大小之比恒比为1.26倍，这种对数视力表采用的5分记录法。视力值分别为4.0、4.1、4.9、5.0、5.1、5.2、5.3。

（二）视力检查法

1.远视力检查

（1）注意事项：将视力表挂在日光灯照明或自然光线充足的墙壁上，检查距离为5 m，表上第1.0行视标与被检眼向前平视时高度大致相等。检查时两眼分别进行，先查右眼后查左眼；检查一侧眼时,以遮眼板将另一侧眼遮住。但注意勿压迫眼球。如戴镜者先查裸眼视力,再查戴镜视力。

(2)检查方法:嘱被检查者辨别视标的缺口方向,自视标0.1顺序而下,至患者不能辨认为止,记录其能看清最下一行的视力结果。正常视力为1.0以上,不足1.0者为非正常视力。

若被检查者在5 m处不能辨明0.1视标时,则嘱被检查者逐渐向视力表移近,至恰能辨清为止,按公式:视力＝被检查者与视力表距离(m)/5 m×0.1计算。如被检查者在4 m处看清0.1,则视力为4.00/5.00×0.10＝0.08。

若在0.5 m处不能辨别0.1时,则嘱被检查者背窗而坐,检查者置手指于被检眼前,由近至远,嘱患者辨认手指的数目,记录其能够辨认指数的最远距离,如数指/30 cm。若在最近处仍无法辨别指数,则改为检查眼前手动,记录其眼前手动的最远距离。若手动也不能辨别,则在眼前以灯光照射,检查被检眼有无光感,如无光感则记录视力为无光感。

有光感者,为进一步了解视网膜功能,尚须检查光定位,方法是嘱被检者注视正前方,在眼前1 m远处,分别将烛光置于正前上、中、下,颞侧上、中、下,鼻侧上、中、下共9个方向,嘱被检者指出烛光的方向,并记录之,能辨明者记"＋",不能辨出者记"－"。

(3)标准对数视力表:对数视力表检查方法与国际视力表相同。如在5 m处仅能辨认第1行视标者,记为4.0;辨认第2行者,记为4.1……辨认第11行者,记为5.0;5.0及5.0以上为正常视力,表中共14行视标,最佳视力为5.3。记录时,将被检眼所看到的最小一行视标的视力按5分记录法记录。

2.近视力检查

常用的为标准近视力表。检查时需在自然光线充足或灯光下进行。将标准近视力表置受检眼前,距离30 cm,两眼分别进行检查,由上而下。若能辨别1.0以上,则该眼近视力正常;若不能辨别者,可以调整其距离,至看清为止。然后将视力与距离分别记录,如0.8/25.0 cm、0.2/35.0 cm等。

二、视野

当一眼向前方固视一目标时,除了看清这个注视目标处,同时还能看到周围一定范围内的物体,这个空间范围叫作视野。视野分中心视野及周边视野两种,黄斑中央周围30°以内的范围称为中心视野,30°以外的范围称为周边视野。它反映黄斑部以外整个视网膜的功能。临床上视野检查对于许多眼病及某些视觉传导通路疾病的诊断有重要意义。

(一)正常单眼视野的范围

颞侧90°以上,下方约70°,鼻侧约65°,上方约55°。各种颜色视野范围并不一致,白、蓝、红、绿依次递减10°。两眼同时注视时,大部分视野是互相重叠的。在中心视野里有一生理盲点,是视盘投射在视野上所表现的一个暗点,位于注视点颞侧15°处,呈竖椭圆形,垂直径7.5°,横径5.5°。除生理盲点外出现任何其他暗点均为病理性暗点。

(二)检查方法

分动态与静态检查。一般视野检查属动态,是利用运动着的视标测定相等灵敏度的各点,所连之线称等视线,记录视野的周边轮廓。静态检查则是测定一子午线上各点的光灵敏度阈值,连成曲线以得出视野缺损的深度概念。

1.对比视野检查法

简单易行,但准确性较差。受检者与检查者相对而坐,距离约1 m,双方眼睛维持在同一高度;如检查右眼,则遮盖被检查者左眼和检查者右眼,另一眼互相注视,固定不动;检查者伸出手指于两人之间假定的平面上,从上下左右各方位的周边逐渐向中心移动,嘱受检者觉察到手指时即告知。比较受检者与检查者的视野,如双方同时察觉,则受检者视野大致正常,如检查者已察觉到而受检者没有察觉,则受检者视野缩小。以同样方法检查左眼。

2.周边视野计检查法

(1)弧形视野计检查法:弧形视野计检查法属动态检查。检查者嘱受检者下颌搁在下颌架上,调节下颌托,使受检眼与视野计中央在同一水平上,并固视固定点不动,另一眼严密遮盖。视野计为180°的弧形,半径为 330 mm,选用适宜的视标,检查者将视标由周边向中央慢慢移动,当患者初见视标时即将弧度数记于视野图纸上;旋转弧板,以同样方法检查(正常每隔30°查1次,共 12 次);如需结合做颜色视野,方法同上,以正确辨别视标颜色为准。将视野图纸上所记录的各点以线连接,即得出受检眼的视野范围,同时记录视标的大小、颜色及光线的强弱。一般常检查白色及红色视野。

(2)Goldmann 视野计:Goldmann 视野计背景为半径 330 mm 的半球,用 6 个可随意选用的不同大小光点做视标,光点的亮度可以调节,可用来做动态与静态检查。

3.中心视野检查

(1)平面视野计检查:用平面视野计可检查中心视野。

(2)小方格表法:小方格表法用以检查中心视野,特别是检查黄斑部早期病变的一种精确方法。检查距离为 30 cm,检查前不应扩瞳或做眼底检查。检查时应询问被检者,能否看清整个表,有些小方格是否感到似有纱幕遮盖,线条是否变色、变形(弯曲或粗细不匀),小方格是否正方形,是否变大变小。并让被检者直接在小格上用铅笔描出弯曲变形的形态,借以判断视网膜黄斑部有无病变及其大致的范围。

4.自动化视野计检查法

电脑控制的静态定量视野计,有针对青光眼、黄斑疾病、神经疾病的特殊检查程序,能自动监控受试者固视的情况,能对多次随诊的视野进行统计学分析,提示视野缺损是改善还是恶化。

三、色觉

凡不能准确辨别各种颜色者为色觉障碍。表明视锥细胞功能有缺陷。色觉障碍是一种性连锁遗传的先天异常;也有发生于某些神经、视网膜疾病者,后者称获得性色觉障碍。

临床上按色觉障碍的程度不同,可分为色盲与色弱。颜色完全丧失辨别能力的,称色盲;对颜色辨别能力减弱的,称色弱。色盲中以红绿色盲较为多见,蓝色盲及全色盲较少见。

检查色觉最常用的方法是用假同色图检查。

四、光觉

光觉是视器辨别各种不同光亮度的能力。明适应是当人眼从暗处进入明处时,极为短暂的适应过程。当人眼从明处进入暗处,最初一无所见,等待片刻后才能看到周围的一些物体,这个适应过程是视杆细胞内的感光色素视紫红质复原的过程,称为暗适应。暗适应的快慢主要反应视网膜视杆细胞的功能。视紫红质复原的过程需要维生素 A 才能合成,当维生素 A 缺乏时,视杆细胞的作用减弱,至暗处看不见物体,称为夜盲。

暗适应与夜间或黄昏时的弱光下视力直接有关。暗适应能力减退或障碍的人,弱光下视力极差,行动困难,使得夜间工作受到影响甚至无法进行。因此暗适应检查,在临床上具有重要的意义。

五、立体视觉

立体视觉又称深径觉,是用眼来辨别物体的空间方位、深度、凸凹等相对位置的能力。立体视觉一般须以双眼单视为基础。对于高空作业等许多工作,尤其对飞行员来讲,深度觉是重要的项目之一。

检查用同视机、哈-多深度计检查或立体视图法。

（凌梅嫚）

第五节　裂隙灯显微镜检查

裂隙灯显微镜检查是利用强而集中的光源,配合可以变倍的双目显微镜,尤其是特有的裂隙光带及其他附件装置,可以详细检查屈光间质的不同层次及其微小病变。裂隙光的长短可任意调节,显微镜放大倍通常是 10～25 倍,检查最好是在暗室内进行。

一、裂隙灯显微镜基本检查

裂隙灯显微镜基本检查有六种方法(图 2-9)。

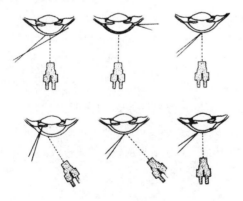

图 2-9　裂隙灯显微镜检查

(一)弥散光线照明法

用宽光非焦点部分,投射在较大面积上,用低倍放大镜观察结膜、角膜、虹膜、瞳孔,了解一般情况。

(二)直接焦点照明法

直接焦点照明法是最基本、最常用检查法。照明光焦点与显微镜焦点完全一致,目的是要在焦点内观察眼部组织变化,位于光学切面中的不同组织,由于折光指数不同而形成界面反光,从而显示出清晰的层次关系。用宽广带照射角膜形成与其对应的光学六面体,利用这立体形象,可分辨前后左右上下面,照射时一般可用 1 mm 宽的裂隙光,镜与灯的角度 45°左右。若将照明光

27

调成小光斑,可以检查房水是否清晰,有无房水闪辉。

(三)后部反光照射法

后部反光照射法是借助于后部组织反射的光线来检查眼前部组织。主要用于透明组织的检查。基本方法是将光线投照在被查组织后方的不透明组织上或反光面上,而将显微镜的焦点调整在被观察的组织上。利用本法易于查出角膜上皮水肿、水泡、角膜后壁细小沉着物及晶状体的细小空泡等。

(四)镜面反光照射法

利用光线照射在角膜或晶状体表面上形成的镜面反光区,借该区亮度的增强而检查该处的组织。用此方法可查角膜表面泪液膜上的脱落细胞、角膜内皮细胞和晶状体前后囊等。

(五)角膜缘分光照射法

将光线的焦点照射在角膜缘上,由于光线通过角膜时被分散和屈折,在全部角巩膜缘上形成一环形光晕,而以对侧的角膜缘处最明显,角膜本身无所见,但角膜上如有斑翳、角膜后壁沉着物、角膜异物等,可清晰看见。

(六)间接照射法

将光线照射到不透明组织上,而观察其邻近同一组织的另一部分。主要用于辨别病变轮廓及与周围组织间的关系。利于观察瞳孔括约肌、虹膜血管及角膜中水泡等。

临床上述各种检查方法常是互相连续合并应用,初学者不易分割开来应用,熟练以后自然会融会贯通。

二、裂隙灯显微镜下眼部检查

裂隙灯显微镜在检查眼部各组织时,对透明组织做一光学切面,使各层次间的结构能清楚显露出来。

(一)角膜

角膜的最表面是泪液膜,可用荧光素染成鲜艳的绿色;下面是明亮整齐的上皮层反光带,上皮层后一条白线为前弹力层;呈均匀一致的淡灰色的透明组织,是占角膜大部分的基质层;后弹力层和角膜内皮层在光学切面上不能分开。用镜面反光照射法可见角膜内皮细胞呈金黄色六角形的镶嵌花纹。正常角膜光学切面,前后弯曲度、厚度是一致的。角膜上皮和前弹力层形成的条带要比后弹力层和内皮层形成的条带亮。

(二)前房

检查时用极窄的裂隙光或点光源照明,此时前房呈透明的光学空虚区,病理情况下房水闪辉浑浊,可见到微颗粒运动,称"Tyadall"现象。

(三)晶状体

晶状体主要采用直接焦点照明,先将裂隙灯显微镜焦点对准前囊,然后逐渐向后移动到后囊,逐步检查晶状体各层次,晶状体最表面发亮的光带为晶状体前囊,晶状体光学切面上最内部的黑暗区是胚胎核,在前 Y 缝与后 Y 缝之间的是胎儿核,成人核带以外是晶状体皮质。

(四)玻璃体

用裂隙灯显微镜检查玻璃体时,只能看到前 1/3 部分,后 2/3 情况需借助前置镜或三面镜。在玻璃体的光学切面中可分辨出玻璃体的支架组织呈网状结构,当眼球转动时可随之飘动。

三、三面镜检查

在裂隙灯显微镜上配备三面镜可看到周边部眼底及前房角。该镜有三个不同倾斜度反射面，各为 75°、67°和 59°。中央为一凹陷的角膜接触镜，可检查中央 30°以内的眼底情况；75°反射镜可检查 30°至赤道部；67°反射镜可检查锯齿缘部；59°反射镜可看到睫状体平坦部和前房角。三个反光镜中看到的眼底是对侧的倒像。例如，镜面在上方看到的是下方眼底，但左右关系不变；如镜面在右侧看到的是左侧眼底，但上下关系不变。三面镜检查是观察周边眼底最好的方法，可以观察眼底周边部的出血、囊样变性和视网膜裂孔。

（凌梅嫚）

第六节　视觉电生理检查

视觉形成是视细胞接受光刺激转变为视信息，经神经通路传递，然后在大脑皮质完成分析和贮存。这些活动过程主要表现为生物电活动。视觉电生理测定，一方面有助于探索视觉过程的电活动，另一方面对眼病的诊断、预后估计、疗效鉴定均有重要作用。

视觉电生理检查包括眼电图（EOG）、视网膜电图（ERG）及视觉诱发电位（VEP）。视觉电生理是一种无创性客观视功能测定。对于检查不合作幼儿、智力低下及伪盲者的视功能测定及视网膜病变的诊断有重要的临床意义。

一、眼电图

眼电图（EOG）是一种从眼睑皮肤面测定视网膜色素上皮和视细胞之间存在的视网膜静息电位的变化，从而反映视网膜的光化学反应和视网膜外层的功能状况，还可适用于测定眼球位置及眼球运动的生理变化。

EOG 电位产生于视网膜色素上皮，它的改变取决于视网膜周围的照明状态。暗适应后眼的静息电位下降，此时的最低值称暗谷，转入明适应后，眼的静态电位上升，达最大值，称峰电位值。

（一）眼电图的检查方法

被检查者取坐位。在内外眦部分别安置氯化银电极，前额置无效电极，被检查者眼前相隔一定的距离，有两注视光点，光点间距与眼呈 34.5°，让患者眼球自一个注视光点到另一注视光点做水平运动，记录眼球运动时电极传递的正方阶形波的电位置，先在暗室内记录 12 min，然后在光刺激下也做类似眼球运动12 min并记录，取其电位值（或平均值）描绘成曲线，定量分析。

（二）眼电图临床测量指标

眼电图临床测量指标主要有电位值，平均为 16.03 μV；峰电位值平均为 40.63 μV，暗谷时间平均为9.66 min，谷电位置的比值平均为 2.52（Arden 比值）。

（三）EOG 的临床应用

1.视网膜色素变性

早期患者 EOG 比 ERG 更为敏感，EOG 光峰电位下降，Arden 比值低于正常，中晚期 EOG D-T 曲线呈平坦型改变。但光峰时间和暗谷时间延长不明显。

2.先天性夜盲显性遗传者

视锥细胞功能正常,视杆细胞功能记录不到,EOG 谷峰电位明显下降。

3.后部葡萄膜炎时

EOG 的改变出现在 ERG 改变之前。各种原因的脉络膜脱离患者 EOG 也有明显改变,治疗复位后,可恢复正常。

4.其他老年黄斑变性

中毒性视网膜病变、视网膜脱离等都有相应的 EOG 改变,为疾病诊断提供线索。

二、视网膜电图

(一)视网膜电图(ERG)的概念

视网膜的前后表面之间在静止状态下或黑暗中都存在电位差,也能产生电流,在闪光刺激视网膜后,于视网膜节细胞冲动之前能发生电位差的变化,把这种变化记录下来加以放大,描绘成一簇电反应的曲线,即为 ERG,是视网膜对光的综合电反应,反映了整个视网膜活动。

(二)视网膜电图的分类

ERG 是一种动作电位,利用接触镜式的电极放在结膜囊内,另一个电极安放在同侧颊部。根据刺激的类型,可分为两种 ERG。①闪光 ERG(F-ERG):是由闪光诱发的视网膜电活动,为瞬态反应,反映视网膜第一、二神经元功能。②图形 ERG(P-ERG):是由图形刺激记录的视网膜电活动,反映视网膜的第三神经元活动。

(三)临床指标

1.F-ERG

主要有负相的 a 波,正相的 b 波和 Ops 波,测量参数为各波的潜伏值及振幅。潜伏值以 Ms 计,振幅以 μV 计。

2.P-ERG

主要有 a、b 波,各波的潜伏值及振幅。a 波起源于光感受器,b 波起源于 Muller 细胞,刺激光的强度、波长不同,在明适应和暗适应条件下记录的 ERG 波形也不同。

(四)临床应用

(1)对屈光间质浑浊的白内障、玻璃体浑浊者,可以了解视网膜功能,确定手术指征及预后。

(2)对遗传性视网膜色素变性的诊断,以及视神经炎症、外伤、黄斑变性、交感性眼炎、弱视等疾病诊断提供客观依据。

(3)也可用于假盲的客观检测。

三、视觉诱发电位

(一)视觉诱发电位(VEP)的概念

VEP 是视网膜受闪光或图形刺激后在视皮层枕叶视觉中枢诱发出来的生物电,反映视网膜、视路、视觉中枢(第三神经元即节细胞以上视信息)功能状态。

(二)视觉诱发电位的分类

视觉诱发电位根据刺激方式的不同分为闪光 VEP(F-VEP)和图形 VEP(P-VEP)。

(1)F-VEP 反映整体视网膜的光敏感性。

(2)P-VEP 反映黄斑中心凹神经元的功能状态。P-VEP 是比较常用的检查方法,因为视皮层对图形刺激较敏感。

（三）VEP 的作用

VEP 可以客观检查节细胞以上的神经功能。

1.P-VEP

主要为中心视功能的反映，检查时必须矫正屈光不正。

2.F-VEP

主要测定视网膜到视皮层的传导功能，代表视路传导的总体状况。如果 VEP 不正常而 EOG、ERG 正常，则病变属于节细胞以上视皮层传导径路上。

（庄丽华）

第七节　眼科普通影像学检查

一、X 线检查

X 线是一种穿透力较强，波长很短的电磁波。通过人体器官和各种组织时，能在 X 线片和荧光屏上显示内部结构，达到协助诊断的目的。眼部 X 线检查主要是探测眼球突出的病因及鉴别诊断，眶内肿瘤的范围、性质及眼外伤金属异物的定位。

（一）眼科常用的 X 线检查方法

眼科常用的 X 线检查方法有 X 线平片、体层摄影和泪囊造影。可根据具体情况选择或结合应用。X 线平片常用以下几种方法。

1.眼眶正位

即柯氏位或鼻颏位。此可对称显示双侧眼眶各部分结构及额筛窦。

2.眼眶侧位

观察蝶鞍、蝶窦、鼻咽部及眼部异物的深度等。

3.视神经孔位（眼眶斜位）

可显示视神经孔和后组筛窦，也可观察眶内壁、眶顶及额窦（图 2-10）。

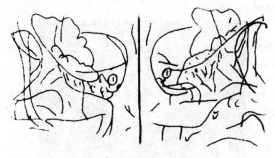

图 2-10　视盘孔 X 线图像

4.体层摄影

避免颅骨重叠现象，能发现细小的病变。

5.泪囊造影

泪小管注入碘油等造影剂,摄取正侧位片显示泪道畅通情况,为选择治疗方法提供依据。

(二)眼部异物定位

对有眼球穿通伤患者,做眼眶正侧位平片检查,金属异物可直接显影,非金属异物一般不能显影。在平片发现显影的异物时,估计在眼球内,可在角膜缘加金属标记,进行 X 线眼内异物直接定位(或其他生理定位、几何定位等)。测出异物在眼球内的钟点方位和距离角膜缘的距离,为手术提供依据。

(三)眼眶异常的 X 线表现

与正常的 X 线相比,眶内肿瘤、炎症、水肿及占位性病变,可以引起眶腔增大、骨密度增高,还可以导致骨壁骨质增生或破坏吸收,眶内孔或裂的扩大及眶周结构的改变。

二、电子计算机体层扫描

电子计算机体层扫描(CT)是利用 X 线环绕人体某一层面进行扫描,透过该层面不同密度组织的X 线由高度灵敏的探测仪所接受,同时由检测器记录衰减信息,再转换成数字量,输入电子计算机,然后由图像显示器将这些数据用不同的灰度等级显示出来,使该层面内密度差别的结构清晰在显示器上显示出来,即 CT 图像。该检查除进行形态观察外还能做定量分析。

(一)正常眼的 CT 图像

眼眶组织密度差异较大,特别是球后眶锥内有大量低密度的脂肪组织。所以,CT 能清晰显示出眶骨及其裂孔形态,球后视神经的粗细及形态,眼外肌索的形态及功能状况。在 CT 图像上(图 2-11、图 2-12),视神经呈中等密度条索状组织影。眼球壁 CT 上称眼环,玻璃体位于眼环之内,呈现低密度阴影。晶状体位于玻璃体前方中央,呈双凸状高密度阴影。眼外肌在平扫时呈带状软组织阴影;冠状扫描时,显示各直肌断面。泪腺呈中等密度,在冠状扫描时位于眼眶前外侧。眼部 CT 扫描,有轴位、水平位、冠状位,必要时还可用碘油造影剂增强扫描。

(二)眼部异常的 CT

眼眶骨折,可见骨折线与骨碎片。眼眶内占位性病变,可以显示肿瘤大小、范围及与周围组织的关系,如海绵状血管瘤、囊肿。恶性肿瘤还可以造成眶壁的虫蚀骨质破坏。此外,CT 还可显示异常的视神经影像,如视神经肿瘤、炎症、甲状腺相关的眼病,表现为视神经及眼外肌增粗等。

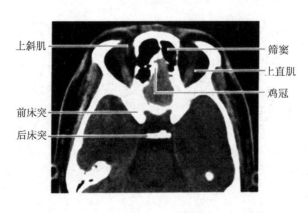

图 2-11　CT 图像

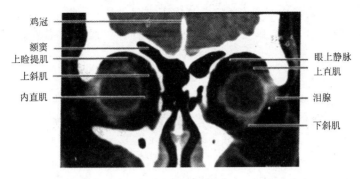

鸡冠
额窦
上睑提肌
上斜肌
内直肌

眼上静脉
上直肌
泪腺
下斜肌

图 2-12 CT 图像

三、磁共振成像

磁共振成像（MRI）在强磁场内,体内原子核的质子和中子有规律排列成平衡状态,选择某些原子核（氢核）并施加于相适应的射频脉冲,氢核中的质子被激动,吸收能量发生共振,射频脉冲终止后,核子又回到低能级位放出能量。能量释放与组织中氢核子状态相关,不同组织间存在差别,将氢核子能量释放过程中产生的磁共振信号接收放大,经过计算机运算排列,形成图像。信号的强度不等,在灰阶上的位置不同,高信号形成白亮图像,低信号为灰暗图像。信号强度取决于氢核密度,纵向弛豫时间 T_1（脉冲能量释放到核子间的时值）,横向弛豫时间 T_2（同样核子间相位从一致变到分散的时值）。人体结构和组织病变时,含氢核的量不等,吸收射频和释放信号强度也有不同,T_1、T_2 值有很大差别,MRI 的作用,就是利用这种差别来达到诊断的目的。

（一）正常眼部的 MRI 表现

致密骨质含质子极少,所以眼眶四壁 T_1、T_2 加权像成低信号,眼外肌 T_1、T_2 加权像呈现中等信号,眶内脂肪的 T_1、T_2 加权像呈现高信号。MRI 几乎可以显示视神经全长在 T_1、T_2 加权像呈现中等信号,眼球部的角膜和巩膜呈低信号,房水和玻璃体信号一致,在 T_1 加权像上表现为低信号,在 T_2 加权像上表现为高信号（图 2-13）。

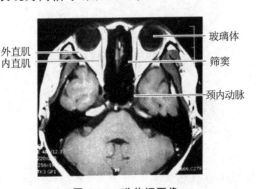

外直肌
内直肌

玻璃体
筛窦
颈内动脉

图 2-13 磁共振图像

（二）眼部异常的 MRI 表现

黑色素瘤的 T_1 加权像信号偏高而 T_2 加权像信号偏低,肿瘤较大时可突入玻璃体腔呈现"蘑菇云"征象。视网膜母细胞瘤的 T_1 加权像高于玻璃体的信号,T_2 加权像低于玻璃体信号,有钙化时出现极低信号。眶内异常如海绵状血管瘤,T_1 加权像为中低信号,T_2 加权像呈现中高信号。皮样囊肿，T_1、T_2加权像多呈低信号，而囊内因其成分不一，可有相应的信号改变，一般多呈混杂信号。其他像视神经损伤、眶尖部肿瘤、眶内肿瘤向颅内蔓延等都适应于 MRI 检查。

（姜志东）

第八节　荧光素眼底血管造影检查

荧光素眼底血管造影(FFA)检查最重要的一点是将眼底病的诊断方法从主观观察方面转变为客观的科学鉴定，这是一种新颖的具有较高临床价值的方法。但不能单独地、孤立地依靠它，而应该根据完整的病史和各种必要的眼科检查，如视力、视野、眼压、眼底、裂隙灯显微镜等方面的综合检查，再结合血管荧光造影的情况进行分析判断，尔后予以正确的诊断结果。

一、荧光素眼底血管造影检查

荧光素眼底血管造影检查是利用荧光素做造影剂注入血管，随血流进入脉络膜和视网膜血管，在蓝色波的激发下，荧光素即发出黄绿色荧光，通过光学系统可以观察视网膜、脉络膜血管性疾病，视网膜微循环及其他眼底病变的特征(图 2-14)。在临床应用时，可将 10％荧光素钠 5 mL 或 20％荧光素钠 3 mL 在肘前静脉注入，用 8 号针头，以很快速度，在 2～4 s 注完。同时还要求患者手臂向外转，抬至水平位，避免流经锁骨下静脉时的机械阻滞作用，这样使荧光素在循环中不被稀释过多，保持较高浓度，形成前峰明显的染料团，比较集中地到达眼底(通常在 8 s 左右即可达到眼底)。这种方法简便易行，没有危险，且能使视网膜中央动脉内浓度为 50％～100％，保证造影效果。

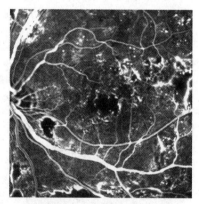

图 2-14　眼底荧光造影

荧光素眼底血管造影检查能清晰地显示出微循环的细微结构，直到毛细血管丛，这样就能完整地、系统地从动态方面观察活体循环的正常或异常状态。

二、正常眼底荧光像

从注射荧光素钠后 10～15 s 至 35 s 止，这段时间内，要每秒钟拍摄一张照片。这期间是视盘显示荧光到视网膜静脉完全充盈，是可以拍摄到近似全过程的重要关键时刻。

荧光显影分期,一般分为5期。

(一)动脉前期

动脉前期或称脉络膜期。荧光素注入后,首先出现脉络膜充盈,此时是视网膜中央动脉尚未充盈前的一段时间,其特征是脉络膜呈地图状斑块,视盘表现淡淡的朦胧荧光,即所谓背景荧光。

(二)动脉期

注射后15 s,荧光素进入视盘上的视网膜中央动脉,此时,动脉完全充满荧光素,并很快充满于黄斑部的细动脉。本期从动脉开始充盈到动脉全部充盈,这段时间为1.0～1.5 s。本期内静脉不显荧光。荧光片上静脉血管呈黑色。

(三)动静脉期

当荧光素完全充盈动脉和静脉时,称为动静脉期。荧光素开始由后极部小静脉进入静脉,2～4 s,为静脉早期。此后经2～4 s视网膜动脉荧光素基本排空,静脉血管荧光显示清晰。

(四)静脉期

小动脉中荧光素基本变浅或排空,直至消失。荧光素在静脉内全部充盈,这时荧光素浓度最高,血管荧光均匀一致。

(五)后期

视网膜及脉络膜静脉内的荧光逐渐变淡,消失。荧光素在静脉消退时和充盈时相反,是沿着静脉管壁的荧光首先消失。

荧光素不能通过视网膜毛细血管管壁。因此,荧光素在毛细血管内清晰可见,而荧光素能通过脉络膜毛细血管内皮细胞之间的空隙,并能渗透到血管管壁外形成淡的"背景荧光",即脉络膜荧光。

在生理状态下,荧光素不能穿过视网膜色素上皮层。因此,上述背景荧光是透过视网膜色素上皮层面显示的脉络膜荧光。视网膜和脉络膜这两个系统的荧光显影可能重叠,但并不相互混淆。

三、异常眼底荧光像

(一)循环动态的异常

(1)充盈迟缓。A-RCT时间延长,多见于中央动脉阻塞、灌注压下降。静脉回流缓慢,多见于静脉阻塞。

(2)逆行充盈。

(3)充盈倒置。

(4)荧光遮蔽:当眼内有出血、机化物、增生组织存在时,都可形成遮蔽背景荧光。

(二)血管屏障功能的损害

血管屏障功能的损害主要表现为强荧光区:视网膜血管壁受损,屏障功能破坏,荧光素向血管壁外渗漏,使组织着色,形成一片强荧光区。

(三)视网膜血管的结构异常

1.荧光渗漏

多见于毛细血管扩张,荧光素渗入周围组织中。

2.荧光缺损

毛细血管阻塞的部位,呈现暗弱的无灌注区。此与荧光遮蔽不同,无灌注区内有新生血管芽的存在。

3.新生血管

当视网膜出现大片毛细血管无灌注区时,多在静脉侧或扩张的毛细血管上出现新生血管芽。荧光充盈时形成一个强荧光小斑,边缘模糊,新生血管芽成为新生血管叶,最后形成新生血管膜,而出现花边状荧光斑。

4.血管瘤

血管瘤为血管壁局限性膨胀呈壶腹状,发生在毛细血管壁的叫微动脉瘤,在造影时,微动脉瘤为点状高。荧光小出血点呈遮盖荧光,两者不要混淆。动脉瘤的另一种类型为大动脉瘤,形态较微动脉瘤大。荧光造影呈现圆点状强荧光。大动脉瘤常有渗漏,附近反应性扩张的毛细血管也有渗漏。

(王凤平)

第三章 白 内 障

第一节 老年性白内障

老年性白内障即年龄相关性白内障,是指中老年开始发生的晶状体浑浊,随着年龄增加,患病率明显增高。由于其主要发生于老年人,以往习惯称之为老年性白内障。本病的发生与环境、营养、代谢和遗传等多种因素有关。

一、病因

白内障的发生是多种因素综合作用的结果,比如放射和自由基损伤;营养物质、化学物质缺乏和抗生素的使用;葡萄糖、半乳糖等代谢障碍;脂质过氧化产物损伤等。此外,其他因素如衰老、遗传基因等因素也是一个重要方面。其中最具有普遍意义的环节便是氧化损伤。

二、临床表现

(一)症状

1.视力减退

视力减退的程度与晶状体浑浊的程度与部位有关。眼部不充血,无肿痛及刺激症状。患者往往自觉视力逐渐下降,严重者仅有眼前手动或光感。

2.单眼复视或多视

由于晶状体纤维肿胀、断裂、变性及晶状体核硬化变形、屈光力改变,造成棱镜样作用,出现单眼复视或多视。

3.近视

由于晶状体吸收水分后体积增加,屈光力增强,核部屈光力增高,可出现近视现象,患者自觉老视程度减轻,视远方时需佩戴近视眼镜或原有近视度加重。

4.飞蚊症

如瞳孔区的晶状体有点状浑浊,可在眼前出现点、片状阴影,其位置固定不变,而玻璃体浑浊的阴影则是经常飘浮不固定的,并随眼球转动而飘动。

5.虹视

晶状体吸收水分后,不规则纤维肿胀致注视灯光时有五彩晕轮,此时需与青光眼及结膜炎所致的虹视相鉴别。

6.夜盲、昼盲或色觉异常

部分患者因白内障位于周边而发生夜盲,位于中央可致昼盲,由于硬化之晶状体核吸收短波光线,可引起紫色及青蓝色色觉障碍,而晶状体摘除后,患者短期内可有蓝视等现象。

(二)体征

白内障的体征根据眼科专科检查所见晶状体浑浊形态的临床表现,可分为如下 3 型。

1.老年性皮质性白内障

这是临床上最为常见的类型,按其发展过程可分为初发期、膨胀期、成熟期和过熟期。

(1)初发期:在裂隙灯显微镜下可见晶状体赤道部皮质有空泡、水裂和板层分离等晶状吸水后的水化现象。水裂以后发展为辐轮状浑浊。可以保持多年不变,亦可迅速发展。

楔形浑浊是老年性皮质性白内障最常见的浑浊形态,其基底朝周边,尖向中央,呈辐射排列,如果散瞳检查、透照眼底红光反射,能看到辐轮状、楔形或花环样阴影。只有当楔形尖端发展到瞳孔区,视力才受到影响,一般位于晶状体周边部的浑浊,可以多年不影响视力。

(2)膨胀期或未成熟期:晶状体浑浊继续加重,原有的楔形浑浊向瞳孔区发展并互相融合,视力显著下降。由于渗透压改变,晶状体吸收水分,体积膨胀、增大,前房变浅,少数患者可以诱发急性青光眼,此时裂隙灯显微镜检查可见空泡、水裂和板层分离。因晶状体前囊下仍有透明皮质,斜照法检查仍可见虹膜投影。此期可以持续数月至数年不等。做散瞳检查时应慎重,一旦发生继发性青光眼,必须及时摘除膨胀的晶状体。

(3)成熟期:晶状体经膨胀期以后逐渐致完全浑浊,膨胀消退,前房深度恢复正常。裂隙灯显微镜下可见晶状体内水分溢出,浑浊已到达囊膜下,斜照法检查虹膜投影为阴性。部分患者可见前囊膜表面有白色斑点或皮质钙化。患者视力高度障碍,只存手动或光感。临床上此期为最佳手术时机。

(4)过熟期:成熟白内障久不手术摘除,晶状体逐渐脱水,体积缩小,前房加深,虹膜震颤,皮质乳化,核下沉,此时视力可好转,晶状体囊膜更脆、皱缩、通透性增加或自行破裂,溶解的晶状体皮质可呈现闪光的特点和胆固醇结晶,称为 Morgangnian 白内障。晶状体核可以脱位到前房和玻璃体内,伴随晶状体的蛋白颗粒游移到前方,组织碎片积聚于前房角,阻塞小梁网,引起的继发性青光眼称为晶状体溶解性青光眼。同时进入前房的晶状体物质具有抗原性,可诱发自身免疫反应,导致严重的前葡萄膜炎－晶状体过敏性眼内炎。上述两种并发症药物治疗一般无效,采用手术摘除白内障是唯一有效的治疗措施。

2.老年性核性白内障

发病年龄较早、进展较慢,没有明显分期。核浑浊从胚胎核或成人核开始,初起时核呈黄色浑浊,以后逐渐为浅黄色、浅红或浅黑色,由于核密度增加致屈光指数增加而产生核性近视,可达 5～10 个屈光度。因晶状体周边部屈光力不变,所以在瞳孔扩大与不扩大时,视力程度不同。

3.老年性后囊下白内障

早期在晶状体后核部囊下皮质呈棕黄色浑浊,形如茶盘,故又名盘状白内障。裂隙灯显微镜下,外观如锅巴样,浑浊呈细小点、小空泡和结晶样颗粒。早期视力受影响是因为浑浊位于视轴区,而晶状体皮质和核保持透明,后期合并核性或皮质性白内障,才发展为成熟白内障。

(三)常见并发症

(1)继发青光眼。

(2)继发葡萄膜—晶状体过敏性眼内炎,多发生在过熟期白内障。

(3)晶状体脱位,整个晶状体可进入玻璃体腔内或瞳孔区。

(4)白内障手术后并发症有后发性白内障、继发青光眼、眼内炎、虹膜睫状体炎、继发视网膜脱离、眼内出血以及人工晶体植入后的偏位、脱出、下沉、角膜水肿、炎症等。

三、实验室和其他辅助检查

(一)视力检查

远、近视力,指数、手动或光感、光定位的检查记录。

(二)斜照法检查

斜照虹膜(瞳孔)、晶状体,如虹膜投影消失则为白内障已成熟,如阳性则晶状体仍有透明皮质。

(三)透照法检查

当瞳孔散大,通过透照,由眼底红光反射,可见晶状体早期的楔形或花环样浑浊。

(四)裂隙灯显微镜

眼前段、晶状体前后囊及皮质、核的浑浊均可使用裂隙灯显微镜检查。

(五)血压、眼压的检查

参见相关标准。

(六)色觉检查

如红绿色难辨或辨认不清,往往提示手术后视力仍可能不能改善。

四、诊断要点

(一)年龄

患者在 50 岁以上。

(二)视力

视力渐降,视物昏蒙或眼前黑影。

(三)症状

眼部无充血,无痛无肿,可有黑花飞舞。

(四)体征

(1)外观端好,瞳孔、眼底均未见异常。

(2)晶状体呈不同程度浑浊,有的甚至完全浑浊。

(3)视力仅存光感时,光定位检测,红绿色觉正常,眼压正常。

(4)排除全身及局部外伤、感染、中毒及其他因素所致白内障。

五、鉴别诊断

根据年龄、病史、症状及局部检查晶状体浑浊体征,较容易明确诊断,但对其他类型的白内障及其并发症必须鉴别。

（一）外伤性白内障

有外伤史或眼局部伤。

（二）发育性白内障

年龄不符或晶状体浑浊多呈现点状、局限性、较小，不发展或不影响视力。

（三）糖尿病性白内障

有血糖升高病史或伴相关糖尿病性眼底改变。

（四）老年性晶状体核硬化

晶状体核硬化是晶状体老化现象、多不影响视力，从形态上透照法检查眼底可见核硬化为均匀红光，而核性白内障者可见核呈不均匀圆形暗影。

（五）中毒性白内障

常见有三硝基甲苯（TNT）、二硝基酚、萘、氯丙嗪等，可通过病史及晶体浑浊形态相鉴别。

（六）并发性白内障

由眼局部炎症，肿瘤、感染等原因所引起白内障均可见眼局部病灶体征；由全身因素如药物、肌强直性，低血钙性白内障及先天遗传因素等均有相关病史。老年性膨胀期的白内障常与青光眼发作混淆，二者可同时存在，也可先后发病，无论是青光眼并发白内障，还是膨胀期白内障继发青光眼，均应及时考虑行白内障摘除为安全。

（七）葡萄膜炎

老年性皮质性白内障的过熟期如因继发葡萄膜炎常需与葡萄膜炎相鉴别。前者前段检查可见晶状体缩小、核下沉或晶状体囊膜破裂，前房内可见游离晶状体蛋白物质体葡萄膜炎症；后者往往晶状体形态完整。

六、治疗

（一）药物治疗

在药物治疗方面，通过多年的临床与实验研究，人们针对白内障病因机制的几种学说，提出了相应的药物，主要以滴眼液为主，针对早期白内障或不适合手术的患者，进行临床试用。

1.辅助营养类药物

如维生素 E、核黄素、利眼明等。

2.与醌型学说有关的药物

根据生化与药理实验研究发现老年性白内障患者色氨酸、酪氨酸等代谢异常，尿也可分离出其代谢异常产物——醌亚氨酸，而此物质可以诱发老年性白内障的发生。根据"醌型学说"理论，认为对晶状体使用可溶性蛋白质亲和力比醌体还强的物质可以使其不发生变性，从而防止白内障的发生，如法可林、吡诺克辛等。

3.抗氧化损伤类药物

在晶状体代谢中可产生活性氧而氧化损伤，因老年晶状体中一些与氧化有关的酶活性下降，谷胱甘肽的浓度也较年轻人低，当晶状体细胞膜被氧化损伤后，通透性发生改变，晶状体蛋白变性而发生浑浊，如谷胱甘肽等。

4.其他抗白内障药物

改善新陈代谢，调整囊膜通透性药物，如腮腺素、视明露等眼药水。

(二)手术治疗

手术治疗是治疗白内障的最基本、最有效的方法。目前主要采用白内障超声乳化联合人工晶体植入技术。

(樊洪涛)

第二节 代谢性白内障

许多全身性疾病,特别是内分泌障碍性疾病,多合并不同类型的白内障,即代谢性白内障。内环境生化异常导致白内障形成,在先天性代谢异常情况下更为常见。因此,对于与代谢疾病有关的白内障的认识,不仅是眼科,而且对整个临床取证及鉴别诊断均具有重要的意义。

一、病因

根据各种代谢紊乱可将代谢性白内障分为以下几种病因。

(一)糖尿病性白内障

糖尿病性白内障指并发于糖尿病患者的晶状体浑浊。临床分为两种,一种为合并老年性皮质型白内障,一种为真性糖尿病性白内障。临床上比较少见,一般来说,以中青年糖尿病患者发病最高。而对于中年以后发生的白内障,很难在糖尿病因素和老年因素之间做出准确鉴别。但在形态学上,有很多证据支持这样一种现象,即糖尿病因素可以使老年性白内障提早出现或加速其发展。

糖尿病性白内障发生机制至今尚无最后定论,但对实验性糖尿病性白内障动物模型进行深入研究发现,晶状体内糖代谢紊乱,使白内障形成的重要生化和病理基础。晶状体通过四个代谢通路利用葡萄糖,其中三个通路(糖酵解、戊糖途径、三羧酸循环)取决于由葡萄糖向 6-磷酸葡萄糖转化,由己糖激酶催化。作为补充代谢通路,在醛糖还原酶催化下,使葡萄糖转化成山梨醇,山梨醇在多元醇脱氢酶催化下,进一步生成果糖。在正常情况下,由于己糖激酶较醛糖还原酶的活性高,山梨醇通路几乎不发挥作用。而在糖尿病患者中,血糖水平增高,通过房水迅速扩散到晶状体内,使己糖激酶活性达到饱和,并激活醛糖还原酶,过多的葡萄糖则通过山梨醇通路转化成山梨醇和果糖。这类糖醇一旦在晶状体内产生,使不易通过囊膜渗出,从而造成山梨醇在晶状体内积聚,增加了晶状体的渗透压。过多水分进入晶状体以维持渗透性平衡,结果形成囊泡,水隙和板层分离等一系列病理改变。这一过程如进一步加重,则个别晶状体纤维破裂,钠离子释放进入晶状体,引起进一步吸水。同时,晶状体内成分外漏,使钾、谷胱甘肽、氨基酸和小分子蛋白部分丧失,一次产生皮质和核浑浊。

(二)半乳糖性白内障

半乳糖性白内障与半乳糖代谢异常有关。半乳糖和葡萄糖同为乳糖代谢产物,半乳糖在半乳糖激酶催化下变成 1-磷酸半乳糖,后者在磷酸半乳糖尿苷转化酶的催化下,同尿苷二磷酸葡萄糖反应,形成尿苷二磷酸半乳糖和磷酸葡萄糖,参与糖酵解和三羧酸循环等能量代谢。典型的半乳糖血症是由于半乳糖尿苷转移酶缺乏引起的。此酶缺乏,阻碍半乳糖衍生物向葡萄糖衍生物正常转化。在醛糖还原酶的催化下,通过旁路代谢形成甜醇。同山梨醇一样,不能透过细胞膜,引起晶状体纤维渗透性膨胀,从而导致晶状体水化、浑浊。据统计,妊娠妇女此酶缺乏时,如对半乳糖不加限制,则有 75％的婴儿将合并有白内障,患病新生儿,最初几天内用裂隙灯即可见白内障形成,且可以是本病最早期症状。典型的半乳糖性白内障,是在前后囊膜下出现簇状分布的水滴样浑浊,如不进行全身治疗,浑浊范围逐渐扩大并加重,最后形成绕核性白内障。

(三)低钙性白内障

低钙性白内障常合并婴儿期肌强直、甲状旁腺机能不全,或其他年龄组的佝偻病。肌强直是一种遗传性退变性疾病,病因尚未十分明了。其发病可能与多种分泌功能失调有关。而甲状旁腺功能不全引起的晶状体变化,主要出现在甲状旁腺摘除后所引起的明显手足搐搦症患者。两者形态学上有共同特点,在囊膜下可见散在或密集分布的点状浑浊,时而又夹杂天蓝色结晶样反光颗粒;甲状旁腺摘除后的手足搐搦症在皮质浅层出现形似鱼骨样放射条纹状浑浊,更具特点。本病早期轻度白内障时并不影响视力,并可长期保持稳定不变;晚期则浑浊逐渐加重,形态学上又各种复杂的表现形似,可发展为全白内障。

(四)营养障碍性白内障

营养障碍性白内障意指晶状体浑浊性变化与特定的营养成分缺乏直接相关。给实验动物以缺乏氨基酸或缺乏维生素的饮食饲养,很容易诱发产生白内障。微量元素铁、铜、锌、锰、硒是各种抗氧化酶的成分。在动物试验中,硒长期严重缺乏引起白内障已有充分的证据。核黄素是 FAD 辅助因子的前体,是 GR 酶的必需部分。在实验性核黄素缺乏症中可发现白内障,但是人类白内障中核黄素缺乏的作用还没有确定。维生素 C 是水溶性抗氧化剂,维生素 E 和胡萝卜素是亲脂性抗氧化剂。尽管缺乏实验动物白内障与其相关的直接证据,但就其可以减轻各种因素引起的氧化损伤的病理结果,建议常规补充一定量的维生素 E 和维生素 C,对于确保晶状体免受氧化损伤是有益的。但应该指出,这些物质中没有任何一种能够恢复晶状体浑浊区的透明性,而且任何化学物质的大剂量应用都是危险的。尽管人类对某种营养成分缺乏有较大耐受性,但已有证据表明,神经性厌食可导致肉眼可见的囊膜下浑浊;而长期大量饮酒导致早期囊膜下白内障发生亦不为罕见。以上情况,从预后的严重程度来讲,同全身严重营养不良状态比较,远不具更多的临床意义,因此常不引起人们的注意。

(五)Wilson 病合并晶状体浑浊

Wilson 病即肝豆状核变性,临床上并非罕见。本病系由于进行性的铜代谢障碍而引起脑内基底节的壳核和豆状核软化变性,常合并肝硬化。角膜色素环为本病咽部特征性改变之一。典型色素环出现在角膜内弹力膜下,距缘部尚有一透明区,呈铜锈的橙绿色调,形成规整的环形。

(六)其他代谢疾病

除以上所列特殊情况外,尚有许多代谢性疾病可以引起白内障。其中大多数以综合征形式出现。临床上常见的有:新生儿低血糖症、氨基酸尿症、高胱氨酸尿症、Fabry 病(先天性半乳糖苷酶缺乏症)、6-磷酸葡萄糖脱氢酶缺乏症、Hurler 病(黏多糖病第 2 型)、Lowe 综合征、Fanconi 综合征等。此外,慢性肾功能不全也当属此列。以上病症,临床均比较少见,多数遗传性疾病,且常伴有严重的心、脑、肾功能障碍。相比之下,眼部表现,特别是白内障改变,作为附属体征,常不被人们摆到应有的重视程度。

二、临床表现

(一)症状

视力障碍是各类白内障的共同症状。糖尿病性白内障一般有糖尿病史,多为双眼视力不同程度下降,眼前飞蚊或伴闪光感。其他类型白内障因病史不同而有不同临床表现。代谢性白内障多发生于老年者,与老年性白内障相似,只是发病率较高,发生较早,进展较快,容易成熟,此型多见。真性糖尿病性白内障多发生于严重的青少年糖尿病(1型)患者。多为双眼发病,发展迅速,甚至可于数天、数周或数月内发展为晶状体完全浑浊。开始时在前后囊下出现典型的白点状或雪片状浑浊,迅速扩展为完全性白内障。常伴有屈光变化,血糖升高时,血液内无机盐含量减少,渗透压降低,房水渗入晶状体内,使之变凸形成近视;血糖降低时,晶状体内水分渗出,晶状体变扁平形成远视。

(二)体征

1.糖尿病性白内障

糖尿病性白内障是从密集的囊下小空泡形成开始。在年轻的患者中,这些小空泡迅速发展成典型灰色斑片浑浊,在前后囊膜下皮质前层,并随病情发展使晶状体全面浑浊,年龄较大患者则进展缓慢。这一过程特征性病理变化是基质高度水肿,水隙大量形成,晶状体体积因膨胀而增大。在任何一糖尿病患者,尤为年轻人无论是否存在晶状体浑浊,血糖迅速增高可导致明显近视,而如将血糖迅速降至正常,则可产生远视。这些变化可在数天内达到高峰,而恢复到正常屈光状态则需要数周时间。

2.半乳糖性白内障

半乳糖性白内障为常染色体隐性遗传,由于患儿缺乏半乳糖-1-磷酸尿苷转移酶和半乳糖激酶,使半乳糖在体内积聚无法转化成葡萄糖,却被醛糖还原酶还原为半乳糖醇。醇的渗透性很强,又不能透过细胞膜,引起晶状体纤维渗透性肿胀,而导致晶状体水化、浑浊。较为典型的是前后囊膜下出现簇状分布的水滴样浑浊,如不治疗,最后形成绕核性白内障。

3.低钙性白内障

由于血清钙过低引起,较易合并婴儿期肌强直,其他年龄组佝偻病或甲状旁腺机能不全。肌强直与内分泌失调有关,为遗传性退变性疾病。甲状旁腺功能不全主要表现为甲状旁腺摘除后的明显手足搐搦症。两者共同可见囊膜下散在或密集分布的点状浑浊,时而有天蓝色结晶样反光颗粒夹杂其间,甲状旁腺摘除后的手足搐搦症在皮质浅层可见鱼骨样放射条纹浑浊。本病早期轻度时并不影响视力,晚期浑浊加重,可发展为全白内障。

4.营养障碍性白内障

有许多代谢性疾病可以引起白内障,临床常伴有严重的心、脑、肾功能障碍占相比之下,眼部表现,特别是白内障改变,作为附属体征,常常不被人们摆到应有的重视程度。

5.Wilson病合并晶状体浑浊

常见于晶状体前囊下区域出现局限浑浊,浑浊呈明亮色彩,葵花样分布,通常为红色,对视力一般不产生影响。就其本质而言,它代表了金属铜离子在这一部位的沉积,而并非晶状体本身的浑浊。

三、诊断要点

(1)糖尿病性白内障多双眼同时发病,进展迅速,由密集的囊下小空泡发展为前后囊膜下皮质浅层的灰白色斑点状浑浊,终至晶状体全浑浊。患者有屈光改变,受血糖影响。

(2)半乳糖性白内障典型表现是前后囊膜呈簇状水滴样浑浊,进行发展后形成绕核性白内障。

（3）低钙性白内障浑浊为囊膜下夹有彩色结晶的点状浑浊，可进行性发展。婴幼儿易引起板层浑浊。

（4）营养代谢性白内障多见于各种维生素的缺乏，以及微量元素（铜、硒、锌等）在体内的异常积聚。

（5）肝豆状核变性多由于进行性的铜代谢障碍而引起脑内基底节的壳核和豆状核软化变。

四、实验室和其他辅助检查

（一）视力检查

应分别检查双眼远、近视力，以大致估计白内障所致视力损害程度。对视力低下者，应例行光感、光定位、色觉检查。在暗室内，遮盖健眼，患眼前 5 m 持一蜡烛光源，让患者辨别出烛光是否存在以确定是否有光感，尔后从不同的九个方向，测定其个方向的光的定位能力（患眼始终正视前方）。最后以红、绿玻片置于眼前，确定辨色能力是否正常。双点光源分辨试验，即辨别眼前相距很近的两个点光源的能力，对于判断视网膜功能亦有很重要的意义。一旦发现视力结果无法用白内障程度解释时，应作进一步特殊检查。视力检查一般是在高对比度下进行的，并不代表低对比度下和视近处物体的视力。比如，一个视力检查结果很满意的患者，有可能在夜间驾驶时视力显得力不从心。

对视力检查结果的评价，需结合患者的职业、受教育程度、经济条件甚至社会人文环境来进行。欧美国家以 Snellen 视力表测试作为评价视功能的标准。大多数临床医师认为 Snellen 视力 20/40 或更好是好视力。美国大多数州允许视力 20/40 或更佳的人驾驶机动车，而老年人最佳矫正视力低于 20/40 不允许驾驶。因此，在美国，大多数矫正视力在 0.5，甚至 0.5 以上的白内障患者迫切要求手术已不足为奇。对于轻度或中等程度的白内障，作准确的视野检查，必要时行 Ammsler 屏检查，以确定是否有中心暗点或视物变形，对于提示可能同时存在的青光眼或其他眼底病是极有意义的。周边视野也可通过数指法大致确定，一般说来，除非视力极度低下（如成熟期白内障），应能在固视点周围 45°范围内作准确数指。

（二）视野检查

对于轻度或中度白内障患者，准确的视野检查可以确定有无中心暗点或视物变形，对青光眼和其他同时存在的眼底病诊断具有非常重要的意义。

1.视觉电生理检查

视网膜电流图（ERG）对于评价黄斑部视网膜功能具有重要价值。闪光 ERG（FERG）可用于低视力眼的检查。闪光 VEP（FVEP）反映视路传导和视皮质功能，黄斑部病变和视神经损害时，其振幅均降低。FVEP 是屈光间质浑浊时检查视功能的理想方法。临床上可将两种检查结合起来预测术后视力。

2.晶状体核硬度分级

主要是根据裂隙灯检查结果，根据其核颜色进行判断之后分为五级，来确定其属于哪种类型的白内障，以及选择适合超声乳化手术的核硬度的白内障，并确保手术顺利。这五级分别是：一级（软核），透明或灰白色；二级（软核），灰或灰黄色；三级（中等硬度核），黄色或浅棕黄色，是超声乳化最主要的适应证；四级（硬核），深黄或琥珀色；五级（极硬核），棕褐色或黑色，不宜做超声乳化手术。

(三)斜照法检查

斜照虹膜(瞳孔)、晶状体如虹膜投影消失则为白内障已成熟,如阳性则晶状体仍有透明皮质。

(四)透照法检查

当瞳孔散大,通过透照,由眼底红光反射,可见晶状体早期的楔形或花环样浑浊,则提示白内障。

(五)裂隙灯显微镜

裂隙灯显微镜对正常晶状体及白内障的检查方法主要有以下几种。

1.弥散光照明法

用于检查前后囊膜表面或较明显的浑浊。

2.后照法

主要用于观察前囊膜改变。直接后照明也可明显勾勒出后囊膜及后皮质区内浑浊轮廓。应用镜面反射法,则可对前囊膜浑浊、隆起及凹陷做出判断,即出现所谓鱼皮样粗糙面上的黑色斑。同时亦可根据囊膜表面发光色彩推测白内障发展程度。

3.直接焦点照明

直接焦点照明即光学切面检查法。可明显显示晶状体内光学不连续区。在前囊膜和分离带之间存在一真正的光学空虚区,代表由上皮最新形成的纤维。这一空虚区如消失,往往是晶状体代谢变化或白内障形成最早出现的征象之一。

(六)眼压的检查

测定眼内压并非绝对必要,但术前了解眼内压,判断是否存在继发于膨胀期白内障、晶状体溶解、晶状体半脱位、葡萄膜炎、进行性房角狭窄等的青光眼,进而决定采取何种术式,可提供重要参考,特别是人工晶状体植入术前,更应对青光眼因素对手术可能产生的影响做出明确的判断。

检查方法包括指测法、眼压记测量法等。

1.指测法

让被检者向下看,检者用两手示指在上睑上部外面交替轻压眼球,检查双眼,以便对比两眼的眼压,眼压高者触之较硬,眼压低者触之柔软,也可和正常的眼压相比较。该法可大概估计眼压的高低,所得结果可记录为正常、较高、很高、稍低或很低。

2.眼压计测量法

修兹(压陷式)眼压计测量法,为常用的测量法,测量前应先向被检者做适当的说明,取得被检者的合作,然后让被检者仰卧,两眼滴 0.5% 丁卡因溶液 2~3 次面部麻醉。

(1)测量前应校正眼压计(把眼压计竖立在小园试板上,指针指向零度时方为准确),用 75% 的乙醇消毒眼压计足板,等乙醇干后即可使用。

(2)检查时被检者两眼自然睁开,向天花板或某一固定目标点(常用被检者自己的手指)直视,勿转动,检者用左手指轻轻分开上、下眼睑并固定在上、下眶缘,切勿压迫眼球,右手持眼压计的把手,将眼压计垂直下放,将足板轻轻放在角膜正中央(使眼压计自身重量完全压在角膜上,但注意切不可施加任何其他压力),迅速记录眼压计指针所指刻度,将此刻度对照眼压计换算表,查出眼压值。此种眼压计一般有三种不同重量的砝码 5.5 g、7.5 g 及 10 g。通常先用 5.5 g 检查,如指针刻度小于 3,则应加重砝码重测,一般先后测 5.5 g 及 10 g 两个砝码,以便相互核对及校正眼压。

（3）测完后滴抗生素眼药水，拭净眼压计足板。记录方法一般以眼压计的砝码为分子，指针所指之刻度为分母，即眼压计砝码/指针所指之刻度—眼压值，如5.5/(4.0～2.7)kPa(20.55 mmHg)。此种眼压计测得的正常眼压是1.3～2.8 kPa(10～21 mmHg)。低于1.3 kPa(10 mmHg)者为低眼压，超过2.8 kPa(21 mmHg)时。经多次测量时仍高者，应做排除青光眼的检查。

检查目的：如晶状体囊膜破裂，晶状体皮质落入前房阻塞房角，使之房水引流发生障碍，导致眼压增高。如挫伤眼内睫状体，房角受损也会眼压发生变化，从而发生继发性青光眼。

（七）色觉检查

如红绿色难辨或辨认不清，往往提示手术后视力仍可能不能改善。

（八）虹膜新月影投照试验

这是检查白内障成熟程度最简单易行的方法。从集中光源自测面照射于瞳孔区，如白内障已形成、则由于光反射面使瞳孔区呈白色的反光。如果浑浊已扩展到前囊膜（成熟期白内障），则白色反光区与瞳孔应相一致，视为虹膜新月影投照试验阴性；反之，如浑浊处于晶状体某一定深度（未成熟白内障），则由于浑浊层次与瞳孔平面尚有一定厚度的透明皮质，因此，当自侧方投照时，与光照方向同侧瞳孔缘内形成的阴影，以典型的新月姿态，投映在晶状体浑浊背景上。新月影程度与白内障成熟程度成反比。虹膜新月影投照试验阳性代表进展期白内障，阴性代表成熟期白内障。对于晶状体局限性浑浊及周边部浑浊，本方法将失去诊断价值。

检眼镜可用于晶状体浑浊的探测，用直接检眼镜＋10 D透镜，以后部反光照明法可在瞳孔红色反光背景下观察晶状体浑浊形态。然而，单眼观察、有限的放大倍率，以及较短的工作距离，使得这种检查不足以对白内障进行分级、分类。间接检眼镜有时可用于评价包括晶状体在内的屈光间质浑浊程度的工具，有经验的临床医师可从检查结果预测视力功能损害与白内障程度是否一致。

五、鉴别诊断

根据年龄、病史、症状及局部检查晶状体浑浊体征，较容易明确诊断，但对其类型的白内障及其并发症必须鉴别。代谢性白内障常伴有各具特点的全身症状，其晶状体浑浊虽不同，但大同小异，现分述如下。

（一）糖尿病性白内障与低钙性白内障鉴别

1.糖尿病性白内障

分为两种类型，即真性糖尿病性白内障和糖尿病患者的老年性白内障。一般来说，对于中年以后发生的白内障，很难在糖尿病因素和老年因素之间做出准确鉴别，但糖尿病患者的白内障要比同龄人早；典型的糖尿病症状"三多"即多饮、多尿和多食。病情严重可累及全身多个器官病变。真性糖尿病白内障多发于30岁以下的Ⅰ型糖尿病患者，晶状体浑浊是以密集的囊膜下小空泡形成开始的，这些小空泡可迅速发展成典型的灰白色斑片状浑浊，位于晶状体前膜下皮质浅层。

随着病情的发展，晶状体发生全浑浊。在糖尿病患者，血糖的波动可引起晶状体屈光度的改变，血糖升高可导致近视，而将血糖降至正常，又可引起远视。

2.低钙性白内障

有甲状腺手术史或营养障碍史,血钙过低血磷升高;手足抽搐、肌肉痉挛、毛发脱落,骨质软化等典型症状;囊膜下散在的或密集分布的点状浑浊,有时伴有蓝色结晶样反光颗粒。早期白内障不影响视力,晚期则浑浊逐渐加重,当血钙下降至 1.75 mmol/L 以下时,浑浊加速,重者在短期内可发展为完全浑浊。婴幼儿者多为绕核性白内障。

(二)半乳性白内障与肝豆状核变性(Wilson病)鉴别

1.半乳糖性白内障

半乳糖性白内障为常染色体隐性遗传病,可在初生后数天或数周发生,多为绕核性白内障;新生儿出生后不久即可发生呕吐、腹泻、黄疸、肝脾大、生长发育迟缓,重者夭折;晶状体前囊膜下有油滴状浑浊,如不治疗,晶状体浑浊将逐渐扩大为全白内障,部分可出现绕核性白内障。

2.肝豆状核变性(Wilson病)

儿童或青少年期起病,开始为四肢震颤、肌张力增强,逐渐发展为言语不清、吞咽困难、肝功能不正常、肝硬化;由于过量的铜在眼部沉积,可在角膜上形成 K-F 环(Kayser-Fleisher),表现为周边角膜后弹力层内形成宽为 1～2 mm 褐色或蓝绿色环。铜在晶状体前囊膜沉积并在晶状体中央形成盘状或放射状浑浊,形成类似于葵花样的内障,对视力影响不大。

六、并发症

糖尿病性视网膜病变主要并发于糖尿病性白内障,由于糖代谢发生紊乱,而导致全身各个器官,包括视网膜发生病变,眼底病变随糖尿病病程加长发病率逐年升高。也随病程加长而逐渐加重,增生型随病程加长而增多。有学者观察北京人病程 5 年以下者增生型竟占 17.1%,而病程在 10 年以上者上升至 45% 或以上。如同时合并高血压和高脂血症,则眼底病变率增高。

七、治疗方法

(一)营养类药物

维生素类药物虽具有抗氧化作用,但许多报道将其列为营养因子,可能因人们通过饮食能够得到补充有关。维生素类药物对防治或延缓白内障的发生发展有作用,大多数资料来自国外流行病学。由于他们采用的调查方法和收集人群的居住区域不同,其获得的结果难免不一致。但大多数资料认为长期服用维生素或维生素 C、维生素 E 等具有推迟白内障发生发展的作用。

1.维生素 C

(1)主要作用:维生素 C 具有抗氧化作用,能清除晶状体内自由基,通过抗氧化作用可升高血清中维生素 C 含量,从而延缓白内障发生、发展。加拿大和美国流行病学调查资料反映:单独使用人群可减少 50%～70% 白内障手术。

(2)临床应用:饭后口服,每天 1 次,剂量为 144～290 mg。

2.维生素 B_2

(1)主要作用,核黄素具有很强的抗氧化作用,最新研究指出,它具有拮抗白内障的作用。

(2)临床应用,口服,英、美国家每天服 16～74 mg。

3.维生素 E

(1)主要作用,本品具有很好的抗氧化作用,服用维生素 E 能提高血清中维生素 E 水平,减少核性或皮质性白内障发生、发展。

（2）临床应用，近年美国和意大利研究表明，接受白内障手术的患者，平常摄取的维生素 E 水平很低。长期服用 500 U/d，可减少白内障的发病率。

4.滴眼药物

（1）碘化钾 0.3 g，碘化钠 0.05 g，氯化钾 0.6 g，维生素 C 0.3 g，维生素 B_{10} 1 g，硼酸 1.1 g，硼砂 0.19 g，羧甲基纤维素钠 0.15 g，硫代硫酸钠 0.05 g，尼泊金 0.3 g，蒸馏水加至 1 000 mL。

主要作用：本品可增加眼的局部代谢，补充金属离子及维生素。

临床应用：点眼：每次 2～3 滴，每天 3～4 次，用于早期白内障。

（2）视明露（雪莲叶汁）：本品采用西印度群岛产的新鲜雪叶莲全草浸出液 20％和北美全梅叶的热水浸出液 50％为主要成分，再加甘油 20％，硼酸 5％混合而成的一种有焦糖味、呈黑褐色水溶液。

主要作用：可促进眼内组织血液循环、增强晶状体新陈代谢及促进晶状体浑浊的吸收。

临床应用：滴眼每次 1～2 滴，每天 2～3 次，此药曾是美国应用最广的抗白内障药。

（3）昆布眼液：本品由中药昆布的提取液配制而成。

主要作用：具有软坚散结，促进晶状体浑浊吸收及维持晶状体透明度的作用。

临床应用：滴眼每次 1～2 滴，每天 3～4 次，用于白内障的治疗。

5.仙诺林特或仙诺灵

本品是一种复合制剂，主要成分为从牛眼晶状体中提取的晶状体蛋白等与抗坏血酸、核黄素和碘化钾复合制剂。

主要作用：有人认为白内障成因之一是特殊的代谢产物细胞毒素所致，利用晶状体蛋白具有组织特异性，应用本品后，可在毒素尚未进入眼内时，先将其灭活，从而达到防治白内障的目的。

临床应用：片剂，饭后舌下含化，每次 1 片，每天 3 次，用于治疗各种白内障。

（二）防治糖尿病性白内障药物

1.醛糖还原酶抑制剂

（1）Sorbinil：①主要作用，Sorbinil 是较强的醛糖和还原酶抑制剂。动物试验证明，每天口服 200～400 mg，可抑制晶状体醛糖还原酶的全部活性，改善晶状体纤维细胞内的高渗状况，防治晶状体蛋白聚合物增加。②临床应用，1％滴眼液每次 2～3 滴，每天 3～4 次。用于糖尿病性白内障。

（2）Pyrazinoylguanidine(PZG)：①主要作用，PZG 也是属于醛糖还原酶抑制剂类，但与以往的此类药不同，是目前新的抗高血糖和抗高血脂药物。动物试验表明，每天口服 2 次，每次 35 mg/kg，连用 24 周，发现 PZG 不仅明显降低血糖、血脂和甘油三酯水平，而且能阻止 STZ-糖尿病性白内障的发展。国内已证明 PZG 能够降低高血压、高胰岛素糖尿病患者血清中的血糖、胰岛素和甘油三酯的含量，到目前为止，尚未证明 PZG 能否抑制糖尿病性白内障。②临床应用，用于治疗高血压或高胰岛素糖尿病患者的剂量，每次 300 或 600 mg，连续 3 周。

（3）Sulindac：①主要作用，Sulindac 是一种非激素类抗炎药，已发现它对醛糖还原酶具有很强的抑制作用，它能使老年糖尿病性白内障患者的视力上升。②临床应用，1％ Sulindac 滴眼液（将 Sulindac 溶解在 pH 8.0 的 0.05 mol/L 磷酸缓冲液中），每天 4 次，每次 1～2 滴。

2.抗氧化类药物

（1）卡他灵（Catalin，我国生产的称白内停）。①主要作用：本品是以"醌体学说"为基础的化学合成药物。因醌型物质能与晶状体中羟基发生反应形成不溶性复合物，而导致晶状体浑浊。

本品对羟基的亲和力比醌型物质更强,可以制止醌型物质对晶状体溶性蛋白的氧化变性作用,值得注意。1991年10月7日由卫生健康委员会医疗卫生国际交流中心主办的白内障学术讨论会上对卡他灵的药效质疑时,日本金泽医科大眼科佐佐木一教授和德意志波思大学实验眼科 Otto Hockwin 教授在会上分别指出:卡他灵仅对糖尿病性白内障有效。②临床应用:滴眼剂(0.7～1.0 mg/15 mL):每次1～2滴,每天5～6次,适用于糖尿病性白内障。注意:此溶液不稳定,宜新鲜配制。

(2)法可林或法可立辛。①主要作用:本品已溶于水,水溶液稳定。它是以醌类学说为基础而合成的另一药物。易透过晶状体囊膜而进入晶状体,组织醌体对晶状体可溶性蛋白的氧化、变形和浑浊化作用;能抑制醛糖还原酶活性,阻止糖尿病性白内障发生。②临床应用:主要用于治疗糖尿病性、老年性、外伤性白内障等。滴眼剂(含片剂):0.75～1.00 mg/15 mL,每天滴眼3～5次,每次1～2滴。

3.糖基化抑制剂

糖基化抑制剂又称阿司匹林,别名乙酰水杨酸,是一种抗感染药物,用它治疗风湿性关节炎和糖尿病患者中发现长期服用阿司匹林达8年的患者,白内障发生率明显低于同样条件的未服药患者。

(1)主要作用:动物试验证明,阿司匹林借助乙酰化作用能保护晶状体蛋白拮抗氰酸盐诱发的晶状体浑浊,拮抗因其他因素(葡萄糖、半乳糖、氨基葡萄等)所致晶状体蛋白的聚合作用,降低晶状体蛋白基化作用等。在英国、美国、德国和印度认为阿司匹林有拮抗白内障作用,但也有人持反对意见。

(2)临床应用:每天服1次,剂量为325～500 mg。

八、并发症的治疗

糖尿病性视网膜病变的治疗可采用以下几种方法。

(一)控制血糖

血糖控制情况与糖尿病的进展和视力预后有很大关系。如血糖长期控制不良,则不仅糖尿病增多,而且发展为增生型者也会增多。

(二)光凝治疗

糖尿病不同时期光凝治疗的目的不同,其方法也不同。

1.黄斑水肿的光凝治疗

当黄斑毛细血管渗漏加重,黄斑水肿明显,甚至产生囊样水肿,视力持续下降,可采用氩激光作局部格栅光凝,可防止视力下降。

2.增生期的光凝治疗

当视网膜积血和棉絮状斑增多,广泛微血管异常,毛细血管无灌注区加多,则提示有产生新生毛细血管进入增生期的危险,可做散在或全视网膜光凝。如果视网膜和/或视盘已有新生血管积血则应立即做全视网膜光凝,以防止新生血管积血和视力进一步下降。

3.冷冻治疗

对视网膜进行冷冻,在赤道部前后四个象限分别作冷冻点,在每个象限用视网膜冷冻头冷冻5～7点,同样可使虹膜和视网膜新生血管消退。

4.其他治疗

(1)导升明,可减低毛细血管的通透性和基膜增厚,从而减少视网膜毛细血管荧光素渗漏,并可降低血黏度,减少红细胞和血小板聚集及其释放反应。抑制血管病变和血栓形成,故而使视网膜积血、渗出和为血管瘤减少。口服剂量视病情而定。

(2)活血素,可改善脑血流量,降低毛细血管通透性,降低血黏度,抑制血小板和红细胞聚集,抑制血栓形成。从而减少视网膜血管病变,减少渗出和改善视网膜缺血状态。剂量每次 2～4 mL,每天 2 次,饭前服用。或口服片剂,每次 1/2～2 片,每天 2 次,饭前服用。可连续服用3个月,可服用1～2 年。其他药物如口服阿司匹林,肌内注射普罗碘胺等促进积血吸收。

（樊洪涛）

第三节　后发性白内障

白内障囊外摘除或晶状体外伤后,残留的皮质和脱落在晶状体后囊上的上皮细胞增生,在瞳孔区形成半透明的膜称为后发性白内障。由于抽吸术、囊外术及超声乳化术的日益推广,后发性白内障也较为常见。

一、病因病机

白内障术后残留的晶状体上皮细胞的增殖、迁移、纤维化生是形成后发障的主要原因。可能增殖的细胞是立方形前部上皮细胞和赤道弓部具有丝分裂活性的细胞。晶状体囊残留的晶状体上皮细胞在囊袋内表面增生以及从前部晶状体囊切开口边缘向人工晶状体(IOL)视区前表面扩展。参与后发障的病理变化有:巨噬细胞介导的异物反应,众多巨噬细胞融合形成异物巨细胞;晶状体上皮细胞参与的创伤愈合反应;晶状体上皮细胞在赤道部转化为扁豆状纤维,形成 Soemmoring 环;后囊部晶状体上皮延伸,形成纤维原细胞样或者形成 Elschnig 珠样。

二、临床表现

(一)症状
白内障术后视力模糊,视物不清。

(二)体征
白内障手术摘除后或外伤性的白内障部分皮质吸收后,在瞳孔区残留晶体皮质火星城纤维机化膜的特殊形态。残存囊下上皮细胞增殖,形成特殊形空泡样 Elschnig 珠样小体,使后囊膜浑浊,为后发性白内障。机化膜组织若与虹膜广泛粘连,使瞳孔偏位或闭锁易引发继发性青光眼。晶状体周边残存皮质较多,前囊膜粘连,包裹皮质而变浑浊,形成周边浑浊,中央透明的环,称为梅氏晶体突或 Soemmoring 环形白内障,还有囊膜纤维和混合型等。

三、诊断要点

(1)有明确的晶体外伤或者见于白内障手术。
(2)眼检镜透照时瞳孔区较大范围后囊膜浑浊影响眼底检查。

（3）裂隙灯下，可见后囊膜残存的上皮细胞增殖形成的 Elschnig 珠以及机化膜相似膜组织和由于残存皮质引起的 Soemmring 环形白内障，如位于前囊膜切口处边缘与后囊膜粘连处的环形隆起，前方深。

（4）有时可有虹膜后粘连。

（5）不透明膜多位于虹膜后瞳孔区，因残存物的多少和性质的不同，其质地差别大，厚薄不一。轻者细若薄纱，成半透明状，对视力影响轻微，重者色白，质地较硬，严重影响视力。

（6）眼部损伤严重或伴有炎症反应后形成。

四、实验室和其他辅助检查

（一）视力检查

1.利用国际标准视力表和对数视力表

应分别检查双眼远近视力，以大致估计白内障所致视力损伤程度。对视力低下者，应另行光感、光定位、色觉检查，在暗室内遮盖健眼，患者站在 5 m 外，置一蜡烛光源，让患者辨别出蜡烛是否存在，已确定是否有光感，尔后，从不同的角度测定其光定位能力，最后以红、绿玻片置于眼前，确定辨色能力，是否正常，双点光源分辨试验，即辨别眼前相距很近的两个点光源的能力，对于判定视网膜功能亦有很重要意义。对于轻度或中等度的白内障，准确的视野检查，必要实行 Amsler 屏检查，以确定是否有中心暗点或视物变形对于提示可能同时存在的青光眼或其他眼底疾病是有意义的。

2.潜在视力仪检查

潜在视力仪检查是一种测定后发性白内障潜在视力的方法，潜在视力必须安装在裂隙灯上进行。该方法属于心理物理学检查方法，其结果有患者主观成分，有试验表明，对于中等程度的白内障，激光干涉条纹检查和潜在视力仪检查，对于预测术后视力的准确性为100％。

（二）视觉电生理检查

1.视网膜电图

视网膜电图对于评价黄斑部视网膜功能有重要的价值，致密浑浊的晶状体由于对光的吸收和散射作用而影响检查效果，闪光 ERG 可用于低视力眼的检查、视网膜脱离，特别是视网膜遗传性疾病的 ERG 检查具有肯定的临床意义。研究表明，后发性白内障患者，闪光 ERG 反应相当于弱光刺激正常眼。

2.视诱发电位

视诱发电位是判断视功能的重要指标，其中闪光 VEP 反映视路传导和皮质功能，当后发性白内障黄斑部病变和视神经损害时，其振幅均可降低。

五、鉴别诊断

（一）外伤性白内障

有明显的外伤史或眼部局部伤。眼的机械性损伤（挫伤、穿孔伤）、化学伤、电击伤和辐射均可引起晶体浑浊，统称外伤性白内障。

1.挫伤性白内障

挫伤后，虹膜瞳孔缘色素印在晶体表面，相应部位的晶体囊下出现环形浑浊，损伤前囊下晶体上皮时可引起局限性花斑样浑浊，可静止不再发展或向纵深发展。可能合并有晶体半脱位或脱位。

2.穿孔性外伤性白内障

眼球穿孔同时伴有晶体囊破裂,房水进入囊内,晶体纤维肿胀,变性、导致浑浊。微小的囊破裂可自行闭合,浑浊局限在破口处。但多数破裂过多者晶体纤维肿胀,皮质进入前房和房角,引起继发性青光眼,需要及时手术。

3.辐射性白内障

辐射性白内障是由红外线、X射线、γ射线、快中子辐射等引起。主要表现在后囊下皮质盘状及楔形浑浊,边界清楚,渐渐发展到全部皮质。前囊下有空泡或点状浑浊,若有上皮细胞增生可形成致密的膜。

4.电击性白内障

发生于雷击、触电后,致白内障的电压多为500~3 000 V。雷击白内障多为双侧性,触电白内障多为单侧性,与触电部位同侧。浑浊位于囊下皮质,逐渐发展为完全浑浊。常伴有电弧光黄斑灼伤,中心视力较差。

(二)低钙性白内障

(1)视力下降。

(2)晶状体浑浊为无数白点或红色、绿色、蓝色微粒结晶分布于产前后皮质,可呈现辐射状或条纹状,浑浊区与晶状体囊之间有一透明边界,严重者可迅速形成晶状体全浑浊。婴幼儿常有绕核型白内障。

(三)老年性白内障

一般起于40岁以后,可双眼同时发病,也可双眼先后发病。老年性白内障的临床表现除了晶体浑浊外,对视力的影响随浑浊部位及程度而不同。老年性白内障患者常在早期自觉眼前有固定不动的黑点,并常出现单眼复视或多视现象,由于浑浊的部位不同,视力障碍出现的时间亦有不同,随浑浊的进展,视力障碍逐渐加重,最后可降低至指数以下,或仅有光感。

(四)并发性白内障

典型的浑浊最早发生在晶体囊膜下。由眼前节炎症形成的虹膜后粘连附近可出现局限性的晶体前囊下浑浊;由眼后节炎症或营养障碍可出现后囊下浑浊。囊膜下出现灰黄色颗粒浑浊,逐渐加深并向四周扩展,形成如同玫瑰花形状,其间有许多红、蓝、绿彩色点状结晶,囊下也有空泡形成或钙化,病程较长,早期影响视力。

(五)代谢性白内障

(1)发生于老年者与老年性白内障相似,只是发病率较高,发生较早,进展较快,容易成熟,此型多见。

(2)真性糖尿病性白内障多发生于严重的青少年糖尿病患者。多为双眼发病,发展迅速,甚至可于数天、数周或数月内发展为晶状体完全浑浊。开始时在前后囊下出现典型的白点状或雪片状浑浊,迅速扩展为完全性白内障。常伴有屈光变化,血糖升高时,血液内无机盐含量减少,渗透压降低,房水渗入晶状体内,使之变凸形成近视;血糖降低时,晶状体内水分渗出,晶状体变扁平形成远视。

(六)青光眼

目前对于原发性开角型青光眼的诊断必须具备眼压升高以及由于眼压升高所造成的视盘损害和视野缺损,而且房角开放。眼压升高、视神经功能障碍引起。如闭角性青光眼发作前常有生气、劳累等诱因,引起眼压急骤升高,出现虹视、眼痛、头痛、恶心、呕吐、视力下降、眼充血和流泪等症状。

六、并发症

(一)青光眼

早期往往无任何自觉症状,当病症发展到一定程度时,偶有轻微的眼胀,头痛或视物不清,中心视力不受影响,而视野逐渐缩小。中晚期因视野狭窄而有行动不便,定位不准等症状,尤以夜间为甚。有些晚期病例有虹膜和视物模糊不清。最后视力完全丧失。

(二)黄斑囊样水肿

中心视力缓慢减退,可有相对或难解难分对中心暗点,眼底可见黄斑区水肿呈蜂窝状或囊样外观,甚至形成裂孔。

七、治疗方法

(一)药物治疗

1.仙诺林特或仙诺灵

仙诺林特或仙诺灵是一种复合制剂,主要成分为牛眼晶体中提取的晶体蛋白素与抗坏血酸、核黄素和碘化钾符合制成。舌下含服 1 片,3 次/天,用于治疗各种白内障。

2.苄吲酸-赖氨酸

苄吲酸-赖氨酸能保护晶状体和血清蛋白免受热力和紫外线、酸或碱作用所引起的变性。它清除自由基的能力弱,但可以保护晶状体蛋白拮抗自由基损伤,在临床上用于治疗白内障患者,能明显改善视力,甚至可逆转浑浊透明。口服 500 mg,3 次/天;滴眼 0.1%。

3.肝素

肝素可以抑制成纤维细胞的生长,减少人眼晶体囊外摘除术后眼内组织表面纤维蛋白的沉积和后囊细胞的生长,从而阻止后发性白内障形成,提高视力。用 5% 肝素滴眼剂,术后每天 3 次,连续用 4 个月。

4.曲尼司特(利喘贝)

本品是由日本 KI-SSOI 药品株式会社研发的一种抗过敏药物,在日本广泛用它治疗过敏性结膜炎。据日本东京(医科大学及日本名古屋皇家眼科医院)对白内障囊外手术植入人工晶体的患者,进行双盲实验证实有防治后发性白内障的作用,其主要作用机制为本品可以减少晶状体上皮细胞化生时 FGF-β 生成和释放,防止胶原合成而防治后发性白内障。在治疗中用 0.5% 曲尼司特滴眼剂,术后每天滴 4 次,连续用 3 个月,无不良反应。

5.免疫毒素

进行了临床试验在白内障外摘除患者中,用 50 单位免疫毒素灌洗囊袋连续观察 24 个月,可有效抑制后发性白内障的发生。

(二)手术治疗

在膜性的白内障切开或剪除的同时,可实行人工晶状体植入术。适应证为瞳孔由膜性白内障遮盖,视力收到明显影响,而基本视功能正常者。

1.Nd：YAG 激光治疗后发性白内障

使用美国科以人公司的 EPIC 型 Nd：YAG 激光机,术眼散瞳至 6 mm,表面麻醉后置

Abraham 接触镜,Nd:YAG 激光以单脉冲击射。

(1)十字形切开法:在视轴区中央行十字形切开,孔直径为 4 mm。

(2)环形切开法:以视轴中心为圆心。半径为 1.52 mm,环形切开,但保留 5～7 点后囊膜不切开,完成后中央后囊膜略下沉并向后翻转。平均单脉冲能量(2.8±0.48)mJ,平均脉冲总数(27±15.1),平均总能量(50.5±15.8)mJ。术后常规滴抗生素、激素眼液和 0.5%噻吗洛尔眼液。共5～7 d,术后 1 周、1 个月、3 个月复查。

2.儿童后发性白内障合并人工晶状体固定性瞳孔夹持的手术治疗

常规消毒铺巾后,做颞侧透明角膜切口或上方巩膜隧道切口,前房注入足量的黏弹剂后,先用冲洗针头分离虹膜与 IOL 粘连。对虹膜后粘连严重难以分离者可将黏弹剂注入虹膜后用囊膜剪剪开粘连处。分离粘连后如发现囊袋内有再生皮质将再生皮质吸除,游离虹膜与晶体后囊间的空间,以便 IOL 复位。由于后囊膜的严重浑浊增殖,用破囊针刺穿后囊膜一个小孔后向后注入黏弹剂,囊膜剪剪开浑浊的后囊膜,直径不超过光学面 4～5 mm。此时如有玻璃体脱出则进行前段玻璃体切割术。对伴有瞳孔膜闭者将其行虹膜周边切除后从周切口注入黏弹剂后将瞳孔区机化膜剪除或将瞳孔缘部分虹膜环形切除以进行瞳孔成形术;在完成虹膜与晶体囊粘连分离后,将 IOL 光学部复位。此时瞳孔如不规则者,可用尼龙线将瞳孔缘缝合 1 针。术毕透明角膜切口一般不需缝合,巩膜隧道切口因患儿巩膜硬度低可缝合 1 针。

3.经睫状体平坦部切口行晶状体后囊膜切开术治疗后发性白内障

常规麻醉,于距上角巩膜缘 4 mm 处作以角巩膜缘为基底的球结膜瓣,充分止血后于此处作垂直于角巩膜缘的巩膜穿透切口 1 mm,向上弯曲切囊针尖,垂直穿过切口伸入人工晶体后方的瞳孔区由 6 点处向 12 点处撕破光轴处的晶状体后囊膜,根据需要可缝合巩膜切口一针,如有软性残存皮质可以同时吸出,如遇较致密的机化膜可以用切囊针在瞳孔区后囊膜钩 2～3 个孔,扩大巩膜切口,用囊膜剪剪除机化膜,切口缝合 2 针。术毕给予地塞米松 2.5 mg＋庆大霉素 2 万单位,涂典必殊眼膏单眼包扎。

(樊洪涛)

第四节　并发性白内障

并发性白内障是由于眼部的炎症或退行性病变,使晶状体发生营养或代谢障碍而变浑浊。多为囊膜下浑浊,呈玫瑰花瓣状、网状、点状、条状或弥漫性,常有水疱及水裂,后皮质有彩虹样光泽。常见于葡萄膜炎、视网膜色素变性、视网膜脱离、晚期青光眼、眼内肿瘤、眼压过低、高度近视等。

一、病因

由于其他眼病引起的白内障称为并发性白内障,或全身性疾病如糖尿病、甲状旁腺机能不适所引发的双眼性白内障,都是引发并发性白内障的原因。

(一)炎症
严重角膜炎、视网膜脉络膜炎、葡萄膜炎等。

(二)肿瘤

眼内肿瘤。

(三)变性

视网膜色素变形、视网膜血管变形、高度近视等。

(四)眼压变化

绝对期青光眼、眼压过低、视网膜脱离。

二、临床表现

患者常在原有眼病所造成视力减退的基础上,视力进一步减退。晶状体的浑浊表现为白色或黄白色,分布不均匀,常可分为两类:一类是并发于眼前部炎症,在炎症引起的虹膜后粘连附近出现局限性晶体囊下浑浊。另一类是眼后段炎症、积血、退行性病变致长期循环障碍与营养不良,而晶状体后囊下颗粒状黄色浑浊,浑浊向晶状体中心及四周发展,后囊下皮质出现放射性带状浑浊,行如梅花,分布不均匀,边界不清,呈蜂窝样。浑浊继续扩展,先向前皮质蔓延,再扩展至全皮质,继之水分吸收,囊膜变厚,整个晶状体收缩,以晶状体钙化。由高度近视并发者多为核性浑浊,而青光眼并发者多由前皮质及核开始浑浊。眼内肿瘤的毒性产物可导致晶状体迅速浑浊。并发性白内障一般发生在原来眼病的后期,其发展与原发病眼病病情的发展成正比。

三、诊断要点

(1)视力下降。

(2)晶状体后囊锅底状浑浊,后囊下皮质菊花状浑浊及较多的空泡变性,晶体全浑浊。

(3)超声波检查排除晶状体后组织异常。

(4)晶体不均匀浑浊,形态多样,均为囊下浑浊。

(5)由原发眼病史,晶体浑浊出现于原发眼病之后,其浑浊程度与原发眼病的轻重成正比关系。

四、实验室和其他辅助检查

(一)视野检查

对于轻度或中度白内障患者,准确的视野检查可以确定有无中心暗点或视物变形,对青光眼和其他同时存在的眼底病诊断具有非常重要的意义。

(二)视觉电生理检查

视网膜电流图(ERG)对于评价黄斑部视网膜功能具有重要价值。闪光 ERG(FERG)可用于低视力眼的检查。闪光 VEP(FVEP)反映视路传导和视皮质功能,黄斑部病变和视神经损害时,其振幅均降低。FVEP 是屈光间质浑浊时检查视功能的理想方法。临床上可将两种检查结合起来预测术后视力。

(三)晶状体核硬度分级

主要是根据裂隙灯检查结果,根据其核颜色进行判断之后分为五级,来确定其属于哪种类型的白内障,以及选择适合超声乳化手术的核硬度的白内障,并确保手术顺利。这五级分别是:一级(软核),透明或灰白色;二级(软核),灰或灰黄色;三级(中等硬度核),黄色或浅棕黄色,是超声乳化最主要的适应证;四级(硬核),深黄或琥珀色;五级(极硬核),棕褐色或黑色,不宜做超声乳化手术。

五、鉴别诊断

(一)糖尿病性白内障
有血糖升高病史或伴相关糖尿病性眼底改变。

(二)中毒性白内障
常见有三硝基甲苯、二硝基酚、萘、氯丙嗪等,可通过病史及晶状体浑浊形态相鉴别。

六、并发症

继发性青光眼是变性的晶体蛋白从晶体囊膜漏出后,在前房角激惹巨噬细胞反应,这些巨噬细胞可以阻塞小梁网,导致眼内压升高。

七、治疗

(1)治疗原发病:虹膜睫状体炎引起的并发性白内障,用阿托品类药物散瞳,如阿托品不能扩大瞳孔时,可加用1%可卡因和0.1%肾上腺等量混合液0.3 mL,在粘连附近的结膜下注射,即所谓强力扩瞳。另外,使用皮质激素(地塞米松、氢化可的松等)、非激素性消炎剂(水杨酸钠保泰松、吲哚美辛、阿司匹林等)、抗生素、免疫抑制剂(环磷酰胺、荷包牡丹碱)或免疫增强剂(左旋咪唑)等药物有效控制炎症。

(2)严重影响视力者,在眼部炎症稳定3个月后手术治疗。手术疗法有经后房晶体前囊开窗术,视网膜脱离并发白内障的三联手术,穿透性角膜移植、白内障摘除及人工晶体植入联合术等手术式式。

(3)白内障术后,继续控制原发病,术后激素用量大且时间长。

(4)根据情况决定是否植入人工晶体。

(5)视力预后与原发病的种类及程度密切相关。

八、并发症治疗

(1)针对各眼原发眼病及全身病进行治疗。

(2)抗青光眼治疗:①药物以全身用药为主,辅以局部用药。②药物治疗和病因治疗均无法控制眼压者,考虑白内障摘除术,根据不同情况选择不同术式。

(樊洪涛)

第五节　外伤性白内障

外伤性白内障指眼部受锐器刺伤或钝器及伤,或头部遭受剧烈震击,以及辐射、电击等损伤所引起的晶状体的浑浊。临床上除晶状体发生浑浊外,常同时发生眼部或其他组织器官的损伤。晶状体遭受伤害后发生浑浊的时间长短不等,预后的好坏多与损伤程度有关。外伤性白内障患者多见于儿童、青壮年男性和战士。

一、发病机制

外伤致晶状体囊膜破裂，房水进入晶状体内，使其纤维浑浊、肿胀；或因机械性外力损伤睫状体和脉络膜，使晶状体代谢发生障碍而致其浑浊；辐射、电击又可对晶状体及眼内组织产生热、电等作用而变浑浊。晶体受伤特别是穿孔伤之后，房水由囊膜的破口进入晶体，晶体内水溶性蛋白，特别是 γ-晶体蛋白大量丢失，谷胱甘肽显著减少，DNA 合成以及细胞分裂减慢。晶体在受伤部位浑浊之后，很快水化，形成液泡、水肿。浑浊很快波及晶体的周边部，最后导致整个晶体的浑浊。

二、临床表现

钝器伤致晶状体浑浊者，可见虹膜瞳缘色素即附于晶状体表面，成断续之环状，相应部晶状体囊下出现环形浑浊，或挫伤之外力通过房水传导直接作用于晶状体引致浑浊。锐器伤致晶状体浑浊者，可见眼球壁穿孔，或皮质碎片堵塞房角，可能继发青光眼。辐射或电击致晶状体浑浊者，浑浊常开始于后囊、后囊下皮质，或前后囊及其下皮质均受累。无论何种致伤原因，患者均视力下降，下降程度视外伤情况而不同。

(一)钝挫伤白内障

可因拳击或是球类和其他物体撞击眼球所致。挫伤性白内障有不同的临床表现，主要分为以下 5 类。

1.Vossius 环状浑浊

在晶体表面有环状浑浊，并有 1 mm 宽的色素，这些浑浊和色素斑可在数天后逐渐消失，但也可长期存在。

2.玫瑰花样白内障

由于晶体受到打击后，其纤维和缝的结构被破坏，液体向缝间和板层间移动，形成放射状浑浊，如玫瑰花样。此型白内障可在伤后数小时或数周内发生，部分患者的浑浊可以吸收；另外一些患者受伤后数年才发生，多为永久性的。30 岁以下的患者，晶体浑浊可保持多年不变，直至50 岁以后浑浊加重，视力逐渐减退。

3.点状白内障

许多细小浑浊点位于上皮下，一般在受伤后经过一段时间才出现，很少进展，对视力影响不大。

4.绕核性白内障

因晶体囊膜完整性受到影响，渗透性改变，引起浅层皮质浑浊。

5.全白内障

眼部受到较严重的挫伤能使晶体囊膜破裂，房水进入皮质内，晶体可在短时间内完全浑浊，经过一段时间后，皮质可以吸收。

眼受挫伤后除了外伤性白内障，还可同时伴有前房积血，前房角后退，晶状体脱位或移位，眼压升高以及眼底改变，加重视力障碍。

(二)穿通伤引起的白内障

成人的穿通伤白内障多见于车工和钳工，有铁异物穿进眼球；儿童的穿通伤性白内障多见于刀剪和玩具刺伤。白内障可为局限的浑浊，也可静止不再发展，但多数是晶体囊膜破裂后，房水进入皮质引起晶体很快浑浊,可同时伴发虹膜睫状体炎,继发性青光眼及眼内感染。

(三)爆炸伤引起的白内障

矿工因采矿时的爆炸、儿童眼部的爆竹伤,均可造成类似于穿通伤性白内障,一般情况下眼组织的损害均较严重。

外伤性白内障的发生与伤害的程度有关。如果瞳孔区晶体受伤,视力减退很快发生;位于虹膜后的晶体外伤,发生视力下降的时间就较慢;囊膜广泛破坏,除视力障碍以外,还伴有眼前节明显炎症或继发性青光眼。在检查外伤性白内障患者时,必须高度注意有无眼内异物。有时巩膜的伤口不易发现而造成误诊。

(四)晶体铁锈沉着症

铁是最常见的眼内异物,在晶体内的异物可形成局限性白内障。如果铁异物很小,可在晶体内存在多年而无明显的反应。铁在眼内能氧化,并逐渐在眼内扩散,形成眼球铁锈沉着症。包括角膜、虹膜、晶状体、视网膜的铁锈沉着,最终导致失明。眼球的铁锈沉着与眼内异物的大小和位置有关,较大的和眼后部铁异物容易向眼后节游移。

初期晶体前囊下有细小棕黄色小点,后期在前囊下有棕色的铁锈斑,初期必须扩大瞳孔后始可查见。晚期晶体纤维变性,逐渐发展为全白内障。最终晶体卷缩,或者由于悬韧带变性造成晶体脱位。铁锈沉着症之所以有白内障发生,是由于晶体上皮细胞吸收铁后变性,新的纤维生长受阻。此时即便摘除白内障,视力也不能很快恢复。

(五)晶体铜质沉着症

若含铜量多于85%,对眼组织有很明显的损害。纯铜可以引起眼的化脓性改变。在晶体内的铜异物造成的白内障,在前房内可引起虹膜睫状体炎,在后极部可对视神经、视网膜和脉络膜造成损害。铜离子沉着在眼内各组织即为铜锈症,沉积在角膜后弹力层可有蓝绿色的环(Kayser-Fleisher 环)。虹膜变淡绿色,玻璃体内有多色彩小体,视网膜有绿色素。晶体因铜沉积而发生葵花样白内障,在瞳孔区有彩虹样改变,晶体表面如天鹅绒样,晶体后囊如绿鲨草。葵花样白内障对视力的影响不很严重。如果发现晶体内有铜异物,必须尽快取出。因为即便有组织将异物包绕,也会引起眼组织的坏死,造成失明,这是与晶体内铁异物不同之处。

三、诊断要点

(1)眼部受锐器、钝器挫伤史,或头部曾遭剧烈震击史。
(2)同时伴有头面部外伤,或无明显外伤。
(3)晶状体在受伤当时或潜伏期后发生浑浊。

四、实验室和其他辅助检查

(一)了解病史
了解受伤的情况,检查并记录损伤物的性质、大小、受伤时间及地点。
(二)就诊时的远视力、近视力、矫正视力检查
视力检查主要以测远视力为准,采用小数视力记录法。为了检查方便,可将视力表的 0.1 及 0.3 的 E 字剪下,做成硬纸板卡,检查者可随身携带。
1.检查方法
检查应用此二卡,在足够明亮处被检查者与视力卡相距 5 m,遮盖一眼看 0.3 卡,E 字方向任

意调换,若有一眼能看到 0.3,即不属视力残疾人。若被检查者不能分辨 0.3 卡,则用针孔镜矫正再看;若仍不能分辨 0.3 卡,则改用 0.1 卡;若好眼通过矫正能看到 0.1 卡,则属二级低视力。若被检查者好眼通过矫正在 5 m 距离看不到 0.1,则嘱被检查者向前移动,每向视力表移动 1 m,则由 0.1 减去 0.02,即患者视力为 0.08,如被检者向视力表移动 2 m,则视力为 0.06(0.1−0.02×2),属一级低视力。移动 3 m 为 0.04,为二级盲。依此类推。

2.近视力检查法

常用的有标准近视力表或 Jaeger 近视力表。在充足的照明下,距眼睛 30 cm,分别查双眼,例如 J1 或标准近视力表 1.0。如患者有屈光不正,可以让其自行改变距离,例如 J1(20 cm),把改变的距离一并记录即可。

3.矫正视力

一般而言矫正视力是指戴眼镜后的视力,检查方法见远视力检查法。

(三)裂隙灯检查

1.检查目的

检查角膜、结膜及巩膜是否有伤口。

2.检查方法

裂隙灯活体显微镜,简称裂隙灯,是由光源投射系统和光学放大系统组成,为眼科常用的光学仪器。它是以集中光源照亮检查部位,便与黑暗的周围部呈现强烈的对比,再和双目显微放大镜相互配合,不仅能使表浅的病变观察得十分清楚,并且可以利用细隙光带,通过眼球各部的透明组织,形成一系列“光学切面”,使屈光间质的不同层次、甚至深部组织的微小病变也清楚地显示出来。在双目显微镜的放大下,目标有立体感,增加了检查的精确性。因此,裂隙灯检查在眼科临床工作中占有重要的地位。

检查在暗室进行。首先调整患者的坐位,让患者的下颌搁在托架上,前额与托架上面的横档紧贴,调节下颌托架的高低,使睑裂和显微镜相一致。双眼要自然睁开,向前平视。光源投射方向一般与显微镜观察方向呈 30°~50°,光线越窄,切面越细,层次越分明。反之,光线越宽,局部照明度虽然增强了,但层次反而不及细隙光带清楚。为了使目标清晰,检查时通常都是将投射光的焦点和显微镜的焦点同时集中在需要检查的部位上,在作特别检查时(如侧照法、后照法等),则两者间的关系必须另行调整。如需检查晶状体周边部、玻璃体或眼底时,应事先将瞳孔充分放大,光源与显微镜的角度应降至 30°以下,显微镜随焦点自前向后移动,被检查的部位可从角膜一直到达眼底。但在检查后部玻璃体、视网膜以及眼底周边部时,如果加用前置镜或三面镜,光线射入角应减少至 5°~13°或更小。

(四)眼眶 X 线摄片、无骨摄片或 CT 检查

对怀疑有异物者,应该做此项检查,以了解异物与晶状体的关系。

(五)眼部 B 超

了解由于外伤导致晶状体后囊破裂,晶状体皮质碎片脱向玻璃体腔,以及磁性异物及非磁性异物与晶状体的关系。

(六)眼压检查

眼压检查是必要的检查。

1.检查目的

如晶状体囊膜破裂,晶状体皮质落入前房阻塞房角,使之房水引流发生障碍,导致眼压增高。

如挫伤眼内睫状体,房角受损也会眼压发生变化,从而发生继发性青光眼。

2.检查方法

检查方法包括指测法、眼压记测量法等。

(1)指测法:让被检者向下看,检者用两手示指在上睑上部外面交替轻压眼球,检查双眼,以便对比两眼的眼压,眼压高者触之较硬,眼压低者触之柔软,也可和正常的眼压相比较。此法可大概估计眼压的高低,所得结果可记录为正常、较高、很高、稍低或很低。

(2)眼压计测量法:修兹(压陷式)眼压计测量法,为常用的测量法,测量前应先向被检者做适当的说明,取得被检者的合作,然后让被检者仰卧,两眼滴 0.5%丁卡因溶液 2～3 次面部麻醉。

测量前应校正眼压计(把眼压计竖立在小圆试板上,指针指向零度时方为准确),用 75%的乙醇消毒眼压计足板,等乙醇干后即可使用。

检查时被检者两眼自然睁开,向天花板或某一固定目标点(常用被检者自己的手指)直视,勿转动,检者用左手指轻轻分开上、下眼睑并固定在上、下眶缘,切勿压迫眼球,右手持眼压计的把手,将眼压计垂直下放,将足板轻轻放在角膜正中央(使眼压计自身重量完全压在角膜上,但注意切不可施加任何其他压力),迅速记录眼压计指针所指刻度,将此刻度对照眼压计换算表,查出眼压值。此种眼压计一般有三种不同重量的砝码 5.5 g、7.5 g 及 10 g。通常先用 5.5 g 检查,如指针刻度小于 3,则应加重砝码重测,一般先后测 5.5 g 及 10 g 两个砝码,以便相互核对及校正眼压。

测完后滴抗生素眼药水,拭净眼压计足板。

记录方法一般以眼压计的砝码为分子,指针所指之刻度为分母,即眼压计砝码/指针所指之刻度=眼压值,如 5.5/4.0=2.7 kPa(20.55 mmHg)。此种眼压计测得的正常眼压为 1.3～2.8 kPa(10～21 mmHg)。低于 1.3 kPa(10 mmHg)者为低眼压;超过 2.8 kPa(21 mmHg)时,经多次测量时仍高者,应作排除青光眼检查。

五、鉴别诊断

(一)发育性白内障
年龄不符或晶状体浑浊多呈点状、局限性、较小,不发展,影响视力。

(二)青光眼
目前对于原发性开角型青光眼的诊断必须具备眼压升高以及由于眼压升高所造成的视盘损害和视野缺损,而且房角开放。

(三)糖尿病性白内障
多双眼同时发病,进展极快,常几天即可成熟,伴随血糖升高,并有糖尿病“三多一少”等其他临床表现。

(四)药物及中毒性白内障
此类白内障诊断与药物接触史密切相关。

(五)肌强直性白内障
见于强直性肌萎缩患者,多见于 29～30 岁青少年,同时合并多种内分泌腺功能失调而出现的脱发、指甲变脆、过早停经、睾丸萎缩等现象,眼部除白内障外,还可侵犯眼内外各肌而出现上睑下垂、下睑外翻、瞳孔对光反射不良甚至眼球运动障碍等。

六、并发症

(一)继发性青光眼

变性的晶体蛋白从晶体囊膜漏出后,在前房角激惹巨噬细胞反应,这些巨噬细胞可以阻塞小梁网,导致眼内压升高。

(二)虹膜炎

外伤致病毒感染等因素可并发此病。

七、治疗方法

年龄在 30 岁以上炎症不明显,未继发青光眼,可以观察,有自行吸收之可能。如未能吸收仍影响视力者,先保守治疗,待炎症平复后 3 个月再行手术。继发青光眼者,如药物不能控制眼压,应立即手术。如患者年龄较大,考虑核硬化者,手术治疗时,切口应稍大,否则核不易摘出。钝挫伤所致晶体局限性浑浊,不影响视力者,暂不考虑手术。

外伤性白内障如虹膜炎症反应明显,应局部滴可的松和阿托品,并积极治疗眼底的损伤。如需手术治疗,应行白内障囊外摘除术。术后为矫正视力需佩戴接触镜,以获得双眼视觉。凡有条件者均应行人工晶体植入术,以便术后早期得到视力的矫正,特别是对儿童患者可防止弱视的发生。

外伤性白内障由于致伤原因复杂,引起晶状体浑浊的程度及范围也不同,治疗上应根据晶状体的具体情况,选择最佳的手术时机及手术方法,一般应注意以下几个问题。

(1)对眼球穿孔伤引起的晶状体囊膜大破口,由于房水进入晶状体内,使其很快膨胀,呈灰白色浑浊,有时晶状体皮质突入前房内,引起眼压升高或反应性的虹膜睫状体炎,这时应尽快施行白内障吸出术。

(2)对一些锐器扎伤(如铁丝),晶状体囊膜破口小,破口自行封闭后,仅出现局限性团块状浑浊,团块周围晶状体透明,对视力影响不大者,可行保守治疗,定期观察晶状体的变化,不急于行手术治疗。

(3)幼儿或儿童外伤性白内障,如晶状体囊膜破口较大,大量皮质流入前房,在没有眼压升高的情况下,可以让其自行吸收,不必行手术治疗。如晶状体皮质吸收后,残留机化膜,正好遮挡瞳孔区,影响患儿视力,则需做白内障截囊吸出术或用 YAG 激光治疗。

(4)40 岁以上的成年人或老年人外伤性白内障,由于其晶状体核心部硬化,不能吸收,需行晶状体囊外摘除术。

八、并发症治疗

(一)继发性青光眼

1.病因治疗

针对各眼原发眼病及全身病进行治疗。

2.抗青光眼治疗

(1)药物以全身用药为主,辅以局部用药。

(2)药物治疗和病因治疗均无法控制眼压者,考虑白内障摘除术,根据不同情况选择不同术式。

(二)虹膜炎

服水杨酸钠、碘剂钙剂等,必要时使用激素疗法,对顽固性病例激素治疗无效时,可用免疫抑制剂进行治疗亦可与激素合并应用。中药葛根汤、败毒汤亦有肯定疗效。

（王露兰）

第六节　药物性及中毒性白内障

沉淀应用或接触对晶状体有毒性作用的药物或化学品,可导致晶状体浑浊,称为药物性及中毒性白内障。常见的药物有糖皮质激素、氯丙嗪、缩瞳剂等,化学药品有三硝基甲苯、二硝基酚、萘和汞等。

一、病因病机

有文献报道,药物性白内障是由于长期使用激素类药物,或二异丙基氟磷酸缩瞳剂,引起晶状体后皮质区的浑浊性变化,如慢性青光眼长期应用缩瞳剂,慢性过敏性结膜炎长期点用可的松类药物等。引起晶状体浑浊的发病机制还有待进一步研究。

中毒性白内障指过量应用某些药物或蓄积中毒引起晶状体的浑浊性变化。常见中毒药物:二硝基酚、三硝基甲苯、铊等。中毒性白内障,除可以问出与毒性物质接触史以外,晶状体浑浊的形态也具一定特征,应用裂隙灯检查十分重要。一般在发病早期,晶状体周边部有大小不等的灰黄色小点聚集,多呈环状排列,可伸至晶状体成人核和前后皮质内,在晶状体中央部也可出现环状浑浊。此种白内障的发病率与工龄、年龄成正比,接触有毒物质时间越长,发病率也越高,脱离接触后,此种白内障可稳定在某一阶段或缓慢进展。中毒性白内障的特征是双眼受累,发生白内障的时间距药物中毒时间较长,可达数月至数年;组织病理学检查除晶状体本身空泡、液化、蛋白或结晶沉积外,还常见到睫状体、脉络膜和视网膜肿胀。

很多物质可以使实验动物发生白内障已经得到公认。在人类,长期接触有毒化学物质,或长期口服麦角碱、碳酸酐酶抑制剂、肾上腺皮质激素、局部长期点用可的松,均可引起中毒性白内障。局部或全身用药以及毒性物质诱发产生白内障,慢性肾功能不全及血液透析患者也可发生。临床已经有诸多报道,并引起人们的重视。与眼科临床有直接关联的中毒性白内障主要由以下几种药物引起。

(一)糖皮质激素

长期全身或局部应用大量糖皮质激素,可以产生后囊膜下浑浊,其形态与放射性白内障相似。最初在后囊膜下出现微细点状或条纹状浑浊,裂隙灯下检查可见点彩样反光,间有囊泡样改变,此时如不停药,浑浊将进一步扩大加重,最终形成典型的淡棕褐色盘状浑浊。白内障一旦形成,在大多数病例减量或停药均不能使其消退。白内障的发生与用药剂量和持续时间有关,用药剂量越大时间越长,白内障的发生率就越高。有报道指出大剂量服用泼尼松 $1 \sim 4$ 年,白内障发生概率可达 78%;而中等剂量服用 $1 \sim 4$ 年,其发生率为 11%。

(二)缩瞳剂

长期使用抗胆碱酯酶类缩瞳剂,特别是长效缩瞳剂如碘解磷定,可以引起前囊膜下产生维系囊泡,晚期可以引起后囊膜下和晶状体核的改变。使用碘解磷定超过 1 年,约 50％病例可以产生白内障,停药可以减缓或逆转白内障发展过程。短小缩瞳剂,比如阿司匹林也可以产生同样的结果。应用毛果芸香碱超过 2 个月的青光眼患者,约 10％会诱发产生不同程度的晶状体浑浊。

(三)氯丙嗪

长期给予氯丙嗪,可以在前囊和皮质浅层出现微细的白色点状浑浊,往往可以在瞳孔区形成典型的星形浑浊外观。

(四)三硝基甲苯(TNT)

TNT 中毒性白内障常见于铸药、粉碎、制片、包装、搬运等工种。工龄愈长发病率愈高。工龄在 1 年以内者很少见到晶体的改变。因病变起始于晶体周边部,且病变过程缓慢,所以在较长时间内中央视力不受影响,患者多系在体格检查时被检出。

TNT 中毒性白内障起始于双眼晶体周边部,检查时必须散大瞳孔,晶体的浑浊形态具有特征性。以直接检眼镜透照法或裂隙灯后部反光照明法检查,可见晶体周边部呈环形浑浊,环为多数尖向内,底向外的楔形浑浊融合而成。浑浊的环与晶体赤道部之间有一窄的透明区,视力不受影响。白内障进一步发展,除晶体周边部浑浊外,晶体中央部出现环形浑浊,位于晶体瞳孔区,环的大小近似瞳孔直径,轻的可见不完整的环,重者浑浊致密,呈花瓣状或盘状,视力可能减退。再发展,周边浑浊与中央部浑浊融合,视力明显减退。以裂隙灯直接焦点照明法观察,晶体浑浊为密集的大小不等的灰黄色小点聚集而成,周边部浑浊位于晶体前后成人核和前后皮质内,中央部浑浊位于前成人核和前皮质内。

(五)白消安

用于治疗骨髓性白血病的药物,服用后可以引起晶状体浑浊。

(六)Amiodarone

一种治疗心律失常的药物。患者使用中等剂量及大剂量时可在晶状体前囊膜下观察到皮质浑浊,发生率为 50％。

(七)金制剂

用于治疗类风湿关节炎的药物,约有 50％的患者用药超过 3 年后晶状体前囊膜下皮质出现浑浊。

(八)血液透析

慢性肾功能不全及血液透析患者其红细胞己糖激酶被抑制,此为晶状体代谢的重要物质,同时有钙代谢障碍;血液透析时血浆与房水间形成梯度,房水中尿素延迟排出肝素对于血钙浓度有影响。因上列原因发生双侧晶状体浑浊,先是后囊下彩虹反光样浑浊,前皮质可见水裂。白内障发生在血液透析 1 个月后,或可更早。

(九)金属氧化物

金属氧化物可沉着在晶状体,见于眼内异物、长期服药、职业接触。铁为囊下棕色斑点,铜、金及汞沉着于前皮质,铅沉着于后皮质,银沉着于前囊下。

其他制剂抑制有丝分裂的药物,如白消安,硝基化合物如二硝基酚、二硝基邻甲酚。此外尚有萘、丁卡因、铊制剂等也可以诱发,易引起白内障的全身用药有皮质类固醇、毛果芸香碱等。

二、临床表现

(一)症状

1.皮质类固醇性白内障

后极部分囊下皮质出现小点状浑浊,掺杂空泡和黄蓝等彩色结晶,停药后浑浊可以逐渐消失,如发现晚、长期用药,可以发展为完全性白内障。

2.缩瞳剂型白内障

浑浊位于前囊下、呈玫瑰花或者苔藓状、有彩色反光,一般不影响视力,停药后可以逐渐消失。有些病例发现过晚浑浊可以扩到后囊下及核,停药后浑浊不易消失,但可以停止进展。

3.氯丙嗪性白内障

瞳孔区晶状体前囊下出现浅棕色或灰白色小点状浑浊,重者呈盘状或花瓣状浑浊,并可以向皮部深部发展。

4.三硝基甲苯(TNT)性白内障

由多数尖向中心的楔形浑浊连接构成环形。环与晶状体赤道间有窄透明区。继而中心部出现小的环形浑浊,大小与瞳孔相当。重者浑浊致密,呈花瓣状或盘状或发展为完全浑浊。

(二)体征

光镜和电镜检查显示晶体纤维细胞变性。光镜下可见皮质浅层与深层的纤维细胞透明变性,深层纤维细胞之间可见深嗜伊红色类似血红蛋白的沉积物,核部纤维排列紊乱,也有透明变性。电镜下显示,皮质部纤维细胞的细胞膜模糊不清,断裂、消失,呈裂隙状及髓鞘样结构,核部纤维细胞结构也有破坏。

三、诊断

关于 TNT 中毒性白内障诊断分期,前苏联学者将其分为四期。他们认为 TNT 白内障的形成是证明 TNT 侵入的首先和唯一的症状。国内文献报道了相当多的分期标准。1989 年中华人民共和国卫生健康委员会颁布了由北京医科大学第三附属医院负责研制起草的《职业性三硝基甲苯白内障诊断标准及处理原则》作为中华人民共和国国家标准。标准内容如下。

(一)诊断原则

根据密切的职业接触史和以双眼晶体浑浊改变为主的临床表现,结合必要的动态观察,参考作业环境调查,综合分析,排除其他病因所引起的晶体损害后,方可诊断。

(二)诊断及分级标准

有下列一项表现者,列为观察对象。

(1)透照法检查,晶体周边部有环形或近成环形的点状暗影。

(2)裂隙灯显微镜检查,晶体周边部皮质内有散在的细点状浑浊。

一期白内障:透照法检查时,晶体周边部有环形暗影。但最大环宽不超过晶体半径的 1/3。环由多数楔形浑浊连接而成,楔底向周边,尖端指向中心,或作裂隙灯显微镜检查见晶体周边聚集有多数大小不等的灰黄色细点状浑浊,位于前后皮质和成人核内,皮质透明度降低。分布范围同前。

二期白内障:周边部环状浑浊范围超过晶体半径的 1/3,但不超过 2/3。部分病例可表现为晶体中央部出现相等于瞳孔直径大小的完全或不完全的环状浑浊,此浑浊位于前成人核或前皮质内。

三期白内障:晶体周边部浑浊超过晶体半径 2/3 以上,或中央部有致密点状或盘状浑浊,视功能(视力和视野)受到明显影响。

(三)诊断要点

(1)有用药或与化学药物的接触史。

(2)多为双侧发病。

(3)晶状体各具不同形态和部位的浑浊。

(4)视力障碍。

四、实验室和其他辅助检查

(1)必要时进行视网膜视力,视网膜电流图及视觉诱发电位检查。

(2)无法看清眼底者,需行眼部超声波检查,测量眼轴及排除眼内疾病。

(3)注意全身肝功能及造血系统的检查。

五、鉴别诊断

TNT 中毒性白内障虽具有特征的晶体浑浊形态,但对于青年眼科医师或非专门研究职业性眼病的眼科医师做出正确的诊断尚有困难。常见晶体周边部浑浊的有花冠状白内障、蓝色点状白内障及初起期老年性白内障。在确诊 TNT 中毒性白内障时,需与下面三种类型白内障相鉴别。

(一)花冠状白内障

花冠状白内障为一种较常见的先天性发育性白内障,在正常人群查体时常可见到。多在青春期后出现,常为双眼对称。浑浊位于晶体周边部深层,呈短棒状、柱状、仙人掌状、水滴状、圆点状等,所有浑浊组合成整齐的放射状形如花冠而得名。晶体中央部透明,不影响视力,临床上不做散瞳检查常被忽略。此种白内障为静止性。

(二)蓝色点状白内障

蓝色点状白内障也为较常见的先天性发育性白内障。一般多在 20 岁左右发现,细小的灰白色点状浑浊,略带蓝色,散在分布于晶体周边部深层皮质,不影响视力,散瞳后方可发现,亦不进展。

(三)老年性白内障

老年性白内障多见于 40 岁以上的老年人。晶体浑浊起始于三个部位:晶体周边部皮质、晶体核及后囊下皮质。这三种类型中,周边部皮质型最为普遍,TNT 中毒性白内障需与该型相鉴别。老年性白内障多起始于鼻下方周边部皮质,呈楔形,尖端指向晶体中心部。以后在上部及两侧也出现楔形浑浊,则组合成辐状浑浊。应该注意的是老年性白内障的楔形浑浊不是由金黄色的细点组合而成,有别于 TNT 中毒性白内障。

六、并发症

(一)TNT 中毒性白内障并发的眼部中毒症状

三硝基甲苯为国防工业和矿山建设常用的炸药,在生产使用过程中不仅可以发生接触性损伤,TNT 还可以通过皮肤、呼吸道和消化道吸收而引起中毒性病变。眼睑、结膜及角膜暴露于空气中,可以直接接触 TNT 粉;眼球内有丰富的血管,也可因 TNT 中毒发生病变。晶体为 TNT 中毒眼部组织最易发病的部位,眼部其他组织也可因 TNT 中毒发生病变。

1.眼睑

可发生 TNT 中毒性皮炎。眼睑皮肤出现红斑和丘疹,疹后屑。慢性者呈苔藓样改变,也可发生湿疹性皮炎。

2.结膜与巩膜

球结膜与巩膜的睑裂外露部分出现黄染。应与肝炎黄染及睑裂斑相鉴别。肝炎黄染表现为整个巩膜发黄。睑裂斑为睑裂部角膜缘附近球结膜肥厚并略带黄色,呈三角形,其基底面向角膜缘。

3.角膜

角膜缘可见明显的色素沉着,可能为 TNT 粉尘的慢性刺激所致。

4.视网膜与视神经

TNT 中毒可引起视网膜积血,视神经炎与球后视神经炎,导致视野缩窄及中心暗点。长期在 TNT 高浓度车间劳动,血内高铁血红蛋白增高,出现"青紫面容",这时整个眼底也呈暗紫红色,脱离 TNT 工作岗位后皮肤与眼底颜色均恢复正常。

(二)TNT 中毒性白内障并发症的全身症状

关于 TNT 白内障与 TNT 全身中毒尤其是中毒性肝损伤的关系,一直是人们力求探讨的问题。有些学者的调查认为两者之间有相关关系,但多数学者的调查结果持否定意见。文献报道,TNT 中毒晶体损害的发生率高于肝脏损害。其原因可能由于 TNT 中毒性白内障是一种特异性不可逆的改变,且病变进展,而肝脏代偿功能强大,肝脏的损伤具有可复性。加之传染性肝炎的干扰不易排除,这些可能是 TNT 中毒性白内障与 TNT 中毒性肝损伤诊断不一致的原因,所以难于推出两者之间的肯定关系。

七、治疗方法

(1)针对病因,注意合理用药及预防中毒,定期检查,早期发现后停止用药或中止接触,如早期发现,部分患者可逆转白内障的发展。

(2)白内障的药物治疗,包括防止晶体代谢异常与蛋白质变性的一类药物,如维生素 B_2、维生素 C 等,醛糖还原酶抑制剂与中医辨证用药。

(3)局部滴卡他灵、白可停(法可林)等治疗白内障药物。

(4)如患者因病情需要服用上述药物,则视情况而决定停药或逐渐减少用量,或用其他药物代替。服用糖皮质激素应除去安全剂量这一误区,因为这类白内障的发生虽然和用药剂量有关,但仍然有个体差异。患者一旦出现晶状体浑浊,应将激素减量或降到最小剂量,如有可能,改为隔天用药,因为晶状体浑浊很少发生于间断治疗方法中。

(5)判断患眼的视力下降是否与晶体浑浊的程度一致,若不一致,应行验光或查明其他影响视力的眼病。

(6)当白内障引起的视力下降已影响患者的生活,学习与工作时(一般术前矫正视力在 0.3 以下),而患者又要求提高视力时,可以手术摘除白内障或在摘除白内障的同时植入后房型人工晶体。

(7)单纯摘除白内障手术后,应及时戴合适的矫正眼镜。幼儿或儿童,双眼已摘除白内障者或独眼手术者应在出院时就戴合适的眼镜,不必等术后 3 个月才配镜。

(王露兰)

第七节　白内障囊内摘除术

随着显微眼科手术的发展,现代白内障囊内摘除术与传统的囊内摘除术相比有了很大不同,如在手术显微镜下,使用显微手术器械进行手术操作,现代缝合技术和缝合材料以及现代可控式冷冻技术的应用,良好的球后麻醉联合各种软化眼球的方法,术中使用药物控制瞳孔的大小以彻底清除前房内的玻璃体,使用黏弹性物质保护角膜内皮和其他眼内组织,玻璃体切割器对术中并发症的处理等。这些先进医疗器械的应用及手术技术的不断进步,使现代白内障囊内摘除术逐渐淘汰了传统白内障囊内摘除术。

一、手术适应证

白内障囊内摘除术只适用于极个别特殊情况。晶状体完全脱位于前房,可行白内障囊内摘除术;Ⅴ度核的晶状体完全脱位于玻璃体腔,可联合玻璃体切除注入重水后摘出晶状体。

二、手术操作

(一)开睑

为了减少术中玻璃体脱出的机会,应尽可能减少引起眼压升高的因素,可选用缝线开睑或拉开式开睑器开睑。球后麻醉后如眼球制动良好,可不布置上直肌固定缝线。

(二)结膜瓣

为了便于操作,可采用以穹隆部为基底的结膜瓣,沿角膜缘剪开结膜,切口范围为150°～180°,暴露角膜缘及3～4 mm宽的巩膜表面,并做巩膜表面烧灼止血。

(三)角膜缘切口

多采用上方角膜缘切口,由于需将整个晶状体摘出,角膜缘切口范围从10:00～2:00方位,最好采用三面形阶梯式切口。外切口做在角膜缘后1 mm的巩膜上,1/2巩膜厚度,向前分离至角膜缘前界透明角膜处,由此位置进入前房。用角膜剪或穿刺刀向两侧扩大切口,切开时剪刀必须与虹膜面平行,保证切口斜向进入前房,形成阶梯式切口,预置缝线可选择性使用。

若患眼术前已有玻璃体脱入前房,在切开前房后,将黏弹剂注入前房,保护角膜内皮,用玻璃体切割头对前房内的玻璃体进行只切割不注水的"干性"切除,如玻璃体前界膜完整,可注射黏弹剂将玻璃体疝复位。在完成前房玻璃体切除后扩大角膜缘切口至150°。

(四)娩出晶状体

娩出晶状体前应进一步检查切口是否足够大,瞳孔是否充分散大,眼压是否合适,必要时向前房内注射1:(10 000～50 000)肾上腺素灌注液,以减少娩出晶状体时出现并发症的可能。

(1)借助晶状体套圈娩出法:现代囊内摘除术多采用套圈法。向前房内和晶状体下方注射黏弹剂以保护角膜内皮和玻璃体前界膜,将晶状体套圈置于晶状体的后囊下面,托起晶状体从切口娩出。若玻璃体液化、晶状体已完全坠入玻璃体腔内,则只能采用后段玻璃体切割术,通过用眼内导光纤维及角膜接触镜,在直接观察晶状体位置的条件下,进行晶状体切割术或者晶状体超声粉碎术。

67

（2）冷冻摘出法：传统囊内摘除术采用冷冻法。助手提起角膜瓣暴露晶状体前表面，并用海绵拭子吸去晶状体表面水分，水分过多可影响冷冻向皮质扩散，导致提起冷冻头时撕破前囊。助手或术者将上方虹膜拉开，冷冻头进入前房，黏附于晶状体上方前表面，位于晶状体前囊上 1/3 与下 2/3 交界处，停顿数秒后冷冻头周围出现白色圆圈并结成冰球表示晶状体已被黏结牢固，向后上方提起冰球使之离开虹膜，轻轻摇动，使上方晶状体悬韧带离断，然后左右摇摆拉断两侧悬韧带，一旦悬韧带松解虹膜即塌陷至晶状体后，然后将晶状体完整摘出。冷冻时晶状体周围组织有向冷冻头趋附的可能，注意冷冻头不可接触晶状体以外的其他眼内组织，以免造成组织的严重损伤，如发生误粘，应立即用灌注液冲洗冷冻头解冻。冷冻源采用 CO_2 或液氮，冷冻设备可采用能调节制冷温度的冷冻摘除器，或采用便携式半导体冷冻器、干冰冷冻器、氟利昂白内障冷冻摘除器等。

（3）晶状体已完全坠入玻璃体腔内者，可用后段超声粉碎直接将晶状体摘除。对于 V 度核，建议联合玻璃体切除注入重水后浮起晶状体再予以摘出。术时先将脱位晶状体周围的玻璃体切除，在前房内注射黏弹剂保护角膜内皮，在晶状体和视网膜之间注入重水（过氟化碳），使晶状体浮起至瞳孔区，然后从角膜缘切口娩出晶状体，最后将玻璃体腔内的过氟化碳吸出。

（五）缩瞳、周边虹膜切除及清除前房内玻璃体

晶状体娩出后，收紧中央预置缝线，关闭切口。然后向前房注入眼内用毛果芸香碱或卡米可林缩瞳，如瞳孔不是正圆，可能前房内有玻璃体存在，可在相应部位做"干性"玻璃体切除，再做周边虹膜切除。

（六）关闭切口

用 10-0 尼龙线间断缝合切口 7～9 针或做连续缝合，最后拆除切口预置缝线。关闭结膜切口将结膜复位后，用电透热法将结膜切口固定。必要时也可用缝线固定结膜切口。

术毕结膜下常规注射抗生素及皮质激素，涂抗生素眼膏后包扎遮盖术眼。

三、手术操作要点

（一）切口位置选择

手术切口不能过于靠后，否则可能会出现大出血，并使睫状体暴露，或使虹膜受损伤。手术刀刺入前房时应与虹膜平行，以避免损伤虹膜。

（二）虹膜切除

虹膜切除的目的主要是预防发生瞳孔阻滞。多数情况下，小范围的基底部周边虹膜切除即可足够。充分散瞳之后可出现虹膜中心部位被黏着的现象，在进行虹膜切除时，应注意切除面积比预计的要大，甚至靠近瞳孔括约肌。所以，最好是在缩瞳后进行周边虹膜切除。如基底部虹膜切除过小，可能会出现只切除了虹膜基质层，而色素上皮却未能切除。这时，可使用楔形海绵将色素上皮穿透。为了避免在虹膜切除过程中损伤睫状体，切除位置不宜过于靠后，应在睫状体边缘前 0.5 mm 处施行虹膜切除。

四、ICCE 的并发症

（一）术中并发症

术中并发症包括晶状体囊膜破裂，玻璃体脱出，虹膜或角膜冻伤，切口错误，角膜后弹力层撕脱，虹膜根部离断，前房积血，瞳孔括约肌撕裂，玻璃体脱出，暴发性脉络膜出血等。

(二)术后并发症

术后并发症包括伤口裂开、脉络膜脱离、前房积血、继发性青光眼、黄斑囊样水肿、视网膜脱离、虹膜炎和瞳孔改变等。较常见的术后并发症有如下两种。

1.瞳孔阻滞性青光眼

瞳孔阻滞性青光眼治疗上首先使瞳孔散大,解除瞳孔阻滞。其次使用 Nd：YAG 激光做周边虹膜切除术和玻璃体前界膜切开术解除瞳孔阻滞。一旦切穿虹膜,前房即可恢复正常深度。激光治疗无效时可考虑行前段玻璃体切割术,解除玻璃体与虹膜的粘连。当房角已发生粘连,范围已超过两个象限时,必须做抗青光眼滤过性手术。在预防上,应减少术中对虹膜的刺激,以及术中做确切的周边虹膜切除术,有时甚至做 2 个周边虹膜切除口。

2.大泡性角膜炎

大泡性角膜炎治疗上可行穿透性角膜移植及联合前段玻璃体切割术。在预防上只有及早发现,及早处理前房内的玻璃体疝,才能防止大泡性角膜病变的发生。

(刘 娜)

第八节 白内障囊外摘除术

一、白内障囊外手术的基本条件

(一)显微镜

眼科的手术显微镜为双目显微镜,基本组成结构包括观察系统、照明系统、控制系统、支架系统和附属设备。

1.观察系统

观察系统包括目镜、变倍镜片组、物镜、助手镜以及分光器和镜身倾斜及旋转装置等。

2.照明系统

眼科手术显微镜的照明系统有 3 种方式。①倾斜光照明系统:光线与被照物体呈20°。②斜裂隙光照明:裂隙光线与被照物体呈35°。③同轴照明:光线与被照物体垂直。

3.控制系统

控制系统包括同轴旋转装置、X-Y 运动调节装置以及焦距及放大率控制装置。

4.支架系统

有通用式、电动升降式、固定式、便携式和平衡式等。

5.附属系统

附属系统包括示教镜、视频和摄影的连接、倒像镜等。

眼科手术显微镜的选择,理想的眼科手术显微镜(图 3-1)应具备以下条件。①良好的光学质量。②同轴光照明:同轴照明是形成红光反射的必要条件。③足够的景深:景深越大,获得清晰物象的深浅范围就越大。④无极变倍:术中可以随时根据需要更换放大倍率。⑤X-Y 轴调节准确灵敏。⑥主镜与助手镜同轴。

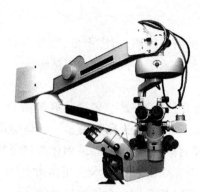

图 3-1 眼科手术显微镜

手术显微镜的调节,主要包括以下几个步骤。

(1)0 位调整:先按下 X-Y 轴 0 位按钮,使镜头恢复到中心起始位置,再将聚焦微调系统调节至 0 位,以获得最大的双向调整范围。

(2)目镜调整:根据术者及助手的屈光状态调整好目镜屈光度及瞳距。

(3)倍率调整:为达到精细聚焦,应在高倍率下清晰聚焦,然后切变到实际应用倍率。

(4)工作距离:是指物镜到焦点平面的距离。白内障手术的工作距离一般以 175 mm 为宜。

(5)观察角度调整:适当调整观察和照明角度,以获得最佳红光反射状态,对于白内障手术至关重要(图 3-2)。

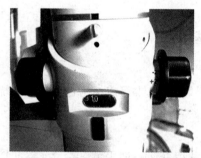

图 3-2 照明角度±2°角调节

(6)照明亮度的调整选择不影响手术操作的最低照明强度为佳。

(二)黏弹剂

黏弹剂是一种具有一定黏弹性、无毒、无抗原性的透明大分子胶体物质。在白内障手术中,起着维持前房、保护角膜内皮及润滑的作用。

1.黏弹剂必须具备的特点

(1)无任何颗粒和杂质,无热源及抗原性。

(2)为中性物质,具有等渗性。

(3)无色透明。

(4)具有适中的黏滞性、假可塑性和弹性。

(5)具有一定的亲水性、可稀释。

(6)对角膜内皮及其他眼内组织无任何毒性及损伤作用。

(7)理化性质稳定。

2.黏弹剂的物理特性

(1)黏滞性(假可塑性):是指黏弹剂随切割率增加而黏度下降的特性。理想的黏弹剂在静止时具有较高的黏度,高速切割时具有较低的黏度,当人工晶状体及其他手术器械从中划过时具有中等黏度。

(2)弹性:指黏弹剂伸展后回到正常形态的趋势。

(3)内聚性和弥散性:内聚性指分子之间因引力而聚集在一起,形成和保持一定形态的特性。分子量越大,内聚性越强,小分子量的黏弹剂表现为弥散性。

3.黏弹剂的分类

(1)透明质酸钠:透明质酸广泛存在于动物的各种组织,如皮肤、脐带、玻璃体、软骨等组织中,其钠盐是葡萄糖醛酸钠和乙酰胺基己糖的聚合物,具有极好的假可塑性。

(2)硫酸软骨素:属于黏多糖物质,它不像透明质酸钠那样具有很好的假可塑性和内聚性,市面上的 Viscoat 是含硫酸软骨素的混合型黏弹剂,其中含透明质酸钠和硫酸软骨素分别为 3.0% 和 4.0%。

(3)甲基纤维素:是一种与葡萄糖有关的大分子聚合物,化学性质稳定,其假可塑性较差,在手术剪切率范围内主要表现为黏性。

4.黏弹剂在白内障手术中的作用

(1)充填前房和晶状体囊袋,使前房有足够的操作空间。

(2)保护角膜内皮。

(3)润滑作用:有助于人工晶状体的植入。

(4)分离及推压组织:有助于分离及推压粘连的组织,有"软器械"之称。

(5)止血作用:手术中发生小的前房积血时,黏弹剂可起到止血作用。

(6)产生清晰的光学界面。

(三)显微手术器械

白内障囊外摘除联合人工晶状体植入术所需器械主要有以下几种。

(1)显微有齿镊:可有效夹持结膜及角巩膜组织并可结扎线结(图 3-3)。

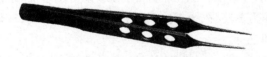

图 3-3 显微有齿镊

(2)Vannas 剪:有直、弯两种,在白内障术中用于剪开结膜、剪除囊膜和剪线。

(3)角膜剪:具有一定的弯曲度,剪尖呈钝头,以防损伤眼内组织。

(4)显微持针器:有直、弯头两种,术中缝合使用。

(5)3.2 mm 前房穿刺刀、巩膜隧道刀、15°侧切刀。

(6)囊膜剪头部纤细、坚韧锋利,适宜眼内操作,如剪除前囊膜、进入前房的玻璃体及剪开后囊膜。

(7)人工晶状体镊:其前部弯曲 30°～45°,对合面光滑、严密,人工晶状体镊能稳定夹持人工晶状体光学部和袢部。

（8）人工晶状体钩：用于旋转和调整人工晶状体在眼内的位置，还可用于分离眼前节粘连。有直、弯两种。此外，有些钩的前端呈T字形或Y字形状，用前端分叉处抵住上袢将其植入后房内，或调位。

（9）截囊针：可使用一次性注射器针头自行制作，方法：将针头斜面置于显微镊的平坦部，双手示指对压住针头斜面向反方向弯曲，使之成为长约0.5 mm、呈60°～90°倾斜的针尖，套在注射器上使用。

（10）撕囊镊：与晶状体镊相似，顶端向下弯曲以夹持晶状体前囊膜进行撕囊。

（11）注吸针头：通常使用弯曲、并列式注吸针头，注水管为侧管，吸水管上面开口（图3-4）。

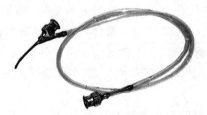

图3-4　注吸针头

二、经典现代白内障囊外摘除术

（一）麻醉与软化眼球

1.麻醉

根据患者情况选择合适的麻醉方式。

2.软化眼球

白内障术前软化眼球目的在于降低眶内压及眼内压使手术得以顺利进行避免术中玻璃体脱出等并发症发生。软化眼球方法包括高渗剂降压法和压迫降压法。

（1）高渗剂降压法：常用的高渗剂为20％甘露醇和50％甘油，前者于术前20 min通过静脉快速滴注，用量为1 g/kg体重，甘油制剂以1 g/kg体重剂量口服，两者降压作用相似。

（2）压迫降压法：其原理是压迫使滞留在眶内的血液特别是大静脉内的血液减少，降低眶内压，有利于麻醉剂弥散，使麻醉效果更加充分；同时房水排出量增加，眼内压降低，并且外力的作用使玻璃体的体积、后房压力下降，外力解除后，后房水可很快恢复，玻璃体的体积恢复很慢，使前房加深，有助于手术顺利进行。

压迫降压法包括指压法和球压法。①指压法：嘱患者闭合眼睑，以手指或鱼际、小鱼际压迫眼球，正对眼球向下加压。需要注意的是应间断加压，防止压力过高导致眼底血管阻塞，或由于压力过大造成的眼-心反射而危及生命。②球压法：包括橡皮球压迫法和Honan球形压迫器压迫法，将橡皮球压在眼睑皮肤上胶带松紧要适度，期间要定期放松。

（二）开睑与上直肌固定缝线

1.开睑

常使用简易的钢丝开睑器，避免了开睑器对眼球造成的压迫。对小睑裂者可行外眦切开，便于手术操作。

2.上直肌固定缝线

用闭合的有齿镊从12点处角膜缘沿球结膜向后伸入约6 mm，下压并垂直张开镊子，再合拢镊子,夹住上直肌肌止端后使眼球固定向下,在上直肌止点后约 3 mm 穿过缝线(进针时针尖勿穿透巩膜)。将缝线固定在布巾上,眼球保持在水平位置。注意缝线不要穿透肌肉或肌肉附着点,以免损伤肌肉血管造成出血,或造成附着点的损伤,术后会出现复视。

(三)手术切口

1.结膜瓣

结膜瓣有保护切口及减少感染机会的作用。白内障囊外摘除手术常做的结膜瓣有两种:以角膜缘为基底的结膜瓣和以穹隆部为基底的结膜瓣。

(1)角膜缘为基底的结膜瓣:距角膜缘5~6 mm 剪开上半周结膜及筋膜囊,用剪子钝性分离至角膜缘。这种结膜瓣的优点是切口覆盖好,切口愈合快,术后伤口极少渗漏。缺点是在术中影响对前房的观察,在缝合角巩膜切口时结膜下组织容易卷入前房。目前较少应用。

(2)穹隆部为基底的结膜瓣(图3-5):用镊子夹起10点处角膜缘后的结膜及眼球筋膜用剪尖做一小切口,通过小切口钝性分离球结膜及筋膜,然后沿角膜缘剪开,尽量减少破坏结膜组织,重复该动作,直到切口够大。其优点是术野暴露充分,便于术中操作。缺点是对于结膜瘢痕化的患者易造成结膜退缩缝线暴露、上皮植入、眼内感染等。

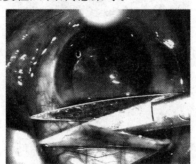

图 3-5 穹隆为基底的结膜瓣

2.止血

水浴下烧烙止血,不要过度烧灼巩膜组织,以防止焦痂或巩膜纤维瘢痕收缩。禁忌烧灼角膜缘,以避免对角膜缘干细胞的损伤或增加术后散光。

3.手术切口

白内障手术切口的类型有角膜切口、巩膜隧道切口及角巩膜缘切口。

(1)角膜切口:分为垂直切口、斜面切口以及两平面的切口。

垂直切口:切口平面与角膜平面垂直,操作简单,但易渗漏,现已淘汰。

斜面切口(图3-6):切口平面与角膜平面呈一定角度,切口不易发生渗漏。

两平面的切口(图3-7):临床常用的切口。先在周边角膜上做一深为1/3~1/2角膜厚度、宽约为1 mm的板层隧道,然后改变进刀方向,将刀尖对着前房方向斜刺进入前房。由于切口边缘对合整齐、密闭性良好,多用于不缝合的白内障囊外摘除术。

(2)巩膜隧道切口(图3-8):隧道外切口可以是直线形,弧形或反眉弓形,其顶点距角巩膜缘约2 mm,深约1/2巩膜厚度,以半月形隧道刀做巩膜隧道,长约4 mm,然后用穿刺刀穿刺入前房并扩大内切口,切口长度根据晶状体核的大小来决定。

图 3-6　斜面切口

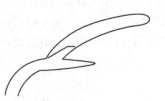

图 3-7　两平面切口

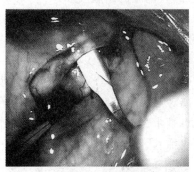

图 3-8　巩膜隧道切口

（3）角巩膜缘切口：沿角膜缘灰线稍后，平行切开巩膜板层，深达 1/2 厚度，范围为 10 点～2 点，斜面向下穿刺进入前房后，用穿刺刀扩大角巩膜切口，也可以截囊后，用角膜剪直接进入前房进行 10 点～2 点的角膜切开。

（四）前囊切开

前囊切开时前房注入黏弹剂以维持前房深度，前囊切开的方式包括开罐式截囊和连续环形撕囊。

1.开罐式截囊

沿瞳孔缘在前囊膜周边做 20～40 个表浅的小切口，顺时针或逆时针方向延伸，组成环形，环的直径约 6 mm，使每孔之间有小的囊膜连接，形成邮票孔状切口完成后，用针尖自 6 点处钩住前囊牵拉致 12 点处，前囊即可完全剥离（图 3-9）。如未剥离者可从 4 点或 8 点处分别向上牵拉囊膜。其优点是操作难度小；缺点是可影响悬韧带和晶状体囊周边部的完整性，对于晶状体核过大、过熟期白内障娩核时可能造成囊膜周边赤道部裂开。

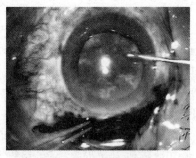

图 3-9　开罐式截囊

2.连续环形撕囊（continuous circular capsulorhexis，CCC）

CCC 的主要优点：①无残留前囊膜游离片。②无放射状撕裂口，囊袋的受力均匀，减小对悬韧带的张力。③操作良好的前囊口,囊膜连续,在进行较复杂的手术操作时,不会产生放射状撕裂。④保证人工晶状体囊袋内植入。⑤后囊破裂发生时,为睫状沟植入提供良好的支撑。

完成 CCC 的基本条件:①瞳孔充分散大。②有良好的红光反射。③正常的前房深度。④正常的囊膜结构。

CCC 可以用截囊针(图 3-10)撕囊镊(图 3-11)来完成。先在前囊做一放射状小切口,将针尖抵住向后反转的前囊片,逐渐向前延伸前囊片的根部,多次向前移动着力点,最后完成一个环形撕囊;或者用撕囊镊夹住前囊膜完成撕囊。理想的撕囊直径为 6.0～6.5 mm。CCC 制作的边缘整齐坚韧,有一定的抗撕扯力,不致引起囊膜破裂,但如果晶状体核大而硬,就不容易娩出。过度施加压力,易造成悬韧带断裂或玻璃体脱出。

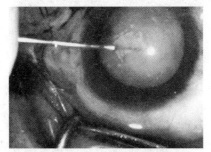

图 3-10　截囊针的连续环形撕囊

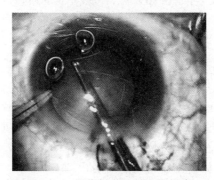

图 3-11　撕囊镊的连续环形撕囊

(五)游离晶状体核并脱入前房

用截囊针将晶状体核旋转,使晶状体核和周围皮质分开,再用晶状体钩或者截囊针将晶状体核的一侧从囊袋中旋转晶状体核,将整个核脱入前房(图 3-12)。

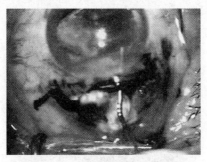

图 3-12　晶状体核脱入前房

(六)娩出晶状体核

晶状体核脱入前房后,在核的前方和后方注入黏弹剂,以保护角膜内皮及后囊膜。用圈套器伸入晶状体核后方,托住晶状体核,同时轻压切口后唇,将晶状体核娩出(图 3-13)。

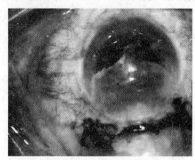

图 3-13　圈套器娩核

(七)清除皮质

娩核后,恢复虹膜,10/0 尼龙线间断缝合切口 2~3 针,使前房密闭,维持一定深度。

清除皮质的注吸器可选用 Simcoe 手动注吸器或自动注吸器。

1.手动注吸

Simcoe 注吸器一端连接于 5 mL 注吸器,另一端连接平衡盐液。右手持注吸器针头进入前房,灌注液进入前房维持其深度,左手持注射器,针头对准皮质,拇指缓慢拔出针芯,将皮质吸入注吸器,抽吸量依皮质量的多少来调整力量的大小。

注吸皮质时应注意以下事项。

(1)首先要维持前房的深度。

(2)先清除瞳孔中央松软的皮质,后清除周边皮质。

(3)注吸针头针孔向上放在前囊下方,轻轻吸住周边皮质,将皮质拉向瞳孔中央并加大抽吸力量,皮质可顺利吸出。注吸 12 点方位的皮质时比较困难,可从切口两端将注吸针头伸到 12 点方位的虹膜后方,增加灌注,将注吸孔吸住皮质轻轻拉向中央,加大注吸力量将皮质吸出;也可以在植入人工晶状体时旋转晶状体使皮质松动后再吸出。

(4)后囊抛光:后囊上残留少量皮质,可进行抛光。可用钝针头轻轻摩擦后囊,或借助黏弹剂推挤、松动残留皮质,并吸出皮质碎屑。

2.自动注吸

其原理与手动注吸相似,优点是节约手术时间,单手操作即可完成注吸。在瞳孔小时,另一只手可以协助,拉开虹膜便于注吸(图 3-14)。

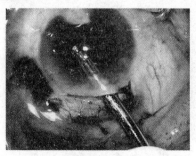

图 3-14　自动注吸吸除前房残余皮质

(八)清除前房及囊袋中的残余黏弹剂

用注吸头伸入前房,轻压晶状体,彻底清除前房及晶状体后的黏弹剂。

(九)闭合手术切口

关闭手术切口是重要的手术步骤之一。切口关闭不良可造成切口渗漏,引起浅前房、上皮植入、继发性感染等并发症。如伤口对合不齐、错位、重叠、间断缝线结扎过紧或过松、缝合张力不均、缝线太浅均可引起散光。

缝合方法包括间断缝合、连续缝合和两种方法结合。

1.间断缝合

缝针深度在 2/3 的切口深度,伤口内缘对合整齐,每针跨度不超过 0.5 mm,以增强张力,缝线间距约 1 mm。结扎缝线第 1 扣绕两下,第 2 和第 3 扣各绕一下。线结拉入伤口内剪除之。一般在白内障囊外摘除术时,缝合 5～7 针即可。结扎缝线松紧要适度,眼内压过低易造成缝线过紧,缝线过紧时角膜后弹力层出现条纹,放松缝线即可消失。眼内压过低,可在前房内注入平衡液,以维持正常眼内压。

2.间断"8"字形缝合

常规白内障囊外摘除人工晶状体植入手术后,可在切口间断缝合 3 针,然后在两侧各做一个"8"字缝线。

3.连续缝合

白内障囊外摘除术使用连续缝合不如使用间断缝合方便,线结埋藏在切口内。覆盖结膜瓣,缝合结膜瓣一针或使用电凝器烧灼。

三、非超声乳化不缝合白内障囊外摘除术

现代白内障囊外摘除人工晶状体植入术的发展之一是小切口白内障摘除术和无缝线白内障摘除术。其优点是手术方法简单,自闭式切口,术后反应小,伤口愈合快,术后散光相对较小,减少术中的暴发性脉络膜出血的发生率。其手术步骤主要是以下几步。

(1)结膜切开:做以穹隆部为基底的结膜瓣,向后钝性分离,其大小由晶状体核的大小决定。

(2)电凝止血后,角膜缘后 1 mm 做一字形巩膜板层切开,深达 1/2～2/3 巩膜厚度,以晶状体核的软硬程度决定手术切口的长度,一般长约 8 mm(图 3-15)。

(3)向角膜方向潜行分离巩膜瓣,形成角巩膜隧道切口,穿刺刀穿刺进入前房(图 3-16)。

(4)前房内注入黏弹剂(图 3-17)。

(5)开罐式截囊或环形撕囊(图 3-18)。

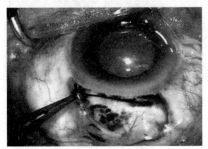

图 3-15 巩膜切口

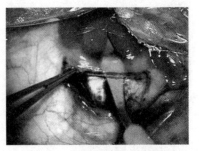

图 3-16 穿刺刀穿刺入前房

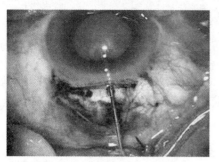

图 3-17　前房内注入黏弹剂

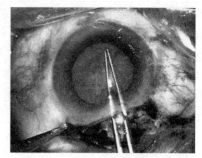

图 3-18　环形撕囊

（6）水分离或水分层是将晶状体分为皮质、表层核和硬核，使之易于自晶状体囊内娩出。其方法用 27 号钝针头安装在注射器上，将针头准确地在前囊下和皮质下缓慢注入平衡盐液，使硬核与皮质分离，好的水分离可以在核周围见到金色光环，也可在水分离的过程中轻轻压迫晶状体核，使平衡液缓慢流经皮质间隙。

（7）扩大角巩膜隧道切口：注意内切口应大于外切口 0.5～1.0 mm，利于核的娩出（图 3-19）。

（8）游离晶状体核：用晶状体钩进入前房挑起一侧晶状体核，旋转使其脱位到前房（图 3-20）。

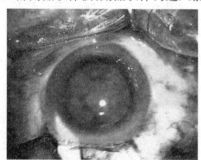

图 3-19　扩大角巩膜隧道切口

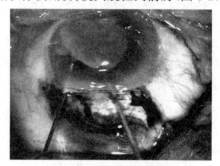

图 3-20　游离晶状体核

（9）娩核：用张开的显微镊放在 12 点方位切口处，伸入切口内 2 mm 左右的晶状体核后方轻压切口后唇，一边压一边向后退，同时用晶状体钩拨弄晶状体核边缘，娩出晶状体核（图 3-21）。

（10）注吸晶状体皮质（图 3-22）。

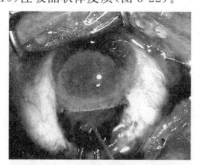

图 3-21　娩出晶状体核

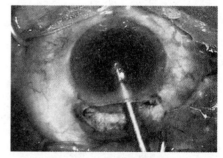

图 3-22　注吸晶状体皮质

（11）植入后房型人工晶状体并调位（图 3-23）。

（12）注吸前房内残留黏弹剂。

（13）检查切口自闭程度，自隧道切口两侧注入平衡盐液，升高眼内压，切口自动闭合。

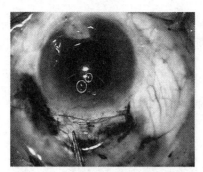

图 3-23　植入后房型人工晶状体

（14）使球结膜瓣恢复原位遮盖角巩膜切口，无须缝合手术切口。

（15）结膜下注射庆大霉素 2 万单位和地塞米松 2.5 mg，或结膜囊涂妥布霉素地塞米松眼膏。

四、非超声乳化手法碎核小切口白内障摘除术

为进一步减少手术源性散光，提高患者远期视力及视觉质量，可采用手法碎核小切口白内障手术。其手术步骤主要为以下几步。

（1）巩膜隧道切口（图 3-24）：沿角膜缘 11～1 点剪开球结膜，12 点处角膜缘后 2 mm 巩膜面做标记，沿标记点做弦长为 4～5 mm 长巩膜半层切开，呈反眉状，层间分离至透明角膜缘内 1.0～1.5 mm，1/2 角膜厚度呈活瓣状，大于外切口。

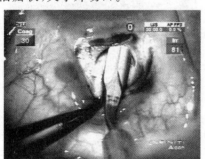

图 3-24　巩膜隧道切口

（2）于 9 点角膜缘处做 1 mm 侧切口，前房内注入黏弹剂，截囊或连续环形撕囊，直径为 6.0～6.5 mm，用前房穿刺刀在上方主切口穿刺入前房（图 3-25）并将隧道内口向两侧扩大至约 7 mm。

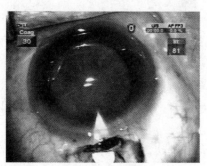

图 3-25　穿刺入前房

（3）水分离、拨核（图 3-26）：充分进行水分离并将核浮起，用前端弯曲的冲洗针头自 6 点处前囊膜下钩住晶状体核赤道部顺时针旋转，将核旋拨至前房。

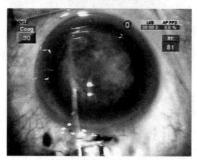

图 3-26　水分离、拨核

（4）手法切核（图 3-27）：于晶状体核后方及表面注入黏弹剂，右手将晶状体核垫板伸入核与皮质之间，左手持切核刀或夹核器沿晶状体表面缓慢推进，直达核下方赤道部，两手相对缓慢用力直至核被切为两块或三块为止。

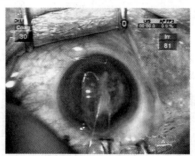

图 3-27　手法切核

（5）娩核（图 3-28）：用椭圆形注水圈套器将分开的核娩出。

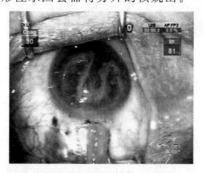

图 3-28　娩核

（6）吸除皮质：使用手动或自动灌注抽吸器吸除皮质，于前房及囊袋内注入黏弹剂。

（7）人工晶状体植入：后囊抛光后，将人工晶状体植入囊袋内或睫状沟内，并旋转人工晶状体至水平位。

（8）吸除前房内黏弹剂，向角膜侧切口及主切口角膜基质层间注水，使前房水密，眼压恢复正常。如有角巩膜缘伤口渗漏，则应缝合。

（9）结膜复位，上方结膜下注入庆大霉素及地塞米松混合液，覆盖巩膜切口。

五、白内障囊外摘除术的术中并发症及处理

(一)球后出血

常因球后麻醉时针头刺破眶内血管,突然出现眼球上浮,眼睑逐渐绷紧应迅速退针,用纱布压迫眼球,延迟手术,一般球后出血在 1 周左右可以吸收。

(二)手术切口不理想

(1)过于靠近角膜的手术切口:不利于晶状体核的娩出,切口愈合延迟,散光大。

(2)过于靠近巩膜的手术切口:切口断端易出血,房角损伤,虹膜易脱出。

(3)手术切口不整齐:容易导致术后切口渗漏,或因切口缝线张力不均匀导致散光。

(三)角膜后弹力层脱离

后弹力层脱离多见于患者年龄较大、手术器械反复进出前房及植入人工晶状体所致。局限性的小范围后弹力层脱离不需要处理,大而广泛的后弹力层脱离可向前房注入消毒空气泡或黏弹剂,使后弹力层复位。如脱离范围超过角膜面积的一半,可在前房内注入黏弹剂,用 10/0 尼龙线行后弹力层复位缝合术。如导致严重的角膜水肿、大泡性角膜病变,需行穿透性角膜移植术或角膜内皮移植术。

(四)前房积血

白内障术中及术后都可能发生出血,其原因有:术中伤口渗血至前房;术中误伤虹膜血管;全身有出血倾向或眼部有其他疾病(如糖尿病、血液系统疾病、虹膜表面新生血管等);近期使用抗凝剂。术中前房积血应仔细寻找原因,向前房注入黏弹剂压迫止血。术后前房积血患者取半卧位、服用止血药物,按前房积血常规处理。如出血不吸收、角膜血染并继发青光眼者,可行前房冲洗术。

(五)虹膜损伤

用角膜剪扩大角巩膜手术切口或娩核时易造成虹膜根部离断,小的无须处理,大的应复位脱离的虹膜。

(六)前囊撕裂

无论是开罐式截囊还是环形撕囊,均可发生前囊线性裂开,严重者可放射至悬韧带及后囊,使之损伤。这时可用囊膜剪行前囊切开以改变囊膜裂开的方向。若在娩核时,晶状体核大于前囊切开口时,也可发生前囊撕裂,故娩核前应将前囊切口扩展至晶状体核的赤道部。虹膜后面的晶状体囊破裂不易发现,此时人工晶状体植入囊袋内比较困难,在一些可疑病例中,最好采取睫状沟植入。如果有大的前囊片游离,应去除人工晶状体光学区残存的前囊,如在人工晶状体后方存留较大的前囊片,术后易发生囊膜皱缩,可引起视力下降或眩光。

(七)悬韧带离断

1.发生原因和预防

术中晶状体悬韧带断裂并非罕见,多见于晶状体悬韧带本身脆弱、剥脱综合征的患者,也可由术中不当操作所致。常见原因主要有以下两种。

(1)截囊时过度牵拉晶状体,导致局部悬韧带离断,如果晶状体过度移动应高度警惕发生悬韧带断裂的可能。

(2)前囊切开范围较晶状体核小,娩核时可发生囊撕裂或悬韧带断裂。植入人工晶状体时,人工晶状体后袢过度下移光学部超过 3~9 点水平线可导致悬韧带离断。

2.处理

悬韧带断裂小于1/4象限,可将人工晶状体植入囊袋内;悬韧带断裂在1/4与1/2象限之间,建议先植入囊袋张力环,再将人工晶状体植入囊袋内;悬韧带断裂超过1/2象限者,可根据情况行人工晶状体睫状沟缝合固定或二期植入后房型人工晶状体。

(八)后囊破裂

后囊破裂是白内障囊外摘除术最常遇见的并发症之一,手术中最重要的是及时发现后囊破裂,及时处理,以免发生核坠入玻璃体腔等严重并发症。

1.发生原因

(1)前囊切开直径小、晶状体核过大、角巩膜切口小、娩核时用力不当及过熟期白内障囊膜脆弱,可使前囊线性裂开并发后囊破裂。

(2)注吸残余皮质及后囊抛光时,注吸针头误将后囊吸住,可发生后囊破裂。

(3)人工晶状体植入时晶状体袢将后囊划破。

2.处理

(1)小而规则的后囊破裂:玻璃体前界膜完整者,可将适量黏弹剂注入囊袋内向后推移玻璃体,将人工晶状体植入囊袋内。此时,应充分评估手术风险,人工晶状体袢的位置应避开后囊破孔的方向,与破孔的方向垂直。

(2)较大的后囊破裂:前囊膜足以支撑人工晶状体者,可行睫状沟植入人工晶状体。

(3)前囊和后囊均破裂:不能支撑人工晶状体者,如果玻璃体前界膜完整,应清除全部皮质。如玻璃体脱出,先行前部玻璃体切除,选择前房型人工晶状体植入或睫状沟缝合固定后房型人工晶状体。当瞳孔小时,后囊破裂的边界不清,又有玻璃体脱出,应行前部玻璃体切割并清除虹膜后方的残余皮质。可植入前房型人工晶状体或二期植入人工晶状体。

(九)晶状体核碎块坠入玻璃体腔

术中如果后囊裂口较大,晶状体核可从裂口坠入玻璃体腔内,术后可导致角膜水肿、青光眼、葡萄膜炎、眼内炎等,视力严重下降。处理:晶状体核块很小时,眼内炎症反应轻微者可暂时观察,同时应用激素及降眼压药物。若残留核块或皮质>1/4晶状体体积,眼内炎症反应重或导致视网膜裂孔、脱离等应立即或争取在2周内行玻璃体切割手术,此时一般不宜植入前房型人工晶状体,必要时二期植入后房型人工晶状体。

(十)玻璃体脱出

玻璃体脱出与麻醉效果不好、眼压控制不佳、睑裂小术野暴露不充分手术操作不熟练、角膜切口过小、娩核过程压力大、高度近视玻璃体液化等有关。术中及早发现玻璃体脱出很重要,要注意早期体征,应警惕切口剪开后的虹膜脱出、伤口裂开前房消失、晶状体-虹膜隔前移等情况。对已经脱出的玻璃体应完成晶状体核的娩出娩核后发现玻璃体脱出者可剪除玻璃体或行前部玻璃体切割术。

(十一)暴发性脉络膜上腔出血

1.发生率

文献报道暴发性脉络膜上腔出血的发生率在传统白内障囊外摘除术中为0.05%～0.40%,在超声乳化白内障吸除术中为0.03%～0.06%。

2.发病机制

目前脉络膜上腔出血的发病机制尚不明确,其发生与眼部和全身诸多因素有关。其发病机制的假说包括:①眼内压骤降导致睫状后长或后短动脉破裂。②眼内压过低导致脉络膜血管渗漏和扩张,从而使睫状后动脉破裂。

与脉络膜上腔出血相关的危险因素包括:①全身因素。患者高龄或合并动脉硬化、高血压病、出血性疾病、糖尿病等全身疾病。②局部因素:患者合并青光眼、高度近视、眼内炎症、术眼有近期手术史、无晶状体眼、对侧眼曾发生脉络膜上腔出血等。③手术因素:术中眼压骤降、晶状体后囊膜破裂,或患者屏气咳嗽等。

3.诊断

典型的驱逐性脉络膜上腔出血并不难诊断,但部分患者早期症状不明显或仅表现出部分临床症状,术者应给予高度重视。Payne等对术中脉络膜上腔出血进行分类:①非驱逐性无眼内容物脱出。②部分驱逐性眼内容物脱出,但无视网膜脱出。③完全驱逐性视网膜脱出。此外,超声检查可为诊断和鉴别诊断提供依据。

4.治疗

(1)应急处理:对于驱逐性脉络膜上腔出血者,应迅速关闭手术切口,全身和眼部给予大剂量糖皮质激素以减轻眼内炎性反应,使用高渗剂和碳酸酐酶抑制剂降低眼压是应急处理的关键措施。传统白内障囊外摘除术中一旦发生脉络膜上腔出血,应立即用具有足够张力的缝线紧密缝合关闭手术切口。若上述保守治疗不能止血,可考虑行以止血为目的一期玻璃体视网膜手术,但预后多欠佳。对于局限性脉络膜上腔出血者,可将低黏性高分子量黏弹剂注入前房以继续完成手术。

(2)二期手术:文献报道,二期手术,如玻璃体视网膜手术,不仅可挽救部分患者的眼球,而且可使部分患者获得有用视力,明显提高了驱逐性脉络膜上腔出血的疗效。有学者认为,二期手术时间应选择在脉络膜上腔出血后 7~13 d,此时积血液化,术后炎性反应已减轻。目前常用的二期手术方式包括:①单纯巩膜切开引流术,可清除脉络膜上腔积血并恢复正常眼压。手术可请眼后段医师参与,以减少并发症的发生。②巩膜切开引流联合玻璃体视网膜手术,可恢复眼后段正常解剖结构。

5.预防

白内障吸除术中脉络膜上腔出血的预防,应强调以下方面。

(1)术前:全面的眼科和全身检查,警惕是否存在有关危险因素,术前避免使用水杨酸类及其他影响凝血功能的药物,适当使用镇静剂。

(2)术中:手术采用隧道切口,术中避免眼压大幅波动,谨慎操作,尽可能避免晶状体后囊膜破裂等并发症发生,正确识别脉络膜上腔出血的前兆,及时妥善处理。

(3)术后:适当抬高头位,避免静脉压大幅增高,如避免闭口鼻深呼气动作、用力咳嗽等。如果术后术眼突然出现剧烈疼痛,应及时检查,警惕驱逐性脉络膜上腔出血发生。

六、白内障囊外摘除术的术后并发症及处理

(一)角膜水肿

角膜水肿患者主诉视物模糊和异物感,因术中角膜内皮损伤所致。手术器械对内皮的机械性损伤、灌注液冲洗时速度过快、娩核时晶状体核与角膜内皮接触时间过长、人工晶状体与角膜内皮接触、手术操作粗糙动作过大均可造成角膜内皮细胞的损伤。术后炎症反应也可引起角膜水肿。轻度角膜水肿一般可自行恢复,无须需特殊治疗。对症处理包括局部应用润滑剂、高渗

液、角膜营养剂等。严重的患者应考虑角膜移植，包括穿透性角膜移植和角膜内皮移植术。

(二)虹膜睫状体炎

1.病因

术后虹膜炎症反应的原因有以下几种。

(1)术中对眼组织的机械性损伤，引起血-房水屏障的破坏。

(2)人工晶状体、黏弹剂或进入眼内的灌注液质量不合格，可引起炎症反应。

(3)残存晶状体皮质碎片引起的变态反应。

(4)前房异物存留，如棉纤维。

(5)早期前房型人工晶状体和虹膜固定型人工晶状体对虹膜和房角的损害，导致葡萄膜炎-青光眼-前房积血综合征。

(6)术前有虹膜炎病史，术后出现虹膜炎复发。

2.预防和治疗

(1)要求术者手术技巧娴熟，术中维持前房一定的深度，减少器械反复进出前房所造成的损伤。

(2)选择合适的人工晶状体。

(3)有纤维素样渗出及出现虹膜后粘连者，可适当延长使用激素和散瞳药的时间。

(4)彻底清除残余的晶状体皮质，避免发生晶状体过敏性虹膜炎。

(5)有虹膜睫状体炎病史者，应控制稳定半年后再行手术，术前应使用类固醇激素、非类固醇消炎药物点眼，术后继续使用并增加类固醇激素滴眼液，必要时需结膜下注射类固醇激素或口服糖皮质激素及非甾体抗炎药。

(三)前房积血

绝大多数来自切口，多发生在术后2～5 d，少量积血可自行吸收。如出血量多，并发角膜血染或青光眼，应行前房冲洗。

(四)虹膜脱出

通常是因眼球受碰撞、挤压或眼压增高所致，多在术后数天出现。切口闭合不好也可以出现，应及时进行手术将脱出的虹膜复位，如虹膜脱出时间超过6 h，虹膜表面已有纤维素样渗出，或虹膜表面已污染，应将脱出的虹膜剪除后行伤口修补术，局部使用抗生素、激素治疗。

(五)术后浅前房

如术后前房长期变浅或不恢复，可导致周边虹膜前粘连，出现继发性青光眼。其原因主要为以下两种。

1.术后切口渗漏

可能是由于玻璃体嵌顿于切口或切口对合不良所致。如怀疑切口渗漏，可通过Seidel实验证实：将荧光素滴在切口区，如有渗漏，荧光素将被流出的房水稀释成淡绿色，在裂隙灯下可见淡绿色液体流出。如无明显的切口裂开，予以加压包扎，如有切口裂开，应立即修补。

2.脉络膜脱离

主要表现为眼压低，前房浅，眼底可见脉络膜呈半球形隆起，表面光滑，呈深褐色，可有单个或多个病灶，多发于下方或颞侧，B超有助于诊断。其治疗方法包括睫状肌麻痹剂麻痹睫状肌，以减少葡萄膜组织的张力；使用高渗剂，利于脉络膜上腔液体吸收促进前房形成。必要时行巩膜纵行切开，放出脉络膜下液体，向前房内注入消毒空气，以恢复前房及眼压。

（六）上皮植入前房

上皮植入前房分 3 型：虹膜珍珠肿；虹膜囊肿；前房内上皮生长。

1.虹膜珍珠肿

虹膜珍珠肿为灰白色实性肿物，有时会呈现珍珠样反光。由于生长缓慢，可长时期内不引起任何症状。

2.虹膜囊肿

早期囊肿较小，可仅有瞳孔变形和虹膜轻度移位或隆起，位于虹膜后或者房角的，常难以发现。当囊肿继续生长，可引起持续的虹膜炎症反应，当囊肿占据整个前房时，可引起继发性青光眼，此时患者因严重的虹膜炎及高眼压可出现畏光流泪、眼胀眼痛视力减退等症状。

3.前房内上皮生长

患者突然出现畏光、流泪、眼痛等症状，用糖皮质激素治疗可缓解。

（1）眼部检查：早期发现不规则的后弹力层皱褶，典型病例可出现角膜后薄纱样膜，自切口向下延伸，病变部位角膜可发生水肿、浑浊，并有新生血管长入，如侵犯虹膜可出现虹膜移位和变形，当侵犯房角时可出现继发性青光眼。

（2）预防：严密的切口闭合，避免任何组织或异物在切口内嵌顿，手术操作规范，严防上皮植入前房。

（3）治疗：对于虹膜囊肿，一经确诊立即手术，术中力求完整摘除囊壁，对可能残留者尽量切除。对于前房内上皮生长，手术切除或刮除难以彻底，容易引起角膜功能失代偿，术后常需做角膜移植。

（七）瞳孔不圆或不可逆性瞳孔散大

1.瞳孔不圆

瞳孔不圆多见于：①术中没有完全恢复虹膜，虹膜根部与伤口部分粘连。②残余前囊膜较大，术后前囊膜收缩牵引瞳孔缘。③术中行后囊膜切开时截囊针带出少量玻璃体，术后由于玻璃体条索收缩牵引所致。④前房人工晶状体袢部在前房角处使虹膜卷曲，或后房型人工晶状体袢的袢部抵住虹膜后方，造成椭圆形瞳孔或不规则形瞳孔。

如不影响视力，可不予处理。若虹膜根部与房角粘连，引起眼压升高，则应及时治疗。

2.不可逆性瞳孔散大

不可逆性瞳孔散大指白内障术后数天内，瞳孔逐渐散大，直径为 6～8 mm，光反应消失，缩瞳剂不能缩小，一般不影响视力。可能与以下因素有关：①术后一过性高眼压，对于老年人即使非常轻微的眼内压升高也可导致瞳孔括约肌的损伤。②由于人工晶状体、黏弹剂或肾上腺素等眼内灌注液的毒性反应。③瞳孔括约肌由于机械、毒性、炎症或缺血造成的损伤。④球后麻醉导致睫状神经节的损伤。

处理措施：①人工晶状体位置正常者可试用缩瞳剂，如无效即停用，切不可长期使用，以免引起视网膜脱离。②可以使用美容性接触镜或佩戴墨镜，减少在光线刺激下引起的眩光。③对术后一过性高眼压患者应及时处理。④必要时行瞳孔缘荷包缝合。

（八）后发性白内障

后发性白内障是指白内障术后，残留在晶状体前囊膜下及赤道部的晶状体上皮细胞增生并向后囊中央迁徙、移行，上皮细胞转化为成纤维细胞并产生胶原及基底膜样物质，使后囊发生浑浊、皱褶。后发性白内障发生与术中血-房水屏障破坏导致炎症介质释放及人工晶状体材料、设计及植入位置等因素有关。多发生在术后 3～5 年,也有术后短期如几个月发生的病例,年龄越小者发生率越高,先天性白内障术后的患儿几乎都发生,外伤性白内障术后发生率也极高。

1.发病机制

(1)细胞学机制:晶状体上皮细胞内含有多种细胞框架成分,如肌动蛋白、中间丝、微管、肌球蛋白,这些结构的存在是晶状体上皮细胞移行和收缩,形成后囊膜浑浊的基础。

(2)分子生物学机制:在后囊膜浑浊的形成过程中,多种细胞因子,如白细胞介素、成纤维细胞生长因子、表皮生长因子、转化生长因子以及白细胞介素-1 可以促进晶状体上皮细胞的增殖及胶原的合成。

(3)细胞凋亡、细胞黏附分子以及转铁蛋白在晶状体上皮细胞增殖的病理过程和后发性白内障的形成过程中起着重要作用。

2.临床表现

患者自觉视物不清,视力下降的程度依后囊浑浊的部位及程度而定,眼底模糊的患者应排除眼底其他疾病。

后囊浑浊的形态,有以下几种。①珍珠样小体(Elschnig):是由赤道部上皮细胞增生所致。②晶状体上皮细胞增生纤维化。③珍珠样小体和纤维膜同时存在。④Soemmering 环:晶状体前后囊膜闭合,赤道部上皮细胞增生所致。

3.预防及治疗

(1)改善人工晶状体材料和外形设计:植入聚甲基丙烯酸甲酯人工晶状体和硅胶人工晶状体的患者术后后囊膜浑浊的发生率比植入 Acrysof 人工晶状体的患者术后后囊膜浑浊的发生率高,而植入硅胶人工晶状体的患者术后后囊浑浊的发生率比植入聚甲基丙烯酸甲酯人工晶状体者高 2 倍。Acrysof 人工晶状体的边缘不像其他晶状体那样钝圆,而是被制成了直角,这造成了人工晶状体与后囊膜的紧密接触,从而抑制了晶状体上皮细胞的增生,故后囊浑浊的发生率较低。

(2)改进白内障手术方式:基于白内障手术中残留的晶状体上皮细胞是导致后囊膜浑浊的主要原因,有些学者正在尝试通过手术清除残留的上皮细胞的方法来降低手术后后囊膜浑浊的发生率,但现在还没有足够的证据说明其防止后囊膜浑浊的有效性。目前又有学者认为,连续环形撕囊术联合人工晶状体囊袋内植入,可减少后囊膜浑浊的发生率,是预防后囊膜浑浊最理想的截囊术。

(3)药物抑制晶状体后囊浑浊:目前抑制晶状体上皮细胞的药物大多还处于离体和动物试验阶段,在用于人眼晶状体囊袋内之前还需做进一步的毒性实验,以及研究药物抑制其生长的机制。这方面的研究主要集中在以下几项。①免疫抗毒素,如 Polysine-Snporin;抑制细胞增殖的药物,如柔红霉素、氟尿嘧啶、丝裂霉素 C 等。②抗炎药:包括非类固醇消炎药和糖皮质激素,它们着重于抑制炎性反应和促进血-房水屏障的恢复。非类固醇消炎药可抑制组织中炎性介质的释放,减少花生四烯酸的产生,降低前列腺素的浓度。糖皮质激素除了可抑制炎性介质的合成和释放外,还可抑制巨噬细胞对抗原的吞噬和修饰,并抑制巨噬细胞的分裂和增殖,白内障术中或术后应用糖皮质激素可明显减轻虹膜炎性反应,降低后囊膜浑浊的发生。③抑制纤维生成的药物:目前研究较多的此类药物是肝素和组织型纤维蛋白溶酶原激活物。有学者研究发现,在白内障囊外摘除术中用肝素或组织型纤维蛋白溶酶原激活物做术中灌注,可减少人工晶状体表面细胞的沉积及纤维蛋白的形成,抑制后囊膜浑浊,提高术后视力。④抑制细胞黏附的药物:此类药物在于阻断晶状体上皮细胞与后囊膜的黏附作用,从而抑制后囊膜浑浊的发生,代表药物有EDTA(乙二胺四乙酸)、LCM 21910 等。

(4)基因治疗:有学者成功地把重组腺病毒载体 Rad 35 导入器官培养的人晶状体上皮细胞中,为基因治疗后囊膜浑浊带来了希望,其体内应用有待进一步的试验研究。也有人认为腺病毒载体介导的单纯疱疹病毒胸苷激酶/丙氧鸟苷体系有可能成为后发性白内障的有效治疗手段。

(5)Nd∶YAG激光后囊切开:激光前充分散瞳,用 Nd∶YAG 激光切开后囊中央直径约3 mm的圆形切口。

(6)后囊切开术:术前充分散瞳,在角膜或角膜缘做很小的切口。截囊针自切口进入前房,在人工晶状体的边缘进针,瞳孔小者可在虹膜根部截一小孔到达人工晶状体与后囊膜之间的中轴区,截穿后囊并轻轻拉向 12 点处。在切开晶状体后囊同时,向后面注入黏弹剂或平衡盐溶液向后推玻璃体,以减少玻璃体脱出的概率,避免术后瞳孔不圆。对于先天性白内障的患儿,建议在一期术中常规行后囊切开术。

(九)术后高眼压

白内障摘除术后发生眼压升高常见有以下几种情况。

1.暂时性高眼压

白内障术后暂时性眼压升高,多发生在术后 1 周内。原因:①残存晶状体皮质或黏弹剂阻塞小梁网。②手术中创伤引起房角结构破坏或一过性小梁组织炎症水肿。③术后前房积血,血细胞阻塞小梁网而致眼压增高。④术中过度烧灼止血,破坏巩膜表面的外引流管或静脉等房水排出系统。多数患者可以自行缓解或经用抗青光眼药物如口服乙酰唑胺、静脉滴注甘露醇、眼局部使用 β 阻滞剂后恢复正常。

2.瞳孔阻滞型青光眼

瞳孔阻滞型青光眼是由于人工晶状体嵌顿于瞳孔、渗出物使瞳孔闭锁或瞳孔膜闭等诸多因素而导致前后房交通阻塞,房水无法由后房进入前房而汇集于后房,晶状体-虹膜隔前移导致房角关闭,眼压升高。

治疗:去除诱因,散瞳,抗感染治疗,渗出膜激光打孔,促进其吸收,以缓解瞳孔阻滞在瞳孔阻滞虹膜膨隆的情况下,行周边虹膜 Nd∶YAG 激光打孔。

3.继发性青光眼

由于残存晶状体皮质引起免疫反应或晶状体皮质残留过多、色素颗粒游离引起房水排泄障碍;术后前房恢复延缓或处理不及时,会使房角发生粘连,阻碍房水排出;术后长期慢性炎症反应等均可引起继发性青光眼。

处理:清除残留的晶状体皮质,控制术后的炎症反应,如眼压仍控制不良,可考虑药物降眼压,必要时行手术治疗。

4.摩擦综合征

由于各种原因造成人工晶状体光学部边缘或袢与虹膜或睫状体表面摩擦,引起色素脱落,并伴有炎症。炎症反应的细胞及脱落的色素阻塞了小梁网可引起眼压升高导致继发性青光眼。轻度摩擦综合征可无症状,仅表现为在人工晶状体光学部边缘和袢处的虹膜在后方反光照射时出现透光现象。

预防和治疗:人工晶状体应选用高质量、光学部边缘及袢抛光良好的进行囊袋内植入可减少摩擦综合征。若已发生青光眼或人工晶状体毒性综合征,应更换植入高质量的人工晶状体合并抗青光眼的治疗。

5.激素性青光眼

多发生于白内障术后持续使用皮质类固醇眼药的 2～6 周,多见于对激素敏感的患者,如高度近视眼。故白内障术后随访期间,注意监测眼压,一旦发现眼压升高,及时停用或减量使用,眼压多可自行缓解。对于眼压控制不满意者可辅助应用房水生成抑制剂。此外,对高度近视患者,白内障术后可应用对眼压影响较小的激素类眼药如氯替泼诺,可降低眼压升高风险。

(十)黄斑囊样水肿

1.原因

临床上多见于术后有虹膜-玻璃体粘连者,推测是由于虹膜-玻璃体嵌塞或粘连造成慢性血-房水屏障破坏,引起炎症介质(如前列腺素、神经肽、缓激肽、组胺等)的产生和释放,从而促进黄斑囊样水肿的发生。

2.表现

大多发生于术后 6 周之后渐吸收,一年后只有约 2% 的患者视力继续受累,形成临床上典型的黄斑囊样水肿表现。少数人可伴视网膜前膜或出血,也有因中心凹囊肿致黄斑深层板层孔形成者。荧光造影表现为早期毛细血管扩张、渗漏,渐形成黄斑区囊样荧光池,晚期可见视盘着染。

3.处理

从预防着手,提高手术精细程度是减少黄斑囊样水肿发生的关键。发生于术后几个月内者大多能自行吸收。临床表现明显者可用以下药物治疗。①激素:最常用,有时需连用数周。②非类固醇消炎药:如布洛芬、吲哚美辛(消炎痛),近年有局部应用的眼药水,但停药后可能复发。③碳酸酐酶抑制剂:可能是通过增加色素上皮泵功能来减缓黄斑水肿,但不去除导致积液的原因,其长期效果不肯定。除药物治疗外,对瞳孔区的玻璃体牵拉或粘连可行激光处理,严重的玻璃体嵌顿或玻璃体-视网膜牵拉需行玻璃体切割手术。

(十一)晶状体蛋白过敏性眼内炎

晶状体蛋白过敏性眼内炎是指术中残留大量晶状体皮质,或部分皮质及核块坠入玻璃体腔后未及时清除,在晶状体皮质吸收的过程中出现过敏性眼内炎。患者主诉持续或间歇性眼痛、眼红,眼部检查可发现结膜水肿、混合充血、前房积脓、玻璃体浑浊或可见残留皮质和核块。糖皮质激素可以减轻症状,小块皮质残留可自行缓解,残留核块较大时,应及时行后部玻璃体切割术。

(十二)感染性眼内炎

眼内感染是危害患者术后视力的最严重的并发症之一,近十年来发生率呈明显上升趋势。

1.发病率

美国白内障的术后眼内感染的发病率为 0.053%。国内的流行病学调查显示发病率为 0.05%～0.13%。

2.致病菌

大多数是由细菌引起,真菌只占约 3%。最常见的细菌是凝固酶阴性表皮葡萄球菌(约占 70%),其次为金黄色葡萄球菌(10%)、链球菌(10%),其他革兰阳性菌及革兰阴性棒状杆菌(沙雷菌属、变形杆菌属及假单胞菌属)等。研究表明感染性眼内炎的病原体来自患者结膜囊内的细菌菌群。

3.危险因素

(1)患者因素:①局部因素。细菌性结膜炎、睑缘炎、严重倒睫、眼睑部及眼周组织小感染灶、泪道阻塞、泪囊炎、佩戴接触镜、另一眼眶内义眼以及二期人工晶状体植入等因素,均是导致内眼手术感染的局部危险因素。②全身因素:糖尿病患者,长期使用免疫抑制剂、糖皮质激素,接受透析、化疗时机体免疫力下降,容易发生感染。

(2)医护人员的因素:因眼内炎发生率极低,部分医护人员不够重视,患者术前准备时间短,不严格遵循操作规程,医护、患者、家属被污染的手或器械,极有可能污染眼部及周围组织,所以必须严格无菌操作制度和措施,做好患者及家属的卫生宣教工作,同时应熟知内眼手术的禁忌证,严格术前把关。

(3)术中危险因素:①手术间或器械污染,消毒不严格的手术间、灌注管道、灌注液、黏弹剂、超声乳化手柄、灌注抽吸手柄、进入眼内的手术器械或人工晶状体等。多引起严重的群发感染,对患者及家庭、医疗单位都是一场灾难、甚至造成极坏的社会影响。②术野结膜囊消毒不严格,眼部贴膜不到位,睫毛根部暴露。③手术方式:传统白内障囊外摘除术(extracapsular cataract extraction,ECCE)与超声乳化白内障手术相比,ECCE术中细菌更易进入前房,这是因为ECCE术中前房变浅甚至塌陷的情况时有发生,由于虹吸的作用,细菌容易随结膜囊内液体进入前房,而超声乳化手术中伤口较密闭,前房稳定,细菌不易随液体进入前房。④手术时间:手术操作时间愈长,感染概率愈大。术中后囊破裂需进行玻璃体切除或已有后囊缺损者,术后眼内炎发生概率增加5~10倍。正常情况下,白内障术中进入前房的毒力较低和/或数量较少的细菌易被清除,而后囊膜破损细菌进入玻璃体腔,不易被清除由于玻璃体无血管,代谢产物清除缓慢,是细菌及其他微生物的良好培养基,一旦感染,病原体易于在此繁殖。⑤人工晶状体的植入:联合人工晶状体植入较单独白内障摘除者眼内炎发生率显著增高,且眼内炎程度重持续时间长,而且不同材料的人工晶状体对病原菌的黏附性不同,一般硅凝胶型较丙烯酸酯型或PMMA型风险大,这与致病菌及人工晶状体生物学特性相关。

(4)术后危险因素:切口愈合不良或切口技术掌握不当增加感染机会;切口裂开或渗漏同样因低眼压的虹吸作用,结膜囊内的细菌会进入前房,特别是切口中有玻璃体嵌顿时。另外在拆除切口缝线时,暴露于外表的线结也可将致病菌带入眼内引起眼内炎。

4.分型及临床表现

(1)急性眼内炎:通常术后早期发生,为毒力强的细菌感染(革兰阴性、革兰阳性凝固酶阳性)如铜绿假单胞菌、金葡菌。临床表现来势凶猛、进展快。术眼红肿、疼痛,视力可迅速降至手动、光感,混合充血、角膜水肿、前房积脓、玻璃体浑浊,严重者迅速发展为全眼球炎、眶蜂窝织炎甚至角膜穿孔。

(2)慢性眼内炎:一般发病较晚、进展慢,甚至迁延不愈,为毒力较弱的细菌(革兰阳性凝固酶阴性)或真菌感染。真菌性眼内炎的潜伏期最长可达7个月。也可有术眼红、痛、畏光流泪、视力下降,但症状较急性眼内炎轻,角结膜充血水肿,前房积脓甚至晶状体囊袋内积脓虹膜睫状体炎及玻璃体炎等眼前后段炎症表现。但一般外眼表现相对安静,视力下降程度不等。较轻的患者可看到眼底的化脓病灶。

5.诊断

根据病史、临床表现和房水、玻璃体标本培养的阳性结果不难做出诊断。培养的阳性率房水为36%~40%,玻璃体为56%~70%,因此培养阴性亦不能排除眼内炎。有一些眼内炎病例房水穿刺培养阴性而玻璃体穿刺培养阳性,故联合房水和玻璃体培养可以提高阳性率。

6.预防

(1)术前:术前 3 天开始使用抗生素眼药水,每天 4 次或术前 1 天每天 6 次;术前 1 天泪道冲洗,不提倡手术当天冲洗;术前结膜囊内应用 0.25% 聚维酮碘消毒。

(2)术中:严格无菌操作;尽可能减少手术器械进入眼内的次数;减少人工晶状体暴露在外部环境中的时间;尽量避免后囊破裂等并发症的发生。

(3)术后:术后预防性使用抗生素,通常采用局部点眼。喹诺酮类药物及妥布霉素可作为预防眼内炎的首选局部用药。

7.治疗

眼内炎的早期诊断、早期治疗对其预后至关重要。一旦发现前房积脓等眼内炎迹象,应该立即做如下处理:取房水及玻璃体做涂片、细菌培养、真菌培养、药敏试验。

(1)药物治疗

1)眼内注射:前房及玻璃体腔注药是感染性眼内炎时使用抗生素最有效的途径。对前房积脓较多的患者多同时予以前房冲洗。大多数抗生素只能在玻璃体腔内 $36\sim48$ h 内维持高于MIC(最低抑菌浓度)的浓度。由于激素能减少眼内炎症反应使血-眼屏障发生改变,使得玻璃体腔内注射的抗生素的半衰期延长,因此联合激素玻璃体腔内注射时,多次抗生素注射的时间可适当延长。

抗生素的选择:①第三代头孢菌素对革兰阳性菌作用不及第一、二代头孢菌素,但对革兰阴性菌包括肠杆菌属和绿脓杆菌及厌氧菌均有较强的作用,且其对 β-内酰胺酶有较高稳定性,可用于玻璃体腔注射。代表药物为头孢哌酮、头孢他啶。第四代头孢菌素对金黄色葡萄球菌等革兰阳性球菌的作用较第三代强,对超广谱 β-内酰胺酶的稳定性优于第三代头孢菌素,因此其抗菌谱更广,代表药物为头孢吡肟。②氨基糖苷类:氨基糖苷类的抗菌机制是阻碍细菌蛋白质的合成,对于各种需氧革兰阴性菌具高度抗菌活性,对绿脓杆菌也较敏感,但小剂量的庆大霉素也可造成视网膜毒性,不建议玻璃体腔注射。③多肽类抗生素:万古霉素是对革兰阳性球菌具有高效作用的多肽类抗生素,属于速效杀菌剂,可抑制细胞壁合成,迅速分解细菌。通常细菌对其不产生耐药性,且与其他抗生素无交叉耐药性。注射剂量 <1 mg 不会产生视网膜毒性。④综上,眼内炎药物治疗时,首选药物应为革兰阳性菌敏感药物——万古霉素,革兰阴性菌敏感药物——头孢他啶,如不能确定细菌种类,则采用联合用药。

药物的联合应用:当发生严重混合感染、单一抗菌药物不能控制、病菌无法确定时应联合用药,发挥药物的协同抗菌作用以提高疗效。选择万古霉素(1.0 mg)+头孢他啶(2.25 mg)作为一线用药,主要针对致病菌为革兰阳性菌和革兰阴性菌。足量有效抗生素治疗的同时还应配合使用激素,有效抑制眼部炎症反应,有助于视功能的恢复。前房和玻璃体腔内可分别注入地塞米松 0.4 mg/0.1 mL。

注意事项:玻璃体腔内注射应从睫状体平坦部进针;注射药物后应嘱患者侧卧或保持直立位,以减少因重力作用使黄斑区药物浓度较高而损伤视网膜的可能;联合用药时应分开注射。

2)全身用药:全身用药不是眼内炎治疗的首选途径,但是,一旦发生急性眼内炎,全身用药仍是必须的。一般首选万古霉素(1.0 g,1 d2 次)+头孢他啶(1.0 g,1 d2 次)。

3)抗生素点眼和结膜下、球旁注射:抗生素点眼和结膜下注射能够在前房内达到有效浓度,球旁注射对于控制眼前段炎症是必要和有效的手段。

(2)手术治疗:玻璃体切除可以去除致病菌及其毒素,去除浑浊的玻璃体,并为体外细菌培养提供足够标本。切除玻璃体对于感染的控制、药物的吸收、减少术后玻璃体腔炎症等都有好处。

出现以下情况时,应尽早进行玻璃体切割术:①严重的视力减退(低于手动/眼前)玻璃体明显浑浊或呈化脓性改变不能看到眼底时。②超声检查提示玻璃体明显受累者。③由毒性大的致病菌,如铜绿假单胞菌、链球菌等引起的急性眼内炎。④药物治疗病情无改善或反复发作或恶化时。⑤怀疑为真菌感染及玻璃体已受累者。

对于感染严重已发生全眼球炎的情况不主张行玻璃体切割术,否则容易导致感染扩散。

角膜浑浊的晚期患者不能在安全和较好的观察条件下进行经睫状体玻璃体手术者可考虑玻璃体腔内药物注射。

玻璃体切割术联合硅油填充术是有效的抗感染治疗。研究表明硅油在体外具有抗微生物的特性,其原因是硅油不含有任何微生物生长所需的营养物质,许多微生物在营养耗尽的介质中会逐渐死亡,由此抑制微生物生长。但由于硅油填充后有可能出现许多并发症,且硅油填充后不能再重复眼内注药及术后观察眼后段困难,下方易聚积脓液造成视网膜坏死等是否在玻璃体切割术后行硅油填充术要视病情需要而定。

(十三)视网膜脱离

白内障术后发生视网膜脱离的危险因素:①后囊破裂伴玻璃体脱出使视网膜脱离的发生率增加5倍以上。②高度近视无晶状体眼的视网膜裂孔发生率约为正视眼的2倍。③后囊切开术,使视网膜脱离发生率增加3.9倍。④其他:如格子样变性、外伤史、另一眼视网膜脱离史等。

白内障术后发生视网膜脱离的特点为:一般为赤道部以前的小孔,可不止一个,常位于上方。术后6月以内者周边部孔和赤道部孔约各占一半,术后2年以后者主要为周边部孔。前者可能与急性玻璃体后脱离有关,后者可能与慢性玻璃体牵拉有关。

预防和处理:白内障术中注意保护后囊,避免或减少后囊破裂的发生。若合并玻璃体脱出应于术中彻底切除脱出玻璃体,避免玻璃体牵拉因素;对合并高度近视、眼外伤、另一眼视网膜脱离等患者,白内障术前应详查眼底。若存在视网膜格子样变性区、干洞、玻璃体牵拉区等应慎行白内障手术,必要时应进行预防性眼底光凝或冷凝治疗。对如上患者,术后应定期详查眼底,以便及时发现及治疗;已发生视网膜脱离者,则根据眼底情况行常规复位术。

(刘　娜)

第九节　飞秒激光辅助白内障手术

一、早期激光白内障乳化技术

(一)铒激光和钬激光乳化仪

最早见于临床报告的激光白内障乳化设备,主要有铒激光(Er:YAG)和钬激光(Neo:YAG)乳化仪。Er:YAG波长$2.94~\mu m$,被水吸收后产生空穴效应,即在空穴泡塌陷时释放能量,使得晶状体物质乳化。Neo:YAG的激光波长为$1~064~nm$,通过钛金属板反射后产生大量等离子体,使晶状体物质裂解。激光乳化设备的最大优点是,工作时不产生能量,因而无热损伤发生。Er:YAG激光和Nd:YAG激光是一种多用途的激光,可用于眼内多种组织的切削及乳化。其在水中有最大吸收率,因此十分适合于对含水量较高的晶状体等组织的操作,激光对晶状体的乳化作用,主要是通过光切削和光声震效应来实现。

用于前囊膜切开,主要是利用光切削效应。即调整能量输出,使其高于前囊膜切开阈值,这样可以切出连续而光滑的前囊膜开口,以激光进行晶状体乳化,主要是利用光声震原理。光声震与超声振动产生的生物学效应是相似的。其中以空穴效应和直接破碎效应为主。

激光乳化仪器由激光发生器、导光纤维、激光乳化头及注-吸系统组成。激光发生器相当于超声发生器;导光纤维相当于超声手柄的动力线;激光乳化头则相当于手柄和乳化针头。当仪器开始工作后,激光以一定能量水平、脉宽和脉冲频率,通过导光纤维即乳化头释放,被乳化破碎的晶状体物质则可通过注-吸系统被吸出。

激光乳化头是一结构复杂的特殊激光释放系统,根据需要可设计成不同形式。无论是何种类型的乳化头,其最重要的部分是导光纤维和反射镜片,两者的质量直接影响工作效率。早期为 Nd：YAG 激光设计的乳化头,其反射镜片为内反射式,通过 $300~\mu m$ 的导光纤维将激光导入头端,经钛制镜片反射,直接作用于被吸入的晶状体碎片,使其乳化(图 3-29)。

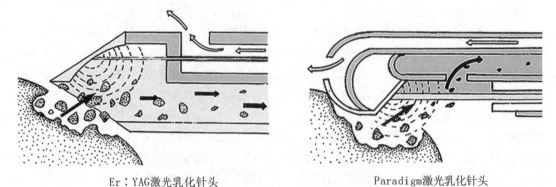

Er：YAG激光乳化针头　　　　　　　　　　Paradigm激光乳化针头

图 3-29　早期激光乳化头工作原理模式

1.激光乳化与超声乳化的比较,其主要优点

(1)光导纤维输出:若与注-吸系统分置,则仅需 1.0 mm 切口即可完成手术。

(2)激光波长与水对光波的最高吸收峰一致:特别适于含水量高的晶状体组织破碎,同时最大限度减少了对周围组织的损伤。

(3)无热损伤:激光为脉冲输出,基本不会使靶组织温度升高,因此减少了眼组织热损伤的机会。

(4)可同时用来行前囊膜切开。

(5)组织穿透力限定在一定范围内,对后囊膜有最大安全性。

2.早期激光乳化手术也还存在一些缺点

(1)导光纤维极易衰减,特别是高能量输出条件下更是如此,因此导光纤维作为耗材,花费比较大。

(2)乳化时间长,由于激光的组织穿透力弱,乳化有效作用范围小,因此乳化效率尚不满意。

(3)目前与之相配的人工晶状体极少,因此超小切口的优势尚得不到充分显现。

(二)俄罗斯 LCE 手术技术

1994－1997 年,莫斯科眼科显微手术研究所的 Fyodorov 教授领导的团队(V.G.Kopayeva,Y.V.

Andreyev)开发了独特的激光白内障摘除(LCE)手术技术。据称这种技术可以破碎任何类型的核,包括最致密的白内障而不需要手动碎核。命名为 RAKOT 的激光仪(NELA Company,St.Petersburg,Russia)为 Nd:YAG 激光,波长 1.44 μm,以脉冲模式发射,脉冲持续时间 250 nsec,脉冲能量范围为5~500 mJ,频率为 10~30 Hz。其灌注/抽吸系统不需要堵塞模式,也不需要压缩空气,是与以往不同的操作类型。

从 1997 起,经过了一系列实验研究,LCE 一直在莫斯科 S.Fyodorov 的眼科显微手术国家研究所以及俄罗斯联邦范围内 11 个国内分支机构使用;从 1998 年起开始在俄罗斯、乌克兰、吉尔吉斯斯坦,乌兹别克斯坦和塞浦路斯其他诊所使用。在 2008 年,这项激光白内障摘除手术获得俄联邦居民健康与社会发展监督部批准(♯2008/263-Nov.26,2008)。截止 2005 年莫斯科主要的诊所完成了 20 000 多例手术。

研发者声称,对于任何级别密度的晶状体核,激光的安全性和有效性比超声要高 2~3 倍,不需要手动碎核。总的激光眼内操作时间没有限制。其基本操作技术是双手操作,抽吸管是一种对手术医师眼和激光辐射透明的材料制成,因此辐射不会破坏工作部分,不会在眼内残留细小的异物。抽吸管壁的特殊工艺可以将激光能量集中到抽吸头部。因此,晶状体物质是在灌注/抽吸头内外被破坏。这能够防止抽吸头腔堵塞。LCE 与 1.06 mcm Nd:YAG 和 2.94 mcm Er:YAG 不同,可以不使用劈核器和超声转换处理任何密度的核。手术中,使用激光的最大参数破坏晶状体和最中心最致密的部分。当做中央挖槽时,晶状体周边的宽脊保持完整,这样就能维持囊袋的自然形态,从而避免后囊膜活动和睫状突牵拉,虹膜和睫状体也没有受累,手术本身达到了一个新的安全和有效性水平。操作周边不太致密的晶状体核部分时,则会降低激光能量 2 倍。1.5~3.0 mm 宽的核周皮质则仅用单纯负压而不用能量清除。

技术推广者认为,作为一种更先进的容错的手术技术,LCE 的优势非常明显,尤其是在处理困难病例时——高密度核和复杂白内障;糖尿病,无玻璃体眼,假性囊膜剥脱综合征,晶状体半脱位,膨胀期和过熟期白内障,以及有病变的角膜。这种说法的客观证据是眼部液体动力学,睫状体 UBM,角膜厚度测量,电生理,角膜内皮镜,扫描和透射电镜的研究中发现有统计学显著性差异。

由于学术交流不畅,对这一技术的细节还需要进一步了解。

二、飞秒激光辅助的白内障手术

(一)基本工作原理

飞秒激光作为一种超短脉冲激光,具有瞬时功率大、聚焦精准,穿透性强,精密度高的优点,近年来逐渐被成功应用于屈光手术。其中包括白内障摘除、青光眼手术、老视矫治、角膜移植等领域,为眼科手术扩展提供了一种新的技术平台,标志着激光应用于白内障手术的一个新阶段。飞秒激光临床应用的最大优势,是靶向区域精准聚焦,不损伤周围组织,因此也称为精准手术。

目前,飞秒激光在白内障手术中,主要还限于几个特定步骤的完成,因此被称为飞秒激光辅助的白内障手术(FSL-assisted cataract surgery,FLACS)。其中,比较成熟、显示独到特色的手术操作,分别是制作透明角膜切口、前囊膜切开和核裂解。飞秒激光辅助的白内障手术强调相关参数的最优化设置,并要求在整个手术过程中,保持眼球的稳定性和患者良好的依从性。

用于白内障手术的飞秒激光仪,由频域 OCT 实时监控系统和激光发射系统组成。OCT 可以对角膜、虹膜和晶状体精确成像,术者可以通过触摸屏直观显示控制每个操作细节,确保对每个手术步骤精准完美(图 3-30)。

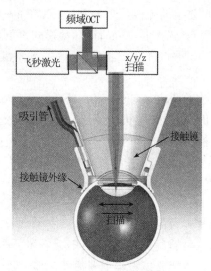

图 3-30　飞秒激光工作原理

飞秒激光前囊膜切开的最大特点是撕囊的模式化,其质量不受术者的经验和技巧影响。撕囊开口在大小、形状、位置上,有非常好的可预测和可重复性,而且安全性可以得到绝对保障。这主要得益于飞秒激光量可以量化撕囊过程,从而形成光滑对称的撕囊口,并最大限度减少并发症的发生。有实验表明,飞秒激光制作的前囊膜开口的抗伸拉力(152±21)mN 显著高于手动撕囊(66±22)mN,这一结果提示,激光前囊膜切开可减少超声乳化和人工晶状体植入过程中囊膜口撕裂的可能性。特别是对于复杂病例,如晶状体脱位、悬韧带松弛、假性囊膜剥脱综合征等,由于不存在对晶状体的压迫和牵拉,最大限度排除了手法干扰,安全性大大提高。此外,飞秒激光可以进行精确定位,其制作的前囊膜开口精确度可达微米级,是手法撕囊无论如何无法比拟的。一项临床研究比较了飞秒激光和手法两种前囊膜切开方法对术后屈光影响发现。前者的屈光度误差(−0.18±0.515)D显著低于后者组(+0.41±0.40)D,证明其优越性(图 3-31)。

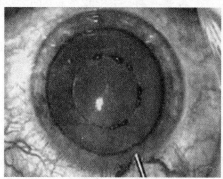

图 3-31　飞秒激光前囊膜切开术后

(二)晶状体前囊膜切开

一项超微结构研究显示,飞秒激光切开缘光滑平整,为前囊膜开口的稳定性提供了组织学基础(图 3-32)。

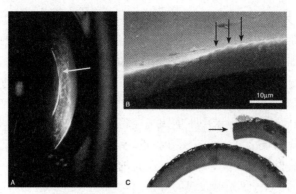

图 3-32　前囊膜切开超微结构观察

A.术后一天裂隙灯下所见;B.电子显微镜观察前囊膜切缘;C.组织学观察断面光滑均一

(三)晶状体核裂解

国内外学者先后尝试用不同波长的激光来进行晶状体核的乳化,包括准分子激光、Nd：YAG激光、Er：YAG 激光等,但都表现出较多的并发症。而飞秒激光不同,高分辨率眼前节显像系统,可将浑浊的晶状体构建为一个清晰完整的立体影像,使手术过程更加直观,实现按预设深度和宽度进行精确切割。在辅助碎核过程中,可以根据晶状体核的部位、硬度不同,选择不同操作模式,进行格栅状、十字交叉或联合同心圆形状的任何几何切割。同时,程序化预设不同参数,可以最大程度简化其后操作步骤和所需能量,提高手术整体效率和安全性。很多研究也证实,由于精细化操作,使得飞秒激光对于眼内组织的损伤作用明显减少。直言不讳,在破碎晶状体核方面,飞秒激光也还有局限性,即对较硬的核质尚显力不从心,这也是飞秒激光尚不能完全取代超声乳化的重要原因。

(四)透明角膜切口

飞秒激光制作角膜切开并非一次完成,而是首先制作出角膜表面与基质中间的部分阶梯,然后先去完成碎核操作,再用显微器械进入切口隧道完成整个切口。在激光部分切开角膜到超声乳化手术过程间隔内始终保持眼球的密闭性。飞秒激光可在图像检测系统定位下设置不同的切口长度、深度等参数,从而构建最优形状的角膜切口,使切开的精确性、可预测性和安全性大为提高。此外,飞秒激光还可通过构建角膜缘松解切口(limbal relaxing incisions,LRIs)纠正最高达3.5 D 的角膜散光。

(五)飞秒激光辅助白内障手术优势和不足

飞秒激光辅助白内障手术的优势非常明显,并得到大多数临床医师的肯定。其优势主要是以下。

(1)精确的角膜切口:可以做到随心所欲,所设即所得;特别是角膜切口矫正散光有非常大的应用潜力。

(2)精准的撕囊:撕囊中心定位的能力是手动撕囊做不到的;同时也为今后设计新型注塑成型人工晶状体时,需要任何大小和部位的囊膜切口提供了技术条件。

(3)静态碎核:解除对悬韧带施加的任何压力;减少内皮细胞丢失;防止囊膜破裂;更好地控制 IOL 的位置。

(4)三维成像系统提供令人惊叹的处理致密核的能力,目前切割范围已经做到前囊膜后500 μm、后囊膜前 1 500 μm,即大约晶状体厚度的1/3。

飞秒激光白内障手术的意义,还在于可能创新一种全新的手术模式,即所谓"静态手术模式",这种手术模式要求手术中的每一个步骤,都是在没有任何机械干扰的情况下完成的。可以想象,这种几乎没有附加任何机械损伤的手术是多么的令人期待。

然而,要达到这一目标,还需要相当一段时间的摸索、总结和提高的过程。因为飞秒激光白内障手术还存在一些问题。从"辅助"的角度出发,也有一些临床情况限制其应用,比如角膜白斑、角膜营养不良,以及眼球震颤等术中不能固视,瞳孔散大<7 mm、瞳孔后粘连,硬核白内障等患者,还不得不排除在适应证之外。也有文献报道,手术并发症不容忽视,比如前囊膜片残留、激光后瞳孔收缩、前囊膜放射性撕裂等,提示飞秒激光辅助白内障手术学习曲线,并非简单的术式改变。此外,等离子体的产生,激光射线辐射等是否会引起眼组织损伤,尚需进一步证实。手术流程复杂化,即飞秒激光和超声乳化过程脱节,两者衔接和移动需要额外的时间和场地,以及医疗成本的高投入(激光仪和显像设备的高额费用)等,都还需要在技术发展的同时予以很好解决。

(王艳红)

第十节　白内障超声乳化手术

一、术前沟通

一个完美的白内障手术应该是从术前的检查和沟通开始的,任何时候都不要忘记,我们面对的是"白内障患者",而不仅仅是"白内障"。

在决定为患者进行白内障手术前,要与患者有充分的沟通交流,特别应该就患者关心的以下方面做相应的检查、说明和充分沟通。

(1)患者是否有影响白内障手术的全身和局部疾病,注意白内障手术的禁忌证和相对禁忌证。全身疾病,如高血压、冠心病、心功能衰竭、糖尿病、风湿、呼吸系统疾病、感染性疾病出血性疾病如血友病等,应该先将全身疾病控制在手术要求的安全范围之内。手术眼的局部疾病,如患有外眼的感染性疾病如结膜炎、睑腺炎、慢性泪囊炎等疾病,应该在感染完全治愈后再行手术。对合并存在青光眼、葡萄膜炎、视网膜疾病等眼部其他疾病的情况,对治疗和手术方案要有所考虑并与患者充分沟通。

(2)要纠正患者认为白内障手术是个小手术的错误观念。目前由于各类媒体、特别是网络媒体不断宣传白内障是在 10 min 左右甚至几分钟就可以完成的手术,就让不少患者误以为白内障手术是个简单的小手术,造成对手术效果的期望值过高,一旦术中出现并发症或术后视力恢复没有达到原先预期,极易出现纠纷。

(3)预测手术的预后,并与患者充分沟通。每个患者都希望白内障手术后能有 1.0 甚至更好的视力,但由于每个患者的具体情况不同,真正达到术后 1.0 视力的患者是有限的,对影响术后视力的种种情况要在详细了解术前病史和各类检查结果的基础上,进行充分的沟通。

(4)对可能发生的术中或术后潜在并发症要有充分的考虑和准备。这些内容一般是在医院的格式化术前谈话中会有详细列出,但作为术者必须明白,对具体的每个患者,每种并发症可能发生的概率是不一样的,如果术前没有充分的考虑和准备,一旦术中出现问题会措手不及,影响手术的顺利进行。建议特殊病情的并发症在手术知情同意书上单独列出,如"患眼曾患黄斑变性,术后视力提高不理想的可能"等。

(5)对初学白内障手术的年轻眼科医师来说,要根据自己的手术技术选择合适的患者也是非常重要的,一般刚开始不要选择超出本人能力的手术,有难度的手术要在上级医师的指导下进行。

二、术前准备

(一)术前眼部其他疾病的治疗

对患有外眼的感染性疾病如结膜炎、睑腺炎、睑缘炎、慢性泪囊炎等疾病,应该在感染炎症完全治愈后再行手术。对存在睑内翻、倒睫、翼状胬肉的术眼,建议先行手术矫正或治疗后再行白内障手术,一般不主张同时进行这些外眼手术与白内障手术。对合并存在角膜病、青光眼、葡萄膜炎、视网膜疾病等眼部其他疾病的情况,要综合考虑治疗方案,避免只见白内障,不见其他疾病的情况。对合并青光眼或视网膜疾病的患者,手术方案的设计也要考虑到是分期手术还是联合手术,必要时请相关专科医师参加病例讨论来确定手术方案。

(二)术前用药

术前用药包括全身用药和眼局部用药。对存在全身慢性疾病如高血压、冠心病、糖尿病、血液病、呼吸系统疾病、泌尿系统疾病等的患者,要了解他们的全身用药情况,要控制相关指标达到手术要求,同时还要考虑到某些全身药物可能对手术产生的影响。如长期服用 α_1 受体拮抗剂如坦洛新的前列腺增生患者,术中可能会出现虹膜松弛综合征(intraoperative floppy iris syndrome,IFIS),造成瞳孔缩小,增加手术难度。对长期口服抗凝药物的患者,建议术前停用药物1~2周。

眼局部用药主要是术前一般常规使用广谱抗生素眼液(如喹诺酮类抗生素眼液),推荐用法:术前3天用药为每天4次,术前2天用药为2h1次,术前1天用药为1h1次,或当天手术前15分钟1次,共4次。另外,非甾体类药物也可以术前局部使用,可以减轻术中炎症反应,抑制术中瞳孔缩小并可以防治白内障术后的黄斑囊样水肿。

(三)泪道冲洗

一般在门诊就诊时应该进行双眼的泪道冲洗,如存在慢性泪囊炎的情况,应该先行治疗如泪囊鼻腔吻合术或泪囊摘术后再安排白内障手术。通常不建议手术当天冲洗泪道,如果冲洗泪道,对冲洗出泪道分泌物的患者,建议取消当天手术。

(四)结膜囊冲洗与消毒

术前用生理盐水冲洗结膜囊,并用5%或10%聚维酮碘(povidone-iodine,PVP-I)消毒结膜囊已是国际公认的有效结膜囊消毒方法,可有效预防术后眼内炎的发生。聚维酮碘是高分子聚维酮与碘的络合物,聚维酮具有亲水性,可以和细胞壁结合,起到载体的作用,将络合的碘带到细菌的细胞膜,然后释放出游离碘,游离碘与菌体蛋白的氨基酸结合,使其变性,同时氧化细菌原浆蛋白中的活性基团而使微生物死亡。国产的聚维酮碘基本是5%的浓度(50 g/L),进口的为10%浓度(5 g/L)。术前使用聚维酮碘原液可以点入结膜囊,然后用生理盐水冲洗。需要提醒注意的是,聚维酮碘对结膜和角膜还是有轻微的刺激和毒性,用之前应该先用表面麻醉剂。

(五)剪睫毛

剪睫毛仍然是内眼手术的标准术前准备程序,当然,由于很多患者抱怨睫毛剪除后的不适感,许多医师已经不再剪除术眼的睫毛,如果不剪除睫毛,需要对睫毛根部用聚维酮碘进行彻底消毒,并用手术贴膜完全隔离睑缘和睫毛。

三、麻醉方式的选择

麻醉是白内障手术的重要环节,可以选择的麻醉方式有全身麻醉、球后麻醉、球周麻醉、筋膜下麻醉、前房内麻醉和表面麻醉。表 3-1 中列出了每种局部麻醉方法的优缺点供参考。采用哪种麻醉方式要结合患者的具体情况、医院麻醉科的情况和医师的技术水平来选择。局部麻醉是白内障手术的主流麻醉方法,尤其是表面麻醉已被越来越多的眼科医师采用,具有便捷、术后恢复快、麻醉相关并发症少等优点。对于儿童白内障患者、存在精神疾病的患者及精神过度紧张不能配合手术的患者,应考虑全身麻醉。

表 3-1　白内障手术的局部麻醉方式

麻醉方式	优点	缺点
球后麻醉	麻醉剂用量少;良好的麻醉及眼球止动效果	球后出血;眼球穿通;视神经损伤;一过性黑矇
球周麻醉	安全;满意的麻醉以及眼球止动效果;良好的降眼压效果;麻醉维持时间长	麻醉剂用量大;术后黑矇
筋膜下麻醉	并发症少;麻醉剂用量少;恢复快;不易损及眼睑、血管以及视神经	眼睑及眼球未止动;结膜下出血
前房内麻醉	麻醉剂用量少;眼内操作无疼痛感	对麻醉剂质量的要求严格;眼睑及眼球未止动;术中需要患者的密切配合
表面麻醉	术后并发症少;术后视觉功能恢复快	眼睑及眼球未止动;术中需要患者的密切配合

四、手术铺巾与手术贴膜

术前用 5% 或 10% 聚维酮碘对术眼周围上至额部、下至上唇、内要越过鼻中线、外达颞部发迹的范围行三遍皮肤消毒,然后规范的头部包裹,铺手术洞巾(注意核对手术是左眼还是右眼),最后用手术贴膜粘贴在术眼,要求置开睑器后,手术贴膜能完全隔离睑缘和睫毛(图 3-33)。

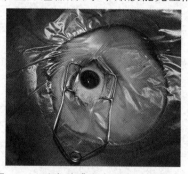

图 3-33　手术贴膜完全隔离睑缘和睫毛

五、白内障手术切口的制作

首先,让我们来认识一下用于制作白内障手术切口的常用手术刀:角膜穿刺刀(角膜刀)(图 3-34),宽度有 1.8、2.2、2.4、2.75、3.0、3.2 等,巩膜隧道刀(月形刀)(图 3-35)和 15°穿刺刀(图 3-36),材质为一次性钢刀及宝石刀。角膜穿刺刀用于主切口制作时穿刺进入前房,使用时注意刀的尺寸与切口大小和手术系统的配套。巩膜隧道刀常用于巩膜隧道切口中隧道的制作以及切口的扩大。15°穿刺刀用于制作侧切口,刀尖朝向瞳孔中央,切口内口约为1.0 mm。

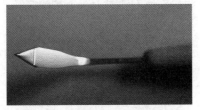

图 3-34 角膜穿刺刀(角膜刀)

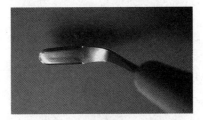

图 3-35 巩膜隧道刀(月形刀)

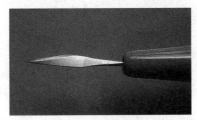

图 3-36 15°穿刺刀

理想的白内障超声乳化手术的切口应该满足以下条件:在手术过程中保持眼内液流稳定;无切口渗漏;不会增加角膜散光;不会造成术后疼痛;不会产生瘢痕导致眩光。

目前的白内障手术主切口一般为自闭式切口,省去了缝合切口的步骤,所以一个完美切口制作是常常关系到手术的成败以及手术后的恢复。自闭式切口的原理:依靠眼内压作用于角膜活瓣使切口发生机械性闭合,眼内压越高,切口的闭合越好。理论上,正方形的切口闭合最好,因此制作的切口应为正方形或者矩形,切口隧道需有一定的长度,内切口应进入透明角膜以形成角膜内活瓣。

根据患者条件和医师的习惯,主切口可以选择巩膜隧道切口、透明角膜切口或角膜缘切口。切口的位置可以选择在术眼的上方、右上方或颞侧水平方向。颞侧水平主切口更适合于睑裂小、眼窝深的患者,可以减轻或消除老年患者可能存在的逆规性散光,缺点是可能会增加眼内炎的机会。

(一)巩膜隧道切口的制作方法

(1)沿角膜缘剪开结膜,分离结膜下组织。

(2)距离角巩缘后1 mm处垂直切开1/2巩膜厚度。

(3)用隧道刀沿1/2巩膜深度向前分离至透明角膜内1 mm。

(4)再用3 mm穿刺刀平行于虹膜表面进入前房,形成一个3 mm×3 mm或3 mm×2 mm的切口。具体见图3-37、图3-38、图3-39。

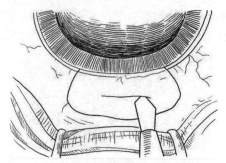

图 3-37　巩膜隧道切口的制作方法(1)

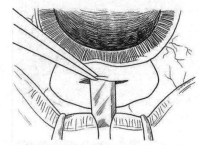

图 3-38　巩膜隧道切口的制作方法(2)

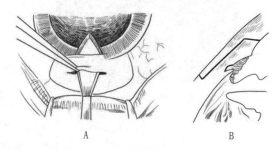

A　　　　　　　　　　　　　B

图 3-39　巩膜隧道切口的制作方法(3)

巩膜隧道切口的优点:切口自闭性最好;操作与热损伤风险较低;远离角膜,术后散光小,而且避免了与 RK、AK 或 LASIK 切口重叠;适合于初学白内障手术者以及复杂白内障病例,方便术中发生意外时可以随时更改术式;切口有结膜瓣覆盖,增强了局部抗感染能力,对全身条件较差的病例以及在卫生条件差的基层医院或大规模防盲手术时可有效减少发生感染或眼内炎的风险。

巩膜隧道切口的缺点:不适用于青光眼术后存在滤过泡的患者;需要 2～3 把不同手术刀制切口,制作时间较长;有出血,影响手术视野的清晰度;制作易受眉弓、眼眶、眼裂等解剖因素的影响;术后可能存在"红眼"情况,引发患者心理不适。

巩膜隧道切口制作注意事项:在隧道内分离至角巩缘时应略微抬起月形刀刀头后再向前分离板层以避免过早进入前房;切口深度要达到 1/2 巩膜厚度,要避免切口过浅,容易造成巩膜瓣薄或穿通、撕裂,影响伤口愈合;也要避免切口过深,易损伤睫状体,引起出血或提前进入前房,出现这种情况时应停止操作,必要时应缝合过深的切口,重新换一个部位做切口。巩膜隧道进入角膜的内切口位置最理想在 Schwalbe 线上及附近,内切口太靠前会损伤角膜内皮或后弹力层;内切口太靠后,会损伤 Schlemm 管。

(二)透明角膜切口的制作

(1)用有齿镊在切口对侧固定眼球,防止患者眼球移动,把角膜穿刺刀置于周边透明角膜位置。

(2)沿角膜板层前进,深度约为角膜厚度1/2,至切口隧道长度达2 mm为止。

(3)手抬高,刀尖下压,进入前房,进入时控制力度,避开虹膜及晶状体前囊膜。具体见图3-40、图3-41、图3-42。

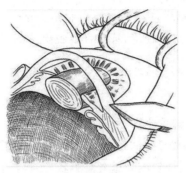

图 3-40　透明角膜切口(1)

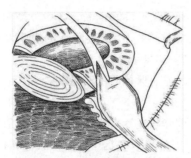

图 3-41　透明角膜切口(2)

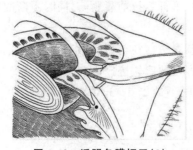

图 3-42　透明角膜切口(3)

透明角膜切口的优点:术中无出血或少量出血,适合接受抗凝治疗的患者;制作容易、省时,术后外观良好,无"红眼"。对结膜、巩膜无损伤,适合小梁切除术后或今后计划实施小梁切除术的患者。

透明角膜切口的缺点:恢复时间长;可能会造成热损伤,损伤角膜与后弹力层;一旦切口渗漏增加眼内炎风险;患者可能会有术后异物感;术中出现意外不方便扩大切口更换手术方式。透明角膜切口不适合经验不多的医师,特别是硬核白内障需要超声乳化的时间长,会使角膜切口水肿发白,影响手术者视线,增加操作难度,还会造成术毕切口闭合不良,增加感染机会。

透明角膜切口的制作注意事项:制作切口内口时确保可以形成第二个切口平面,角膜刀进入前房时应与虹膜平面平行。

(三)角膜缘切口的制作

制作方法类似透明角膜切口。由于切口起始部位由巩膜组织构成,开始手术时组织可以拉伸,对相邻角膜的损伤小;同时因为角膜缘包含血管组织,切口恢复迅速,术后不适感较轻。

(四)辅助切口(侧切口)的制作

在与主切口成 90°夹角的角膜缘,用 15°穿刺刀制作 1 mm×1 mm 的切口。要避免切口过大,否则会导致术中切口渗漏,前房不稳定,甚至虹膜脱出。也要避免切口过小,切口太紧,影响辅助器械的活动。

六、连续环形撕囊

晶状体囊膜在正常情况下各部位厚度不一,前囊膜最厚处距前极 3 mm,后囊膜最厚处距后极 4 mm。前后极较薄,后极最薄处 2 μm,最厚处 20 μm。老年白内障患者晶状体囊膜可有不同程度变薄或变性,甚至机化。先天性白内障患者囊膜较厚,韧性较大,过熟期白内障患者囊膜菲薄而脆。

连续环形撕囊(continuous circular capsulorhexis,CCC)是白内障手术成功的关键,成功的CCC 可以有效减少术中术后并发症,适当大小的连续性的囊膜撕可以把 IOL 限制在囊袋中,可以保证 IOL 长期居中。

连续环形撕囊时首先要使用黏弹剂保持前房充盈并控制眼压,消除来自晶状体和玻璃体的正性压力,才能使撕囊容易完成。

连续环形撕囊一般采用撕囊镊或截囊针来制作。根据力学原理又分为水平撕囊法和剪切撕囊法,撕囊的顺序是逆时针还是顺时针可以根据个人习惯或晶状体情况而定。

水平撕囊法(又称为单平面撕囊法):在前囊膜做三角形或弧形切口,制作一个小囊膜瓣,尽量不要扰动晶状体皮质,然后仅仅平行牵拉前囊膜瓣,同时不断改变方向,保证首尾连续相连,完成圆形的撕囊。

剪切撕囊法(又称为双平面撕囊法):在前囊膜做三角形或弧形切口,制作一个小囊膜瓣,然后将前囊膜瓣翻折,用弧形向心力按预定轨迹撕出圆形的前囊开口,在结尾处要包绕住起始点,保证撕囊的连续性,并尽可能是正圆形(图 3-43、图 3-44、图 3-45)。

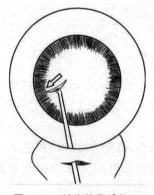

图 3-43　制作前囊膜切口

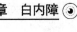

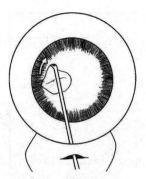

图 3-44　翻折前囊膜瓣

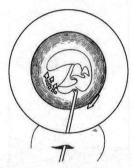

图 3-45　逐渐撕出圆形开口

　　CCC 的注意事项：撕囊的直径一般为 5.0～5.5 mm；撕囊边缘要与植入的 IOL 光学部略有重叠(0.5 mm)；换手重新夹持囊膜瓣时应该靠近囊膜瓣根部；重新夹持囊膜瓣前，应在晶状体中央松开囊膜。

　　对于全白白内障也可用台盼蓝或吲哚青绿(indocyanine green，ICG)进行囊膜染色后完成撕囊。对皮质液化膨胀的白内障因囊膜张力较大，撕囊时容易产生放射状裂口，关键技术是注入足量的黏弹剂压平前囊膜，以平衡晶状体内部的压力，在做好囊膜小瓣后也可以吸出液化的皮质以减轻囊膜的张力，然后再继续完成撕囊。

七、水分离

　　白内障超声乳化手术过程中水分离和水分层统称为水分离技术(图 3-46)。白内障尖峰技术已经可以省略此步骤了，但对大多数初学白内障手术的医师还是应该掌握这项技术。

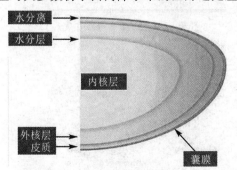

图 3-46　晶状体结构示意图和水分离、水分层的相关解剖

水分层是将针头置于晶状体皮质与外核层间,借助水流力量使晶状体皮质与外、内核层分离。水分离(图3-47)是将针头置于晶状体囊膜和皮质之间,借助水流力量将晶状体囊膜与皮质分离。

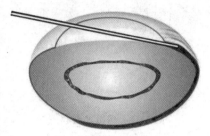

图3-47　水分离

水分离的操作步骤如下。

(1)将冲洗针头置于前囊膜下,并轻轻挑起前囊膜(图3-48)。

(2)缓慢注水,可以看到水波纹在后囊膜与皮质间流动(图3-49)。

(3)向下轻压核,使液体从周边流出。旋转核块,确保水分离充分(图3-50)。

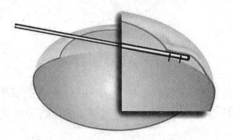

图3-48　水分离操作步骤(1)

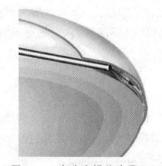

图3-49　水分离操作步骤(2)

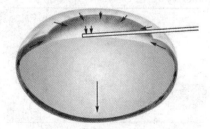

图3-50　水分离操作步骤(3)

八、皮质的吸除

当超声乳化操作完成后,更换为注吸(I/A)手柄,然后进行皮质的吸除。操作时,保持 I/A 手柄头上的注吸孔始终保持向上,吸住皮质后拉向中心,并有旋转动作,用足够负压吸除(图 3-51A、图 3-51B、图 3-51C)。

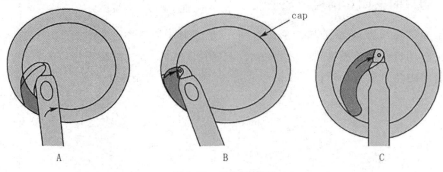

图 3-51 皮质的吸除

12 点或主切口下方的皮质吸除可以选择弯头的注吸手柄,如仍不能吸除干净,可在注入人工晶状体后随着人工晶状体的旋转,残留的皮质就会松动,然后在人工晶状体的保护下,安全地将其吸除干净(图 3-52)。如果误吸了囊膜,囊膜会呈放射状皱褶(图 3-53),此时应立即停止操作,然后等待囊膜依靠自身的张力和弹性慢慢松开,或利用脚踏控制的回吐功能来松开囊膜,然后再继续操作,切忌此时紧张牵拉囊膜,会引起后囊膜破裂,并造成玻璃体脱出。

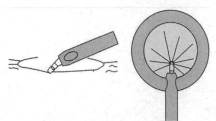

图 3-52 植入人工晶状体后吸除 12 点皮质

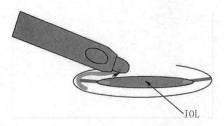

图 3-53 误吸后囊膜的放射状皱褶

九、人工晶状体(IOL)的植入

吸除干净皮质后,前房和晶状体囊袋内重新注入适量的黏弹剂,撑开囊袋的同时并保持前房的适当深度,就可以植入 IOL。折叠 IOL 已是目前 IOL 的主流,一般用配套的 IOL 推助器将 IOL 植入囊袋内,然后用调位钩顺时针适当调整 IOL 的位置,以保证 IOL 位于囊袋内并居中。

十、黏弹剂的吸除

植入 IOL 后,应将眼内的黏弹剂吸除干净,包括前房和 IOL 后房的黏弹剂。黏弹剂残留会引起术后一过性眼压升高,给患者造成不必要的痛苦。

十一、切口的密闭和前房形成

吸除干净黏弹剂后,观察前房的形成情况,一般要对主切口进行密闭操作。方法是用注射器和冲洗针头对切口两侧角膜基质层适当注水,造成轻度水肿,以达到密闭切口的目的。最后从辅助切口向前房内注入适量平衡盐灌注液形成前房,就可以放心结束手术了。

(王艳红)

第四章 青 光 眼

第一节 原发性开角型青光眼

开角型青光眼的房角大多为宽角,少数为窄角,因眼压升高时房角是开放的,故此命名。这一型青光眼病情进展极为缓慢,且无明显症状,故不易早期发现。个别患者甚至双眼视野已呈管形或一眼已失明方来就医,所以必须对这种眼病提高警惕,以便早期发现,及时治疗。

一、慢性单纯性青光眼

慢性单纯性青光眼常在中年发病,40 岁以上的发病率为 0.4%～0.7%,但也有不少患者发病年龄较早。中华青光眼学组会议初步拟定 30 岁以上者为单纯性青光眼,30 岁以下者为发育性青光眼。单纯性青光眼的发病在性别上无明显差别。本病为遗传性疾病,可能为多因子遗传,有人认为是常染色体显性遗传或常染色体隐性遗传。

(一)病因

单纯性青光眼的眼压升高是由于房水排出通道的病变,使房水排出阻力增加所致。阻力的部位主要在于小梁网。病理检查可见小梁变性、硬化和内皮细胞增生,Schlemm 管和外集液管阻塞。电镜检查发现小梁的基膜增厚并有玻璃样变性,使小梁板变厚达正常人的 2 倍,因而使小梁孔变小。有人认为血管神经和大脑中枢对眼压的调节失调也可使房水排出阻力增加。总之,单纯性青光眼的病因比较复杂,其发病机制目前尚不确切明了。

(二)流行病学

原发性开角型青光眼在一般人群中的发病率,由于所调查的人群、诊断标准和普查方法不同,所报告的差别相当大。多数欧美的报告发病率小于 1%,40 岁以上的发病率为 0.4%～0.7%。我国 13 个省市普查结果,30 岁以上的发病率为 0.57%。欧美国家中原发性开角型青光眼是青光眼中最常见的一种。我国原发性开角型青光眼比原发性闭角型青光眼明显少,开角型青光眼与闭角型青光眼之比为 1：(5～7)。在未治疗的高眼压症中,一般观察 5～10 年开角型青光眼的发生率为 3.2%、6%、11% 及 35% 等,说明高眼压症人群中,易感性是有差别的。

1.年龄

许多调查研究表明,开角型青光眼的发病率随受检人口的年龄增加而升高,绝大多数患者发生在65岁以后。在一个 3 000 名的一般人口的观察中,开角型青光眼和低压性青光眼在各年龄组的发生率:40~49岁为0.22%,50~59岁为0.1%,60~69岁为0.57%,70~79岁为2.81%,80岁以上为14.29%。但是,开角型青光眼并不只发生在40岁以上者,也可能在20~30岁,甚至10岁发病。一般开角型青光眼较闭角型青光眼发病年龄较早。

2.种族

黑种人较白种人原发性开角型青光眼发病率高,且发病年龄较早,病情较重。由青光眼致盲者中,黑种人较白种人高7~8倍,我国及其他东方人的发病率较低。

3.遗传因素

原发性开角型青光眼是一种具有遗传性和家族性的疾病,其确切遗传方式尚不清楚,最可能的遗传方式是多基因多因子遗传。开角型青光眼患者近亲中青光眼的发病率高,有报道为5%~19%者,另一报道开角型青光眼中50%患者有家族史。

(三)临床表现

1.症状

单纯性青光眼为双眼疾病,发病隐蔽、进展缓慢。早期一般没有任何症状。当病变进展到一定程度时,可有轻度眼胀、视力疲劳和头痛。中心视力一般不受影响,而视野逐渐缩小。晚期当双眼视野缩小呈管状时,则出现行动不便和夜盲等症状。有些晚期病例有虹视或视物模糊,最后视力完全丧失。

2.眼前节检查

在发病早期眼前部可无任何改变,球结膜不充血,前房深度正常。晚期角膜可稍发乌,瞳孔稍开大,对光反应迟缓,虹膜萎缩。至绝对期,球结膜一般仍不充血,少数病例可有轻度前睫状支血管扩张,角膜上皮轻度水肿,知觉减退,晶状体浑浊。

3.眼压

测量眼压是检查青光眼的重要方法之一。眼压正常范围为1.3~2.8 kPa(10~21 mmHg)。正常人的眼压双侧相似或相等,两眼差值不应超过0.7 kPa(5 mmHg)。绝大多数正常人的眼压是在正常值范围以内,不致引起眼组织的损害。当眼压达病理值后,大多数患者容易产生组织损害,应引起警惕。但每个眼球对眼压的耐受程度差别很大,例如,正常值范围内的眼压对某些患者可引起视盘损害,而另一些人眼压>4.0 kPa(30 mmHg),经多年密切观察,视盘和视野均无病理改变。所以必须根据患者所不能耐受及能产生组织和功能损害的压力而确定其病理值。

眼压日曲线:正常眼压在1 d之内是有波动的,不能仅凭少数几次测量来确定患者的眼压状况。这种改变情况名为眼压日曲线。测量方法:在24 h内,每4 h测量眼压1次。第1次最好是在起床前测量。如果患者不能耐受,也可在2~3 d间于不同时间测量后凑成日曲线,但结果不如在1 d内完成者准确。中华青光眼学组暂定的测量时间是上午5、7、10点,下午2、6、10点。眼压日差<0.7 kPa(5 mmHg)者为正常,>1.1 kPa(8 mmHg)者为病理性。大多数正常人早晨眼压最高,以后逐渐下降,夜间眼压最低,午夜后又渐升高;也有早晨眼压最低而下午眼压升高者。

早期房水排出系统的障碍是功能性的,临床表现为眼压不稳定,日曲线波动度大。根据日曲线可选择作激发试验和用药的时间。在眼压高峰时,房水排出的阻力最大,眼压最低时,房水排出的阻力不太大或正常。因此在眼压高峰时作激发试验阳性率较高。在眼压升高前用药则有利于控制眼压。单纯性青光眼的眼压波动幅度增大和眼压水平升高,波动幅度增大可能比眼压升高出现更早。

4.房水流畅系数降低

开角型青光眼房水流畅系数(C值)下降,在青光眼的早期C值可有自发性波动,随着时间的推移,最终发展为视野缺损的眼睛,C值下降常出现在明显眼压升高以前。但是单纯的C值测量对诊断的价值不大。由于对青光眼的概念的改变,眼压描记在临床诊断青光眼的作用也发生了变化,如同眼压升高不能诊断为青光眼,只是C值降低也不能作为诊断依据。眼压描记在对青光眼的发病机制和抗青光眼药物作用的了解方面,曾经是极有价值的,但对于临床诊断和治疗青光眼的作用是有争论的,眼压和C值异常只是提醒医师应更密切观察患者。

5.视盘损害

视盘的青光眼性陷凹及萎缩是诊断的可靠根据。多数人认为青光眼陷凹可出现于视野缺损之前,因为病理陷凹的形成是由于支架组织的丢失,而神经纤维尚未受损害。所以应注意视盘的早期改变,及时治疗,以防止视功能发生损害。

(1)生理陷凹:多为横椭圆形或圆形,极少数为垂直椭圆形,多位于视盘中央,也可略偏于一侧;深度一般不超过0.7 mm,大陷凹较深,小的则较浅。在深陷凹的底部可看到筛板,陷凹的颜色常较其周围的盘沿为浅,但陷凹的大小与颜色变淡区域并不一致,陷凹常较颜色淡的区域大,因此应以小血管走行方向的变化来确定陷凹的边界,而不应以颜色改变来判定陷凹的大小。生理陷凹的大小因人而异,小陷凹居多,双眼陷凹的大小一般是对称的。多数人认为陷凹的大小与年龄的增长无关,如陷凹变大应认为是病理性的。测量视盘陷凹大小的方法很多,常用的简便方法是测量陷凹直径和视盘直径之比,即杯盘比值,测量其横径或竖径,简称为杯/盘(横)或杯/盘(竖)。

曾测量2 286位正常人,4 556位眼的杯盘比值,发现杯/盘(横)≤0.3占66.86%,≥0.6者为5.83%。杯/盘(竖)≤0.3者占64.01%,≥0.6者为1.13%。双眼杯/盘(横)相差≤0.2者占98.33%,>0.2者为1.67%,双眼杯/盘(竖)相差≤0.1者占96.87%,>0.1者为3.13%。陷凹为圆形者占69%,横椭圆形者占29.87%,竖椭圆形者仅占1.13%。因杯/盘≥0.6者为少数,中华青光眼学组将杯盘比值0.6定为青光眼筛选的指标。但该比值受视盘大小的影响,在正常人与青光眼患者中有重叠现象。大凹陷并非均为病理性的,应结合视盘的其他改变进行综合分析。

盘沿是指陷凹边缘至视盘缘之间的环状部分。正常盘沿上下方较鼻侧及颞侧宽,以下方最宽,上方次之,再次为鼻侧,以颞侧为最窄,即ISNT规律(图4-1)。盘沿上无切迹或缺损,呈粉红色。

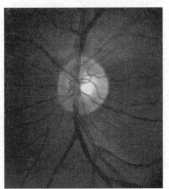

图 4-1　正常视盘
盘沿:下方>上方>鼻侧>颞侧(ISNT规律)

利用求积仪或计算机图像分析仪可以定量测量视盘、盘沿、陷凹等参数,对青光眼的早期诊断及监测有参考价值(见表4-1)。

表 4-1　正常视盘面积与盘沿面积

学者	眼数	视盘面积(mm²)	盘验面积(mm²)
Bitten,等	113	2.102±0.50	1.65±0.30
Caprioli,等	52	1.70±0.04	1.09±0.03
Gramer,等	32	2.15±0.32	1.36±0.34
刘磊,等	172	2.40±0.50	1.77±0.32
王敏,等	120	……	2.22±0.35
李景波,等	44	3.18±0.59	2.64±0.45
		3.73±0.57	2.12±0.25
黄丽娜,等	36	……	2.095±0.45

从表4-2可看出,盘沿面积与视盘面积有明确的相关性,表明盘沿面积受视盘大小的影响。另外,以上参数还因所用仪器及检测对象的不同而有差异。故以上数据仅可作为参考,为随访监测,各单位需固定检测仪器并作大数量的正常眼的测量以求出其正常范围。

(2)青光眼性视盘改变:青光眼的主要过程是神经节细胞轴索的丢失。当轴索丢失后盘沿神经组织量减少,导致盘沿和视盘凹陷形态的改变。

视盘凹陷扩大:盘沿神经组织丢失可致视盘凹陷扩大。可分为以下几种方式。①局限性扩大:盘沿神经组织的选择性丢失主要发生在视盘的上下极,下极较上极更为常见,并轻度偏向颞侧,因而使凹陷向垂直方向或斜向扩大。凹陷局限性扩大为盘沿出现小的缺损,发生在颞下方,曾被称为极性切迹、局限切迹或小凹样改变。当局限缺损扩大加深时,该部盘沿形成一锐利鼻侧边缘,常靠近一个较大视网膜血管。局限性缺损可扩展达视盘边缘,该区盘沿完全消失,视网膜血管如经此处则呈屈膝状(图4-2)。②同心性扩大:青光眼性凹陷可呈同心性扩大,这种改变方式较局限性扩大少见。由于正常视盘变异很大,凹陷的普遍性、同心性扩大与生理性大凹陷不易区别。青光眼性凹陷的同心性扩大的特点是盘沿呈同心性变窄。虽然盘沿的某些区域可能更窄一些,但没有盘沿某一区域明显变窄的现象(图4-3)。Pederson 和 Anderson 在一纵向研究中发现,视盘凹陷的普遍性扩大是青光眼进行性视盘改变最常见的形式。这种变化发生在视野缺损以前。当看到大凹陷时,应考虑其是否为病理性。生理性大凹陷的盘沿宽度均匀一致,尤其是上下极不应较其他方向狭窄。如C/D>0.6,而上下盘沿不窄,则可能是生理性的。生理性凹陷多位于视盘中央,而青光眼性者视盘颞侧盘沿常较窄,而呈偏心性。当凹陷越大、越深、越偏向一侧,越应考虑为病理性。生理性大凹陷与遗传有关,检查其直系亲属的凹陷,有助于鉴别先天性与后天性改变。③凹陷加深:在有些病例,早期青光眼性凹陷的改变是凹陷加深,这只发生在病前筛板不暴露者。如圆锥形凹陷,在凹陷底部组织变稀疏,呈半透明薄膜状。继之筛板前的支架组织消失,有薄纱样组织悬挂,薄纱消失后即露出筛板,可见灰色筛孔,称筛板斑征。此后不再加深,而是向底部扩大,使凹陷壁变陡,筛板显露面积逐渐扩大。在大多数病例筛孔呈点状,有些呈条纹状,后者伴有视野缺损者较多(图4-4),血管架空越过加深的凹陷上,以后沉于凹陷底部。④凹陷垂直扩大:早期盘沿组织丢失常发生在视盘的上下极,凹陷垂直扩大较水平方向明显,故青光眼性凹陷呈垂直椭圆形(图4-5)。但是,正常视盘和凹陷常呈竖椭圆形,故竖椭圆形凹陷不能都认为是病理性的,应考虑凹陷形状与视盘形状的关系。根据视盘的形状,当垂直方向的凹陷比预期的大时,应怀疑为青光眼性损害。换言之,C/D垂直明显大于 C/D 水平时应怀疑为青光眼性改变。⑤双侧凹陷不对称:正常人双侧凹陷对称,如果双侧凹陷不对称,相差 0.2 或>0.2,应注意视野是否有改变。双眼凹陷的对称性较凹陷的大小更有意义。⑥晚期青光眼视盘改变:盘沿完全消失,凹陷达视盘边缘,所有血管均从视盘边缘屈膝爬出,视盘颜色苍白。该种情况也称锅状视盘凹陷,因组织切片横断面上筛板明显后移且视盘边缘呈穿凿状。

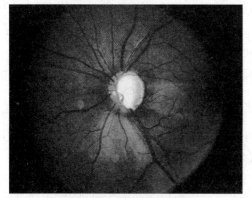

图 4-2 凹陷局限性扩大

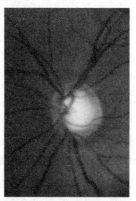

图 4-3 凹陷同心圆性扩大

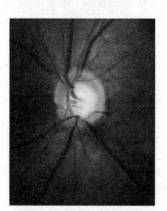

图 4-4 筛孔呈点状、条状

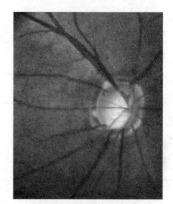

图 4-5 凹陷垂直扩大

盘沿组织丢失:过去着重注意视盘凹陷的变化,但它实际上是反映盘沿组织丢失。盘沿面积测量可定量观察盘沿神经组织丢失情况,以此指标区分早期青光眼及正常眼较 C/D 有意义,但盘沿面积也受视盘大小的影响。青光眼的最早和最明显的视野缺损是在 Bjerrum 区和鼻侧周边部,这些区域是由黄斑上下方的弓形神经纤维所支配,这些纤维进入视盘的上下极。所以,典型的青光眼性视盘组织丢失开始于视盘的垂直部分,尤其是偏颞侧和下极。该区发生营养不良性改变,呈半透明状组织变薄,继之消失而形成切迹。如果凹陷呈斜坡状,则组织消失处变深,使该处的凹陷壁变陡。Jonas 等对青光眼盘沿丢失的研究发现,青光眼盘沿丢失可发生于视盘的任何部位,并根据青光眼病程的不同阶段而有好发区域。轻度青光眼损伤者,盘沿丢失主要见于视盘颞下方,其次是颞上方;中度进行性青光眼损伤,盘沿丢失在颞上方最明显;在晚期青光眼,盘沿残留一般仅见于视盘鼻侧区,且鼻上区明显大于鼻下区。青光眼盘沿丢失的发生,在各部位有一顺序,一般是先开始于颞下方,然后逐渐出现于颞上方、水平颞侧、鼻下方、最后是鼻上方。这种改变与筛板的形态学有关,与青光眼性视野缺损的进展相对应。

对于可疑性青光眼应仔细观察盘沿,尤其是上、下方盘沿。对于盘沿面积的测量,不仅应测量盘沿总面积,且要测量颞下区与颞上区的面积,以利于早发现青光眼性改变。应注意盘沿不是各方向均等的,而是下方最宽,颞侧水平部最窄。如颞下和颞侧水平处宽度相等,就提示有青光眼性视盘改变,对青光眼早期诊断很重要。盘沿变窄的早期颜色尚正常,当病情更进展时,小血管相应也减少,颜色变浅。Schwartz 认为,苍白代表胶质中无血管区。而 Quigley 等的研究表明,苍白不是毛细血管密度下降的结果,而是盘沿神经组织变薄,使组织结构和透明度发生变化。盘沿变薄使毛细血管总量减少,致使从视盘的胶原部分有更直接的反射,使返回光线呈白色。荧光血管造影在视盘苍白区可显示有小血管。对苍白的测量是困难的,因在随访时屈光间质情况明显影响苍白测量的结果。如用视盘照片测量,则照相方法与底片的冲洗均可造成误差。应用测量制图法而衍制出的一些比色计法或光密度法来测量视盘的苍白区,可测量视盘不同点的相对光反射。测量苍白的方法有以下几种:①画出中央苍白区的界限,计算苍白区面积与视盘面积的比率;②在盘沿上选择几点测量其苍白;③苍白的全面分析,记录视盘全部各点的苍白值。

(3)血管改变。①血管形态的改变:当青光眼视盘凹陷扩大时,视盘上的视网膜血管走行和形态可能有改变。首先是血管向鼻侧移位,视网膜血管沿凹陷鼻侧边缘进入眼内,假使凹陷大,血管看起来移向鼻侧。过去认为视网膜血管向鼻侧移位是青光眼的特征,现在认识到凡是大凹陷,不论是生理性或是青光眼性,都可有这种现象。②血管呈屈膝状:有些眼的脉络膜巩膜管的后孔较前孔大,在大凹陷时,凹陷边缘呈穿凿状,视网膜中央血管沿凹陷底部及其壁走行,当达穿凿悬垂的边缘下方时,血管消失,行至边缘表面时又能看见,这种血管屈膝爬行现象是青光眼性视盘凹陷的典型体征,但也可见于先天性大凹陷,并非青光眼所特有(图 4-6)。③环形血管暴露:正常视盘可能有 1~2 根视网膜血管的分枝沿凹陷的颞侧边缘走行,称为环形血管。当凹陷扩大时,此血管离开凹陷边缘而显露在扩大的凹陷内,血管可保持在视网膜水平,悬在凹陷之上,也可随凹陷下沉,位于凹陷底部。凹陷缘环行血管暴露是视神经损害的体征,常见于青光眼,但是也可见于视神经萎缩、缺血性视神经病变和大的生理凹陷(图 4-7)。④视网膜中央动脉搏动:当眼压升高到视网膜中央动脉的舒张压,或后者降至眼压水平时,就会出现动脉搏动。但是,主动脉瓣闭锁不全、大动脉瘤、全身血压降低、严重贫血等全身疾病时也可出现。⑤视盘出血:视盘出血呈火焰状或片状,位于视盘表面神经纤维层,有时可扩展到视盘周围视网膜,但主要部位是在视盘上,有时发生在视盘较深部位而呈圆形。据报道,81% 的视盘出血位于浅层,19% 位于深层。据估计,大约 1/3 青光眼患者在其过程中曾有出血,低压性青光眼较开角型青光眼更为常见。有人分别报告高眼压青光眼患者中发生率为 7% 和 9%,低压性青光眼为 20.5% 和 21.7%。视盘出血常发生于视盘的上方及下方。Shihab 报道,70% 在颞下方,18% 位于颞上方,其余 12% 位于视盘其他区域。出血持续时间短,但可再次发生,故有时就诊时可见,而再次就诊时已消失或于同一部位或新的区域发生新的出血。有报道,出血持续 2~35 周不等,92% 至少持续 4 周,大多数持续 2 个月。12%~64% 的患者有再次出血。视盘出血不是青光眼的可作为诊断的病征,而是一种重要表现。它可能是青光眼性损害的第一个表现,常发生在视网膜神经纤维层缺损、盘沿切迹和视野缺损之前。在正常人群中,视盘出血的发生率很低,据报告为 0.33%~0.50%。如在正常眼压者发现有视盘出血,可能是低压性青光眼的早期。如果眼压偏高,则可能为青光眼。如果已排除其他眼病和全身性疾病,包括使用抗凝剂所致的视盘出血,应考虑视盘出血是青光眼早期损害的一种体征。

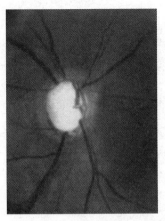

图 4-6　血管屈膝

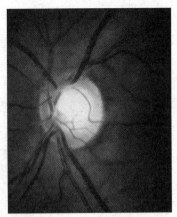

图 4-7　环形血管外露

(4)视盘周围萎缩:青光眼患者视盘周围常有脉络膜和色素上皮萎缩所形成的环形或部分晕轮,又称青光眼晕,但这种萎缩也可见于其他情况。青光眼患者有此晕者比正常人多。由于多出现在发展期青光眼,而且正常人也有这种变化,故对早期诊断的价值不大。Wilensky 和 Kolker将视盘周围改变分为晕和萎缩,并将之分级。他们发现,在青光眼与非青光眼之间晕的程度是相同的,而青光眼患者萎缩的程度较重。Anderson 提出,青光眼性视盘局限性改变可能与视盘周围萎缩有关,他认为弧形斑可能表明该扇形区解剖薄弱,特别容易发生青光眼性损害。Heijl 发现,视盘周围萎缩的部位与视野缺损明显相关。但是,Airaksinen 等在 9 年的随访中发现,视盘周围萎缩与盘沿面积下降之间仅轻度相关。在低眼压性或高眼压性青光眼有无视盘周围萎缩似乎不影响盘沿面积变化的速度。

视盘周围常有边界清楚的白色或黄白色环,其内界为巩膜管的边缘,外界为色素上皮止端,此区域称为巩膜沿或 Elschnig 环。围绕此均匀一致的生理性巩膜沿,有两种形状不规则、边界清楚程度不等的萎缩。在内侧,萎缩区可见巩膜暴露,有时部分被脉络膜覆盖,而脉络膜毛细血管及视网膜色素上皮层缺失。在内侧区以外,常有一较周边萎缩区,有色素紊乱和脉络膜毛细血管及视网膜色素上皮的部分萎缩。一段时间以来,学者们认为视盘周围视网膜萎缩常伴随有青光眼。在非青光眼的眼睛常可看到视盘周围改变,可能是正常改变或是伴有先天性或者后天性改变。

视盘周围区的萎缩分为两部分,内侧部分称为 β 区,外侧部分称为 α 区。Elschnig 最初描述的窄的白色巩膜环标志着巩膜管的界限。巩膜环是一个生理形态,但在不同的眼睛其显露程度不等。内侧弧形斑(β 区)靠近视盘,检眼镜下可见巩膜和脉络膜血管,是由于视网膜色素上皮及光感受器几乎全部消失。其外侧的半月形弧形斑(α 区),是由于视网膜色素上皮细胞的黑色素含量不均匀所致。常可看到单独有 α 区,并在正常眼是常见的。β 区很少在没有 α 区萎缩情况下出现,而且在正常眼是不常见的(图 4-8)。

Airaksinen 等对视盘周围区提出了临床分类,分为以下四类。①无生理巩膜环,无萎缩区。②显露生理巩膜环(Elschnig 环),但无萎缩区:为围绕视盘的巩膜管的标志;为生理性形态,但显露程度不等。③视网膜色素上皮及脉络膜毛细血管全萎缩(内侧弧形斑或称 β 区):视网膜色素上皮及光感受器完全消失;可见巩膜和脉络膜血管;正常眼不常见。④部分萎缩伴有色素改变(外侧弧形斑或称 α 区):与视网膜色素上皮细胞的黑色素含量相对应;呈现不规则的色素脱失及增生;常在β区之外,但也可能单独存在;正常眼常见。

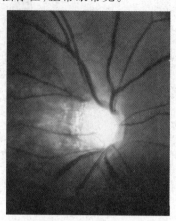

图 4-8　视盘周围萎缩弧内侧为 β 区,外侧为 α 区

(5)视盘的大小:在青光眼的早期诊断中,视盘的大小具有很重要的诊断意义。因为在视盘面积与视杯大小之间具有相关性,正常眼视盘小者常无视杯,大视盘者有很大的视杯。这表明,在青光眼的早期,小视盘眼可被视为正常眼而实际是青光眼性的小视杯,因为小视盘常无视杯或不明显。同样,一个大视盘眼可被视为青光眼,而实际上是正常眼的大视杯,因为大的视盘常有生理性大视杯。但大视盘伴有大视杯并不能都排除青光眼,因为曾有报告大视盘的青光眼易感性较小视盘者大,或至少相同。对大视盘具有大视杯的眼,在检查其早期青光眼性改变时,重要的是观察盘沿的形态,盘沿最窄的部位是否在颞侧水平部,视网膜神经纤维层是否明显可见。对大视盘伴有大视杯的眼除外青光眼性改变十分重要。因为有研究表明,正常眼压性青光眼的视盘较原发性开角型青光眼者明显大。提示大视盘青光眼的早期诊断,其眼压升高并非是一个很敏感的指标。

(6)其他有关问题。①青光眼凹陷的可逆性:一般认为,青光眼性视盘损害和视野缺损是不可逆的,这在绝大多数病例是正确的,尤其是在神经组织已真正丢失时。但有些情况下凹陷可能是可逆的,常见的是小儿患早期青光眼,尤其是一岁以内者,术后眼压得到控制,凹陷可明显缩小。也有报告成年人近期发生的青光眼凹陷,用药物或手术治疗眼压明显下降后,凹陷得以恢复。年老患者可能因为巩膜组织的弹性下降,凹陷不易恢复。②凹陷扩大而不伴视野缺损:视神经的球外部分受压迫后可发生视野缺损,一旦压迫被及时解除,视野可戏剧性地复原。因而压迫可以损伤但并未破坏视神经。青光眼治疗后,视野也可能有轻度恢复,这种恢复绝不会很大。绝大部分青光眼在出现视野缺损以前已有一定数量的神经纤维丢失。当轴索死亡,它们在巩膜管内占据的空间减少,凹陷扩大。Quigley 发现,视神经组织丢失 40% 时,用 Goldmann 视野计尚查不出视野缺损。所以,视神经损伤可能已发生并且进展却查不出视野缺损。当视野检查方法得到改进并建立了正常数据以作视野比较分析,才能更早检出视野缺损。目前对于视盘凹陷进行性扩大而不伴视野缺损,应考虑是早期青光眼的指标。③近视眼的青光眼性视盘及视野改变:近视眼的青光眼诊断是一个特殊问题,许多近视眼因青光眼而使视力受到相当损害但未引起医师考虑青光眼的可能性。造成诊断困难的原因如下,筛板与视网膜间的距离比正视眼和远视眼明显短。此距离的平均值正常人约为 0.7 mm,而近视眼者为 0.2～0.5 mm,因此近视眼的完全性青光眼凹陷的深度只是一般青光眼凹陷的 1/2;青光眼性视盘改变的特征常被视盘斜入和视盘周围萎缩所掩盖。因巩膜硬度低,用 Schiotz 眼压计所测眼压如未经矫正则常偏低。再有生理盲点扩大常错误地被认为是由于近视性弧形斑。眼底后极部或周边部的葡萄肿可能产生不规则的屈光不正,而影响视野检查,尤其是在现代视野检查应用低强度的视标时,应戴适当眼镜矫正屈光性暗点。医师应注意发现近视患者中的青光眼,因这种患者中青光眼的发病率较高。④相对性传入性瞳孔反应缺陷(relative afferent pupillary defect,RAPD):青光眼性视神经萎缩的另一临床体征是可能伴有 RAPD,或称 Marcus-Gunn 瞳孔。它是任何原因所致单侧或不对称性视神经损害的一种瞳孔改变。Kohn 注意到双眼视野不对称的青光眼患者存在 RAPD,即使在双眼不等的眼压升高及视盘凹陷不对称,而动态 Goldmann 视野检查正常的情况下,也可观察到 RAPD。因而他认为,RAPD 是视野缺损之前的青光眼早期体征。Thompsen 报道,视野缺损的范围与 RAPD 呈正相关。

瞳孔对光反射的传入弧与视觉传入纤维由视网膜至视束走行一致,在视交叉,传入纤维部分交叉,部分不交叉,交叉纤维稍多于不交叉纤维,分别为 53% 及 47%。这种不平衡使正常眼的直接对光反射与间接对光反射不相等,从而导致瞳孔不对称,这在一侧视束完全阻断的患者中可以观察到。实际上,由于交叉纤维与不交叉纤维数量不等,造成的瞳孔缩小的幅度差值很小,瞳孔描记测得的差值约为 0.075 mm,临床上可以忽略。因此,当一只眼的瞳孔传入纤维受损导致直接对光反射减弱时,该眼的间接对光反射正常。通过比较该眼的直接对光反射和间接对光反射的差别,就可表示该眼的瞳孔传入纤维受损程度,此即 RAPD。RAPD 是视交叉前瞳孔传入纤维受损的体征。Thompson 利用不同透光率的滤光片置于健眼或相对好眼之前以减弱刺激光强,以滤光片的透光率(对数单位)表示 RAPD 的程度。以光源分别照射患眼(或相对差眼)和健眼(或相对好眼),观察两眼的直接对光反射和间接对光反射达到平衡所需滤光片的透光率大小,透光率越高,RAPD 越轻微,透光率越低,RAPD 越严重。一般认为 RAPD 小于 3 个对数单位无病理意义。

检查在暗室中进行,因暗适应条件下瞳孔开大,当光线刺激视网膜时容易观察瞳孔运动缩小情况。将已知透光率的滤光片置于相对好眼之前,以点光源照射相对好眼,然后迅速照射相对差眼,观察两眼的瞳孔运动情况,选择合适的滤光片使两眼瞳孔运动达到平衡,即直接对光反应与间接对光反应的瞳孔收缩幅度和速度相等。记录该滤光片的透光率(对数单位),即为 RAPD。

6.视网膜神经纤维层缺损(retinal nerve fiber layer defect,RNFL-D)

Hoyt(1973)发现青光眼早期 RNFL 可出现局限性萎缩,这种 RNFL 的退行性改变是细微的,但是可以用检眼镜观察出来,并且可以用眼底照相机拍摄,尤其是用无赤光线可以看得更清楚。Sommer 对高眼压症患者每年做一次 RNFL 照相,在最后发现视野缺损的眼中,每只眼均有持续的 RNFL 异常,平均发生在视野缺损出现前 1.5 年,最早的可以发生在 5 年以前。用 RNFL 照相观察 RNFL 的情况,是区分高眼压症和真正青光眼最早的和比较可靠的方法。

(1)正常 RNFL 眼底所见:正常 RNFL 在视盘周围呈灰白色、稍浑浊、均匀细微的放射状条纹,位于视盘附近者最厚,呈粗糙的互相交织的条纹,可追踪到距视盘 2～3 PD 远处,以后逐渐消失。左眼的 11:00～2:00,4:00～7:00(右眼 10:00～1:00,5:00～8:00)即上、下弓形纤维束处最清楚,2:00～4:00(黄斑纤维束)看不清楚,因此处的 RNFL 较薄,但实践后此区也可看清,RNFL 离视盘越远,越薄就越不清楚(图 4-9)。在离视盘 2 PD 远处 RNFL 开始有不同程度的变薄,而且散开呈羽毛状,在亮的 RNFL 反光条纹之间,有加宽的暗带,应注意勿与局限性萎缩暗带相混淆。视网膜血管主干近侧埋于 RNFL 中,使血管中心光反射呈不规则的弥散反光,RNFL

中的小血管模糊可见,呈交叉状阴影。儿童及青年人视网膜光反射较强,为从内界膜来的正常反射,在动静脉旁有平行于血管的宽的强反光,在反光之间可呈现出相对暗的区域,当移动检眼镜的光线时,其形状和位置都有变化;而 RNFL 条纹虽也有移动,但是其形状、走行和部位不变。视网膜色素上皮色素少者,其 RNFL 不易看出。

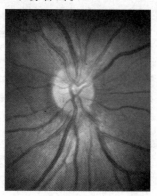

图 4-9　正常视网膜神经纤维层

(2)RNFL 萎缩分两类。①局限性萎缩:在上下弓形纤维束中有暗淡的裂隙或沟,位于距视盘 2 PD 范围以内,常伸展到视盘附近(正常眼 RNFL 分开常在距视盘 1 PD 以外)。弓形裂隙可很窄,但常为多条,使 RNFL 萎缩成耙形,或呈梳发样外观,先是细梳发样,后为稀梳发样。较宽的沟形或弓状、楔形缺损,其色调较附近视网膜稍暗;如楔形很宽,常易被忽略,用立体镜观察,此处变薄。由极早期梳发样改变,进展到缺损,大致需要 4～10 年(图 4-10,图 4-11,图 4-12,图 4-13)。光学显微镜检查,缺损部分 RNFL 明显变薄,严重者可消失。②弥漫性萎缩:RNFL 弥散性变薄,较难确定,尤其是在早期,血管的光反射变得更明显,并使正常情况下被其上面 RNFL 所遮盖的小血管暴露出来。当萎缩更进展时,视网膜表面呈暗斑点颗粒状,视盘周围血管的轮廓清楚,其光反射是连续的,在血柱旁有灰色条纹,在萎缩的晚期小血管收缩消失(图 4-14)。

(3)鉴别:视网膜光反射类似局限性 RNFL 萎缩。颞上下支血管主干附近的弧形反光,是从内界膜来的反光,可能与宽的 RNFL 的弧形缺损相混,但这种反光是亮的,不连续的,非线条形的。与 RNFL 萎缩不同,这种反射趋向于离开神经纤维束的弓形径路,有时融合在一起,两片反光之间的假的神经纤维束缺损,有正常的视网膜的条纹及颜色。仔细检查血管有助于区分正常 RNFL 但看不清楚弥漫性萎缩。如果视网膜血管表面有强反光的条纹越过,并部分覆盖血管,则有一定程度的 RNFL 存在。在 RNFL 萎缩,血管壁看得很清楚,在粗糙的视网膜表面,血管轮廓有鲜明对比,血管裸露地位于视网膜表面。如血管上无极亮反光,看不见境界清楚的血管壁,则可能是有 RNFL 而看不清楚。当 RNFL 自视盘向外渐变薄时,可见暗亮相间隔的区域,但是并不达视盘很近处,不达距视盘 1 PD 以内。

北京医科大学第一医院眼科曾研究分析 347 只眼 RNFL 的改变,RNFL-D 的敏感性高,在有视野缺损的开角型青光眼中,88.89％有 RNFL-D,123 只正常眼中仅 1 只眼 RNFL 有裂隙样缺损,其特异性为 99.19％。LTG 及可疑 LTG 患者均有 RNFL-D。开角型青光眼对侧视野正常眼中 53.83％、可疑开角型青光眼中 20.55％有 RNFL-D。RNFL-D 的部位与视野缺损的部位是相对应的。

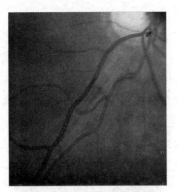

图 4-10 颞下裂隙状缺损

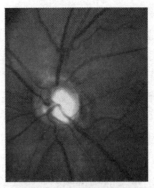

图 4-11 颞上梳发样改变颞下楔形缺损

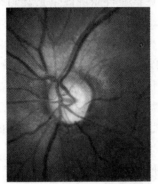

图 4-12 颞下楔形缺损

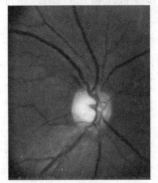

图 4-13 颞上出血窄楔形缺损

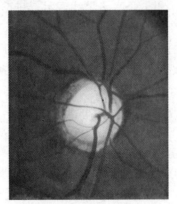

图 4-14 弥漫性萎缩

7.视盘和视网膜神经纤维层结构的选量检查

有研究表明,视盘的改变和视神经纤维层的缺损早于视野的损害。当视野出现异常时,已经有 20%～40% 的视神经受到损害。如果在视野出现异常之前,发现视神经损害,将有助于青光眼的早期诊断。对解剖改变的客观记录最初是通过照相技术完成的,视盘的立体照相,需要医师积累一定的经验,它提供了一种可以更早的,定性和半定量的,而且是不可替代的分析视盘的方法。20 世纪 90 年代,随着共焦技术和激光光束的使用,出现了共焦激光扫描检眼镜:如海德堡视网膜断层扫描仪(Heidelberg retina tomography,HRT)、光学相干断层扫描仪(optical coherence tomography,OCT)、偏振光扫描仪等。激光眼底扫描技术可以提供客观的,而且是三维立体图像的活体视盘的解剖结构。下面主要介绍应用较普遍的海德堡视网膜断层扫描仪(HRT)

和光学相干断层扫描仪(OCT)。

(1)海德堡视网膜断层扫描仪(HRT)。①基本原理:共焦激光扫描检眼镜的原理主要是基于光学共焦技术(图 4-15)。单束激光通过一个孔投射到后极部视网膜的共焦平面上。激光通过第二个共焦孔反射回来,被光感受器接收。任何在共焦平面之外的信号将被探测孔阻挡。标准的 HRTⅡ软件有 22 个参数。参考平面是最重要的变量之一,它区分了视杯和盘沿。它的位置对大多数的变量均有很大的影响。标准参考平面定义为视盘轮廓线 6 度宽的范围(350°~356°),这一范围与视盘黄斑束相对应。350°~356°处的乳斑束平均厚度为 50 μm,在青光眼的患者中这一区域也保持相对稳定。由于针对每名患者进行个性化设定,避免了人群中生理变异大的问题,能矫正常见的视盘倾斜。②主要参数:HRT 有 5 个重要参数。高度变异曲线和平均视神经纤维层厚度是两个量化的参数,高度变异曲线的计算是通过轮廓线上最高和最低点的差值来确定,因此是独立于标准参考平面的。平均视网膜纤维层厚度相当于标准参考平面和沿着轮廓线的视网膜高度之间的平均高度差异,因此也称之为相对厚度。另外 3 个重要参数为盘沿面积、盘沿体积和视杯形态测量(cup shape measure,CSM)。盘沿面积是指视盘轮廓线以内,高于参考平面的盘沿组织所占面积。盘沿体积是指视盘轮廓线以内,高于参考平面的盘沿组织所占体积。视杯形态测量是指轮廓线内(视盘)各点深度值频数分布的偏斜度,它反映了杯壁的陡峭程度。浅于平均深度的点数多于深于平均深度的点数时 CSM 为负值;反之为正值。正常应为负值,接近 0 时说明病情加重。在正常视盘的上极和下极部分,视网膜神经纤维层增厚产生了特异性的双峰曲线。在 HRT 的地形图中,双峰曲线的位置和平均视网膜高度(mean retina height,MRH)以及标准参考平面均可以作为量化的评价指标。在当前 HRTⅡ的软件中,MRH定义为高度的零点(0.0 mm z-轴),用一条水平黑线表示。在正常眼中,轮廓线的最高点通常达到了 MRH,而在青光眼中,非常典型的轮廓线的边界是在 MRH 之下。然而,在视网膜神经纤维层萎缩的病例中,轮廓线会普遍降低,表现出低的参考平面的数值。通过使用将视盘分离的方法检测早期和局限性的缺损,使敏感性有了很大的提高,在 HRT 软件中称作 Moorfields 回归分析。计算视盘的每一个部分及整个视盘的 95.0%、99.0%、99.9%的可信区间,盘沿面积百分比≥95.0%时为正常,95.0%~99.0%为临界值,<99.9%为异常。但在 Moorfields 回归分析中,屈光度和视盘大小有一定适用范围,屈光度适用于-6~+6 D,视盘大小适用于 1.0~3.6 mm²。正常人和早期青光眼患者的正态分布存在较大范围重叠,用单一指标不能很好区分,因而又引入了多元判别分析,包括 FSM 和 RB 等。FSM 由三种参数组成:视杯形态分析、盘沿体积、沿轮廓线高度变化量。以 0 为分界线,正值为正常,负值为异常。RB 由两个参数组成:视杯形态分析和颞下轮廓线,也是以 0 为分界线,正值为正常,负值为异常。③在随访中的应用:对于青光眼患者的随访 HRT 提供了两种方法。一种是对立体参数的分析,比较两次检查的不同而且可以量化,另一种是对两次检查的数字高度图进行比较。第 1 种方法对于视盘改变的量化评价更有优势,标准化立体参数变化量统一了各个参数的数值尺度。标准化变化量为 0 时,参数没有改变;标准化变化量为-1 时,参数由正常转变至晚期青光眼。第 2 种方法对于在图像上定位改变更有帮助,后者无须依靠参考平面和轮廓线,两幅图像的数字局部高度图可以计算出不同。将两幅图像正常化后,两张图像的每一点的高度相互做减法。得到的结果的差异与每一点的标准差进行比较,然后将其显示在一张彩色编码的图像中。红色的图像代表在随访中此区域比基线压低,绿色区域表示比基线高。$P \leqslant 0.05$,差异有意义。至少连续20 个超级像素点区域发生变化,连续随访 2~3 次检查,重复出现变化才有意义。随访间隔建议高危患者 6 个月,一般 1 年左右。可在

前 18 个月内增加检查次数,以便监测早期变化。

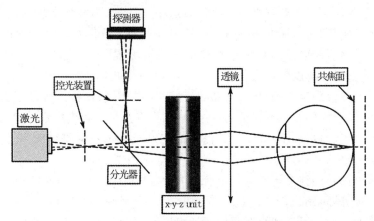

图 4-15　共焦激光扫描系统

不同层面的扫描,只有来自聚焦平面的光才能被探测器接收,获得一系列二维的共焦截面图

(2)光学相干断层扫描仪(OCT):OCT 是基于低相干光原理。用一系列短脉冲的低干涉光束照射在一面反光镜上,产生两束光,参考光和测量光。参考光是指在一个已知的可变位置的参考镜面上被反射的光,测量光经过眼的屈光系统折射向视网膜。两个光路中的光线脉冲经过折射或反向散射必须几乎同时到达,才能在光纤耦联器中重新被整合为一束。当参考光和测量光的路径长度接近光的相干长度时产生干涉信号,从而对不同深度组织产生的反向散射强度和延搁时间进行测量(图 4-16)。

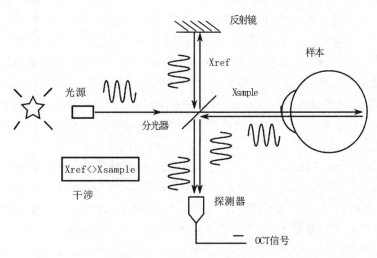

图 4-16　Michelson 干涉计

OCT 以视盘中心点为中心行 6 条 4 mm 放射状线扫描,并自动测量视盘边界,以 RPE/脉络膜毛细血管层和感光器止端为视盘边界。通过对视盘的扫描合成后获得如下参数:①垂直方向盘沿范围的体积;②水平方向盘沿宽度的面积;③视盘面积;④视杯面积;⑤盘沿面积;⑥视杯/视盘面积比;⑦视杯/视盘水平径线比;⑧视杯/视盘垂直径线比。以直径为 3.4 mm 对视盘周围的视网膜神经纤维层进行环形扫描。Schuman 等对视网膜神经纤维层厚度进行重复测定,直径分别为 2.9 mm、3.4 mm、4.5 mm,其中以 3.4 mm 直径重复性最好。在通过不同组织界面时会产

生不同亮度的光反射强度,不同的光反射强度用伪彩色来标记,视网膜神经纤维层的部位就自动勾画出来,并可计算其厚度。正常视网膜神经纤维层呈双驼峰;弥漫性变薄双驼峰降低不明显,局限性视网膜神经纤维层损害,曲线图中双驼峰消失并下凹。量化参数包括每个钟点、每个象限和整个扇形部分的视网膜神经纤维层的平均厚度。高度近视,严重的屈光间质浑浊,视盘玻璃疣,影响视网膜神经纤维层厚度的测定。

在黄斑区域 12～5 点的每个钟点,以 6 mm 直径进行放射状扫描。黄斑厚度图可分为 9 个区,包括中心圆、内环和外环,每个环又分为四个象限,共 9 个区。得到的参数包括黄斑部各区的视网膜平均厚度、整个黄斑部的平均厚度(直径 6 mm)和黄斑部视网膜容积,分别通过伪彩色和量化参数来表示。

有学者研究视网膜神经纤维层厚度与视盘立体参数的关系,平均视网膜神经纤维层厚度与盘沿面积相关性最强;除鼻侧外,上方、下方、颞侧和平均视网膜神经纤维层厚度,均与视杯面积明显相关。有研究显示黄斑厚度和视网膜神经纤维层厚度均与青光眼有统计学显著相关,然而视网膜神经纤维层厚度比黄斑厚度更具相关性。Medeiros 等报道 OCT 测量下方视网膜神经纤维层厚度最早出现明显变薄。对 OCT 检测视网膜神经纤维层厚度与视野损害的相关性研究表明,在常规自动视野检查正常,而蓝黄视野检查异常的患者,OCT 检查发现视网膜神经纤维层厚度在颞上和颞下方明显变薄。说明 OCT 检测视网膜神经纤维层厚度与蓝黄视野检查有很好的相关性,比常规自动视野检查能更早发现青光眼性改变。目前 OCT 随访所需要的分析软件还不够完善。

8.视野检查

视野检查有动态视野法和静态视野法。动态视野以 Goldmann 视野计和光投射弧型视野计为代表。静态视野以全自动视野计为代表,目前使用最普遍的全自动视野计以 Humphery(美国)和 Octopus(瑞士)为代表。动态视野检查是指同一强度的光标从周边向中心移动,看见光标时作出反应,将刚看见的这一临界状态的点连接起来,形成一等视线;视野的范围即由不同大小、亮度的光标形成的若干等视线构成。静态视野检查指在一定的视角范围内固定分布静止不动的点,以不同亮度的阈值来表示该区域内的视觉质量。常用全自动视野计来实现静态视野检查,结果以灰度图和数字图来取代等视线。下面重点介绍以 Humphery 和 Octopus 为代表的全自动视野计。

(1)Humphery 自动视野计:有学者提出大多数病例最好的选择就是运用Ⅲ号白色视标的30-2 或 24-2 SITA 标准阈值程序或 SITA 快速阈值检测程序。30-2 程序能检测固视点周围 30°范围内,76 个位点的敏感度,常被称作中心视野。24-2 程序包括了 30-2 程序中最中心的 54 个检测位点。国外研究大多数将 24-2 程序作为标准检测程序,实践发现这样损失的诊断信息很少,却节约了检测时间。30-2 程序可检测更多位点,以判断疾病的进展,在已有视野丢失的随访中更为有用。进展期青光眼也可用 10-2 程序进行仅存的黄斑区中心视岛的检测。视野的追踪观察一般应选择相同 SITA 程序(标准程序或者快速程序)进行追踪,才能进行比较。有研究发现蓝-黄短波视野检查(short wavelength automated perimetry,SWAP),比标准视野检查能更早地发现视野改变;蓝-黄视野(SWAP)是将Ⅴ号蓝色视标投射在黄色背景上,它通过激活短波视路来发现早期视野改变。

单视野分析:单视野分析是一种重要的打印格式,包括患者的一般资料,检测参数,可靠性参数和检查结果。其中检查结果又包括:原始数值图和灰度图,总体偏差数值图和概率图,模式偏差数值图和概率图,青光眼半视野检测,视野指数(平均变异、模型标准变异)。

可靠性参数。①假阳性率:表示患者即使未看见视标仍然应答。在 SITA 策略时假阳性率表示为患者应答的函数,代表患者在不该出现应答时却有应答。如果假阳性率超过 33%,说明检查结果不可靠。欣快感患者常显示出假阳性率高,在青光眼半视野检测中显示"异常高敏感度",灰度图中出现白色区域,意味着难以解释的高阈值。如果模式偏差图的视野缺损比总体偏差概率图的大,可能是因结果中存在假阳性。②假阴性率:指的是一个显而易见的视标出现时,患者没有应答。假阴性视标仅呈现在敏感度已经测出及高于敏感度 9 dB(8 倍)的检测位点上。假阴性率超过 33%结果不可靠。

能否盯住固视点是由固视丢失率和固视追踪记录来监测。固视丢失率是自动视野计的盲点检测,视标周期性地出现在盲点区,如果应答次数超过 20%,结果不可靠。

结果分析。①数值图和灰度图:在结果的最上方分别为数值图和灰度图。数值图是将所检测的每个位点的实际敏感度,以 dB 值在相应位置表示出来。灰度图是将检测的每个位点敏感度的 dB 值以不同的灰阶来表示。dB 值越小,表明该区敏感度越低,灰度也越大。灰度图给人以直观印象,但应以概率图为准,概率图能更准确地反映被检测者的视野缺损。②总体偏差概率图和模式偏差概率图:总体偏差概率图是指所有检测位点的敏感度,和同一年龄的正常值进行比较后产生的总体偏差图。模式偏差概率图是指每个位点的实际敏感度与期望值之间的差值,是对视野中央和周边敏感度的生理性衰减进行校正所得到的。去除了白内障和小瞳孔等造成的普遍敏感度下降,这之后仍存在的敏感度丢失,从而强调了局部视野缺损。概率图比灰度图更能反映早期视野缺损,模式偏差概率图最有实际意义,P 值小于 5%、2%、1%和0.5%分别用不同符号标记出来。

青光眼半视野检测(Glaucoma Hemifield Test,GHT)(图 4-17):在中心 30°区域以水平子午线横坐标,将上、下视野划分为 5 个相同区域,然后进行对比(图 4-18)。任泽钦总结的四句口诀便于记忆 5 个区域的位点:"中心 3 点偏鼻侧,旁心 4 点两半分,鼻上 5 点分三二,正上十点不均匀"。GHT 反映青光眼早期改变是根据一侧与其镜像分区对应点敏感度的差异所达到的概率水平。①正常界限外:上半视野中一个或多个分区敏感度显著不同于下半视野对应区,$P<0.01$时。②临界:一个分区差异,$0.01<P<0.03$ 时。③正常范围内:上、下半视野对应区域没有显著性差异。反映两种情况:真实正常;灵敏度对称性降低。④异常可靠性:最佳检测点敏感度低于或高于仅 0.5%正常人群水平时,为"普遍敏感度下降"或"异常高敏感度"。

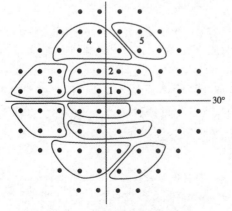

图 4-17　青光眼半视野检测

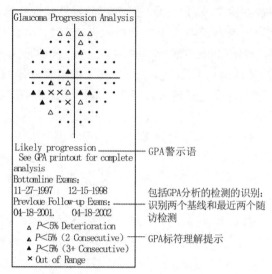

图 4-18　青光眼视野进展分析程序

视野指数：早期有四个指数，最近保留两个最有用的指数。①平均缺损（mean deviation，MD）是指整个视野比正常平均偏离多少，是总体偏差图中显示的偏差分贝值的加权平均值。②模式标准差（pattern standard deviation，PSD）是指由局部视野缺损引起视野的不规则程度。PSD 是排除了普遍降低后敏感度的差值，显示局部缺损，因此是早期诊断的一个指标；而 MD 是反映整体敏感度降低的均值，不宜用于早期诊断，可用于分级和随访观察。P 值显示于所有 MD 值及明显在正常范围之外的 PSD 值之后。③随访分析：随访系列图将结果打印在一张纸上，进行总体观察。只要选择相同 SITA 程序（标准程序或者快速程序）进行追踪，即使使用不同阈值策略，如 30-2 和 24-2，结果就可用同一种分析。

青光眼变化概率图（glaucoma change probability，GCP）：青光眼变化概率图需要最初的两次检查作为基线，如果患者最初的结果不可靠，就要以可信的结果作为基线，因为一旦建立基线，以后的随访和治疗策略都要以基线为标准。在 GCP 中，分别有 $P<0.05$ 的改善位点和 $P<0.05$ 的恶化位点。当一个视野发生进展时，应有多个、可重复的恶化位点被检测出。青光眼变化概率图中还有一项平均缺损的线性回归分析：MD 的线性回归分析需要 5 次以上，运用同一检测方法的结果。MD 的线性回归分析是指相对于时间 MD 的斜率在 $P<0.05$、$P<0.01$ 水平上是否有意义。

青光眼视野进展分析程序（glaucoma progression analysis，GPA）：GPA 是一种新型的青光眼视野进展分析软件，采用了 EMGT Study 的青光眼进展标准作为判断标准，和多中心的结果作为数据库进行分析。在分析中采用 SITA 程序和模式偏差概率图，去除了白内障等因素对结果的影响，并能自动排除可信度差的结果。应用该软件需要两次可靠的检查作为基线，随访检查时软件自动查找有显著改变的点（发生可能性 $P<0.05$），并加以标记。结果中提示是否有进展：2 次以上、有 2 点以上有显著改变为"possible progression"；3 次以上、3 点以上有显著改变为"likely progression"。

（2）Octopus 自动视野计：Octopus 自动视野计也是一种常用的视野计，是市场上出现的第一台全自动静态视野计。它与 Humphery 自动视野计有一些类似之处，下面我们仅就检查结果中的不同之处做一简单介绍。Octopus 自动视野计的检查结果包括一般状况、灰度图、阈值数字图、对比图、概率图、Bebie 曲线和视野指数。检查结果的可信性指标超出以下范围认为不可靠：假阳性＞30％,假阴性＞30％,固视丧失＞20％。

灰度图与阈值数字图分别相当于 Humphery 自动视野计的灰度图和数值图。灰度图来源于阈值数字图的原始数据,但不能根据阈值数字图进行判断。

对比图和矫正对比图：对比图是将检查结果与同年龄组的正常值相比较后所得差值,当差值≤4 dB 时,以"＋"表示,＞4 dB 时,则标出具体差值,差值越大,缺损越深。矫正对比图是减去弥漫性缺损后的对比图,检查有无局限性缺损。

概率图包括概率图和矫正概率图,与 Humphery 自动视野计总体偏差概率图和模式偏差概率图类似。

累积缺损曲线(Bebie 曲线)：将 G_2 程序中的 59 个点按缺损值的大小顺序排列而成的曲线。图中标记了正常值上下曲线和 90％的正常人的正常值曲线。如有视野缺损,曲线下移并以红色显示。

视野指数：包括平均光敏感度(mean sensitivity,MS)、平均缺损度(mean defect,MD)、缺损变异度(loss variance,LV)、矫正缺损变异度(corrected loss variance,CLV)、短期波动(short-term fluctuation,SF)等。MS 是指各个位点光敏感度的算术平均值,反映了视网膜的平均光敏感性。Octopus 的 MD 与 Humphery 自动视野计并不完全相同,在 Octopus 平均缺损度是指受检眼与同年龄组正常人光敏感度的平均差值,其值越高,表明缺损越大,正常为 $-2\sim2$ dB;Humphery 自动视野计中平均缺损,是总体偏差图中显示的偏差分贝值的加权平均值,其负数值越大,表明缺损越重。LV 和 CLV 减去了 MD 值,因此是 Octopus 的局限性缺损指标。正常值 LV 为 $0\sim6$ dB,CLV 为 $0\sim4$ dB。MS 和 MD 是 Octopus 弥漫性视野缺损的指标,LV 和 CLV 是局限性视野缺损的指标(表 4-2)。

表 4-2 MD 和 LV(CLV)

MD	LV(CLV)	意义
正常	增高	局限性视野缺损
增高	正常	弥漫性视野缺损
增高	增高	弥漫性＋局限性视野缺损

(3)AccuMap 多焦客观视野检查仪：目前,自动视野检查是视野检查的金标准,然而自动视野检查是一种主观检查,在很大程度上依赖患者的理解和配合。AccuMap 多焦客观视野检查仪是一种多焦点、多轨道视觉诱发电位检查系统。与大多数视觉电生理检查不同,AccuMap 使电生理检查成为可以临床应用的常规检查手段,并在一定程度减少了个体差异。

AccuMap 基本原理是视觉刺激产生的电信号传输到枕叶皮质后,被固定于枕骨的高敏电极捕获而形成的电生理反应。因此,它是一种客观检查,而不依赖于患者对视觉刺激的反应能力。虽然原理复杂,但应用简便,适用于青光眼、pre-perimetric 青光眼以及主观视野检查可信度低的患者等。

AccuMap 是一种新型的客观视野检查仪,有研究报道与 Humphery 自动视野计检查结果比较,有较高的一致性。AccuMap 提供了一种检查青光眼视野缺损的客观、有效的方法,避免了一般主观视野检查方法由于需要患者的配合而产生的误差,尤其是在老年青光眼患者配合较差的情况下,可以获得更可靠的结果,从而作为一种有益的补充手段。

（4）视野缺损分期。视野缺损的特征性改变：慢性眼压升高所致视盘损害为视网膜神经纤维束的病变，所造成的视野缺损有其特征性改变。

旁中心暗点：常在中心视野 5°～30°范围内有 1 个或几个比较性或绝对性旁中心暗点。有时在绝对性暗点周围有比较性暗点，其典型分布区域是在 Bjerrum 区，鼻侧分布范围较宽，颞侧范围较窄。有的靠近中心注视点，有的远离中心点 20°～30°，暗点的宽度为 2°～10°，在鼻侧以水平线为界。在早期旁中心暗点不与生理盲点相连，当病情进展，几个旁中心暗点可以融合或与生理盲点相连，形成典型的弓形暗点。

弓形暗点：这是典型的神经纤维束型视野缺损。由于视盘的一束神经纤维受侵，暗点从生理盲点开始，围绕注视点 10°～20°内呈弓形达鼻侧水平线上。鼻侧较颞侧宽，与视网膜颞侧弓形神经纤维束的排列相对应。弓形暗点可为比较性或绝对性，一般不是从生理盲点开始，当其延伸至生理盲点时，在该处的暗点也不是最致密的。

鼻侧阶梯：为视网膜神经纤维束损害的特征性改变，表现为一条或多条等视线在鼻侧水平子午线处上下错位，形成鼻侧水平子午线处的阶梯状视野缺损。由于神经纤维受损害程度不同，不一定每个等视线均查出鼻侧阶梯。可仅累及周边等视线或中心等视线，也可能从中心到周边多条等视线受累。鼻侧阶梯常合并旁中心暗点或弓形暗点。当中心视野不能确切分析时，周边部鼻侧阶梯有一定诊断意义。

非典型的青光眼性视野改变：①扇形视野缺损。青光眼早期可单独出现颞侧或鼻侧周边视野压陷或缺损，一般呈扇形，尖端向中心部，边界不沿水平线。这种视野改变属神经纤维束缺损，因为 Bjerrum 区的神经纤维束最容易受高眼压的影响，因而被认为是青光眼性改变。有研究认为颞侧扇形压陷是早期青光眼的表现，但仅有鼻侧扇形压陷，对青光眼的诊断意义不大。②周边性视野收缩。虽然在青光眼的视野改变中常见，但是，屈光间质不清、瞳孔缩小或年龄因素等均可使周边视野缩小，因而对青光眼没有诊断价值。但是，如果单眼高眼压伴有周边视野收缩，可能为青光眼早期改变。如果视野收缩进展，应进一步检查。

非青光眼性视野缺损：随着视野检查技术的改进及视觉生理的发展，以前认为是早期青光眼视野缺损的盲点外露、翼状暗点（Seidel 征）和生理盲点延长，现在都不认为是早期青光眼的体征。因为生理盲点颞侧的视网膜的敏感度呈斜坡状，该处等视线的位置不肯定，容易造成人为的盲点外露。瞳孔缩小，晶状体改变及年龄大者均容易出现生理盲点外露。

进展期改变：随着病情进展，视野缺损加重，上、下方弓形纤维受损则形成双弓形暗点，围绕中心注视点，一端与生理盲点相连，鼻侧止于水平线上。多数上下弓形不对称，在水平线上相遇，形成两个阶梯，下方者常靠近中心注视点。新的神经纤维损害容易发生在接近原来损害的部位，使暗点加宽。向中心侧进展较慢，向周边侧进展较快，特别是在鼻上象限，最后在此处突破与周边缺损相连，形成鼻上视野缺损。随着病情进展，缺损可扩展到鼻下方形成全鼻侧视野缺损。以后从周边部各方向逐渐向中心收缩。

晚期改变：从中期到晚期没有明显界限，晚期视野大部分丧失，仅残存 5°～10°角中心小岛，即管状视野。还可能保留 1.0 的中心视力，而视野缺损已达注视点附近。残留的小视野常呈横椭圆形，鼻侧有水平阶梯。这种小视野可保持相当长的时间，缺损常由鼻侧向中心注视点进展，当注视点受侵犯则视力可突然丧失。有些病例在有管状视野的同时，颞侧周边部尚存有小的视力区，称为颞侧视岛。当中心视野消失后，最后仅保留颞侧视岛，仅仅残存微弱的视力，可以维持很长时间，最后视力完全丧失。青光眼的颜色视野和白色视野的收缩是平行进展的，当视野已很小时,颜色视野常存在。而原发性视神经萎缩者,其颜色视野很早即消失。

9.心理物理学检查

过去认为,原发性开角型青光眼先侵犯周边和旁中心的视功能。直到晚期中心视功能才受侵,这是基于仅用 Snellen 视力表来测定中心视力。这种方法只测定眼在接近最大对比度下的分辨力,而忽略了对日常视功能很重要的其他参数,如色觉、察觉低对比度物体的能力等。

(1)色觉:青光眼可有色觉障碍。绝大多数研究认为,在青光眼蓝-黄色觉比红-绿色觉受侵犯较常见而且更严重。一般而言,色觉障碍与视野缺损程度相关。但是,偶尔也有视野缺损已达进展期而色觉仍正常。色觉障碍常发生于青光眼的极早期,有时在视野改变出现以前。

(2)对比敏感度:对比是两个可见区域平均照度的差别。对比敏感度是测量能够察觉两个区域照度差别的能力。假使这两个区域在空间彼此相连,察觉照度差别的能力为空间对比敏感度。如可见区域在时间上顺序出现,这种察觉照度差别的能力称为时间对比敏感度。对比阈值是能区别出间隔排列的条栅而不看成为均匀的灰色(对于空间对比试验)或使顺序出现的光呈闪烁光而不是稳定的光线(对于时间对比试验)的最小照度差。对比敏感度值是最亮和最暗条栅的照度的差值除以两者之和。频率是每度视角的条栅数或者每秒钟内的闪烁数。屈光不正、年龄、暗适应和瞳孔大小等可影响对比敏感度。

青光眼的空间对比敏感度:Campbell 和 Green 最早注意到青光眼患者的空间对比敏感度下降,因所用方法复杂,只限于实验室研究。

青光眼的时间对比敏感度:早在 1947 年 Campbell 和 Ritter 曾表明在青光眼的旁中心视野有弥漫性闪烁敏感度下降。其后被其他学者所证实。这些研究发现,青光眼患者在 30°视野以内有闪烁融合功能改变,发生在平面视野检查出现异常以前,但是所研究的患者数量少而且闪烁融合的参数也不确切。

(3)黄斑光敏度:Herman 等用 Octopus 静态视野计测量中央 8°视野内 58 个点,绘出了黄斑区光敏度的详图,在少数青光眼患者,表现光敏度阈值下降。

心理物理学检查已从实验室进入临床应用。这些试验在青光眼诊断和处理中的地位尚未确定。但是,与一些组织病理研究结合起来,心理物理学检查已显著地增加了我们对青光眼是如何影响了视功能的理解。

10.电生理检查

(1)视觉诱发电位(VEP)检测:高眼压症和青光眼患者是否有视神经损害,及视神经损害的程度和范围,许多研究表明这种方法是可行而且敏感的,对细微损伤也可检测出来。对 VEP 波形的分析是根据客观数据,可避免检查者主观判断可能引起的误差。但这种检测方法目前仍处于探索阶段,尚不能单独应用于青光眼的早期诊断。

(2)图像视网膜电图(pattern electroretinogram,PERG):它是应用清晰成像于视网膜的黑白翻转的棋盘格刺激视网膜时,从角膜面记录到的电位反应。目前普遍认为它能反映视网膜第三神经元的功能。病变累及视网膜节细胞,PERG 表现异常。早期开角型青光眼可由于神经节细胞损害的程度,PERG 表现为正常或轻度异常。研究表明,PERG 的波幅与视野改变和视盘杯盘比值相关,其波幅随视野缺损的增大而降低。在青光眼早期,杯盘比值小时,PVEP 正常,而PERG 出现异常,表明在青光眼时 PFRG 较 PVEP 更易受损害。

11.荧光血管造影

原发性开角型青光眼患者眼部荧光血管造影显示视盘普遍性弱荧光。在视盘的上下极近边缘处可有局限性绝对性充盈缺损,常与视野缺损的部位和严重程度相一致。高眼压症患者的充盈缺损区较正常人多。青光眼患者在视盘的局限部位先发生视神经灌注减少,在血管荧光造影表现为相对荧光充盈缺损,然后发展为局限部位的绝对性充盈缺损,伴有相应的视野缺损。有些正常人也有充盈缺损,故不能作为鉴别诊断的依据。在高眼压症患者,荧光血管造影充盈缺损的预后价值尚不能肯定。

12.全身因素和开角型青光眼

在探索青光眼的发病机制研究中,曾有人设想开角型青光眼不只是眼局部疾病,可能与下述一些全身情况有关。

(1)皮质激素反应。

(2)血浆皮质激素抑制试验:目的是借口服地塞米松后血浆中皮质激素被抑制的程度来确定患者对此药是否敏感,以期将青光眼患者与正常人分开。在口服地塞米松 0.75 mg(也有用0.25 mg者)9 h后,开角型青光眼患者的血浆皮质醇受抑制的程度比正常人更明显。Becker 发现血浆皮质醇抑制试验与局部激素试验的结果是一致的。本试验用时短,不需要患者的配合,所以有些学者试图用此试验代替局部激素试验。

(3)苯硫脲(phenylthiocarbamide,PTC)味觉试验:苯硫脲有苦涩味,能尝出其苦味者称PTC 尝味者,尝不出苦味者称为味盲。这是由基因决定的,味盲者是纯合子隐性状态,在正常人中占 30%,在开角型青光眼患者中却占 51%,两者间有明显差异。激素高反应者中味盲占51%,与开角型青光眼相似,而激素低度反应或无反应者味盲仅占 25%,与正常人相似。闭角型青光眼患者中的味盲较正常人和开角型青光眼者少。

(4)淋巴细胞转化的抑制:淋巴细胞转化试验是测定人体细胞免疫功能的一种方法。从末梢血标本中分离的正常淋巴细胞,经植物血凝素的作用,可转化为淋巴母细胞并进行核分裂。这种转化的程度可用同位素方法测量,也可用显微镜来计算淋巴细胞的转化率。皮质类固醇可抑制这种转化。青光眼患者只用正常人所需用的泼尼松的半量即可使淋巴细胞转化有 50%被抑制。局部皮质激素试验高度反应者所需的激素量与青光眼者相似。

(5)HLA 抗原:许多文献报道特殊的组织相容性抗原和某种疾病之间有一定的关系。HLA-B12 和 HLA-B7 抗原和原发性开角型青光眼之间是有关系的。有的研究报道88%的青光眼患者有 HLA-B12 或 HLA-B7 抗原,而在正常人口中仅 30%有这些抗原。另有些初步研究,报道有特殊 HLA 抗原的高眼压患者,比没有这两种抗原者更容易发生视野缺损。

(6)糖尿病:糖尿病患者的青光眼发病率为 12.6%,比正常人口的发病率明显增高。Becker 发现在糖尿病患者中,不并发增殖性视网膜炎者发生高眼压的较多;不合并视网膜病变者的皮质类固醇试验呈高度反应者比非糖尿病者也多;所以他认为青光眼和糖尿病有一定的关系。此外,开角型青光眼患者的糖耐量试验的阳性率比非青光眼者高。在局部应用皮质激素使眼压升高5.3 kPa(40 mmHg)和产生可逆性视野缺损者中,糖尿病较非糖尿病患者多。

(四)治疗

原发性开角型青光眼治疗的目的是控制疾病的发展,或尽可能延缓其进展,使患者在存活期间能保持好的视力,大多数病例可通过降低眼压达到此目的。因为患者的视神经对压力的耐受力不同,因而不可能规定一种眼压水平可保持病情稳定,有的患者眼压在 2.0 kPa(15 mmHg)而损害仍在进展,而另一些患者眼压达 4.0 kPa(30 mmHg)尚可耐受相当长时间而不出现损害。一般认为,眼压越高,可能发生进行性损害的危险越大。视神经或视野的损害进展则应加强治疗而进一步降低眼压。另外,所选用治疗应尽量减少给患者造成不便和并发症,以便患者能遵嘱用药。

1.何时开始治疗

当眼压升高足以导致最后失明时均应开始治疗。不能对所有患者均选一定的眼压水平使其病情不进展,而是根据具体患者情况决定。主要考虑其眼压高度、视盘和视野状况,其他危险因素等,如年龄、近视、青光眼家族史,全身情况,如高血压、糖尿病、心血管疾病等。眼压低于4.0 kPa(30 mmHg)而无视盘损害及视野缺损或其他危险因素时,可密切观察不予治疗,但应随访观察。眼压高于4.0 kPa(30 mmHg)应开始治疗。如有视神经损害,尤其是当眼压升高、损害进展时则应治疗。若眼压升高并有视盘损害和视野缺损,则明确需要治疗。

2.靶眼压

靶眼压或称目标眼压,是指达到该眼压后,青光眼的病情将不继续进展。靶眼压可根据视神经损害情况及危险因素制定。对靶眼压不能确实知道,只是推测。在达到靶眼压后还要根据视神经及视野的进一步变化及病史中其他因素不断地调整改变靶眼压。临床工作中医师常注意稳定眼压而忽略一过性峰值眼压,而这种一过性高眼压可损害视网膜神经节细胞。房水排出易度可对抗峰值眼压。增加房水排出的药物优于减少房水生成的药物。应设法达到靶眼压并注意该药物的作用机制。增加房水排出易度者更具有保护性。

眼压控制的参考指标:作为一般规律,视神经损害和视野缺损愈严重,为避免视功能进一步丢失,应将眼压降得愈低。当视盘和视野已严重受损,尤其是注视区受到威胁时,需用强有力的治疗使眼压降得很低。可对每一患者制定理想的、可接受的及边缘的眼压水平。如果所制定的眼压水平正确,而且眼压可降至理想或可接受的水平,则将可能避免青光眼性损害进展。例如,视盘正常,未查出视野缺损,则理想的眼压为2.8 kPa(21 mmHg)以下,可接受眼压为3.5 kPa(26 mmHg)左右,4.0 kPa(30 mmHg)为边缘眼压,后者常需开始或增加治疗。当一个患者的视盘完全凹陷苍白,视野缺损侵及注视区,理想眼压为1.1 kPa(8 mmHg),在此眼压水平,视功能进一步丢失的危险性很小;可接受的眼压可能是1.6 kPa(12 mmHg),损害进展的危险也很低;边缘眼压为2.0 kPa(15 mmHg),损害加重的危险将明显升高,需加强治疗甚至需要手术。这样规定的眼压水平是根据临床经验定的,目前尚无方法确定多高的眼压对某一具体视神经可阻止其损害的发生或进展。

如果用药物治疗可容易地达到理想眼压且仅有极少不良反应,则治疗是满意的。常是只达到可接受的眼压水平,而要追求理想眼压常会发生很多不良反应。确定理想眼压也可参考治疗前后眼压状况,如眼压在5.3 kPa(40 mmHg)发生了中等度视神经损害,则将眼压降低至2.7 kPa(20 mmHg)的低值是可接受的。如果在治疗前眼压为2.7 kPa(20 mmHg)发生了类似的视神经损害,则眼压降至1.3 kPa(10 mmHg)才可能是恰当的。如果患者的预期寿命不长,而且青光眼性视神经损害在其有生之年不会有明显进展,则可不必开始或加强其治疗。假使有另外的危险因素或以前的损害在较低眼压情况下发生,则最理想的眼压应向下调。

3.药物治疗

可供选择的药物有以下几种。

(1)β受体阻滞剂:这类药物疗效好,不影响瞳孔大小及调节机能,作用时间长,明显降压作用可维持24 h,每天只需滴1～2次,降压机制为减少房水生成。可选用0.25%～0.50%的噻吗洛尔(噻吗心安),1%～2%美开朗,0.25%倍他洛尔(倍他心安),0.5%左布诺洛尔(贝他根)。

①非选择性β受体阻滞剂可阻断β_1受体(使心率减慢)及β_2受体(可引起支气管平滑肌收缩),所以对有心动过缓、心脏传导阻滞或支气管哮喘及呼吸道阻塞性疾病者不宜用。噻吗洛尔(噻吗心安)、卡替洛尔(美开朗)、普萘洛尔(心得安)、左布诺洛尔(贝他根)属于此类。②选择性β_1受体阻滞剂不产生β_2受体阻断作用,可用于哮喘患者,但仍能引起心跳减慢。倍他洛尔(倍他心安)属于此类。

(2)前列腺素类药物:为新一类抗青光眼药物,为青光眼药物治疗的又一重大进展。具有显著的降低眼压作用,可持续至少 24 h,故每天只需用一次。降低眼压机制是增加巩膜-葡萄膜外流,而不影响房水生成,对眼前节组织营养有益。最早(1996 年)提供临床应用的为适利达为0.005%,每晚一次。以后相继又有拉坦前列素为 0.15%,每天 2 次,比马前列素 0.03%,每天一次,曲伏前列素 0.004%,每天 1 次。适利达降低眼压效果好,为最有效的局部用药,点药次数少,每晚 1 次可持续恒定降低眼压,与其他抗青光眼药物合用均有辅助作用。无全身不良反应,可作为一线药物应用。局部不良反应为部分患者虹膜颜色加深,睫毛变粗变长。

(3)肾上腺素能神经药物:此类药可同时兴奋α受体及β受体,增加房水排出。有 1%～2%的肾上腺素,每天用 1～2 次,对调节功能无影响,但可引起瞳孔散大,无晶状体眼可引起黄斑病变。地匹福林为一种肾上腺素前药,其本身无治疗作用,进入眼内后经水解形成肾上腺素而发挥其药理作用。因其脂溶性强易于穿过角膜,明显低的浓度即可达到治疗效果。0.1%溶液相当于1%肾上腺素的作用,故不良反应少。每天用药 1～2 次。

酒石酸溴莫尼定(阿法根):为α_2肾上腺素能受体兴奋剂,具有高度 α_2 受体选择性,无 α_1 受体介导的不良反应,如瞳孔开大,血管收缩等。降眼压机制是减少房水生成及增加巩膜－葡萄膜外流。临床应用 0.2%每天 2～3 次,降低眼压效果与噻吗洛尔相似,优于倍他洛尔(贝特舒)。没有心、肺不良反应。有视神经保护作用,可作为一线药物。

(4)局部碳酸酐酶抑制剂:为减少全身应用碳酸酐酶抑制剂的全身不良反应,研制出局部滴眼剂,1995 年应用于临床。盐酸多佐胺的降眼药效果较噻吗洛尔稍弱,与倍他洛尔(贝特舒)相似。与β阻滞剂合用有协同作用,哮喘、心脏病等不能耐受β阻滞剂者用此药安全,不影响瞳孔大小。长期应用不伴全身应用碳酸酐酶抑制剂的不良反应。剂量为 2%,作为初始治疗,每天3 次;与β受体阻滞剂合用,每天 2 次。

(5)初始用药的选择:β受体阻滞剂的疗效较强,所需用药次数少(每天 2 次),不影响瞳孔及调节,从 20 世纪 70 年代后期一直作为原发性开角型青光眼的初始用药,但是它可引起严重的心肺不良反应,一些患者不能应用。近年来的新药如前列腺素类药物适利达,降眼压效果好,每天只需用药 1 次,而且浓度很低,为 0.005%,无全身不良反应,已被用来作为首选药物。α_2肾上腺素能兴奋剂溴莫尼定(阿法根)降眼压效果好,也无全身不良反应,较地匹福林不良反应小,因不兴奋 α_1 受体,不引起瞳孔开大及血管收缩,目前也作为一线药。缩瞳剂常不用做开始用药,因其用药次数多,不良反应较多不易为患者所接受及配合。

(6)单眼用药试验:采用一眼用药,一眼作为对照的方法来评价药物的疗效。这种试验方法可以确定单一药物的疗效,停用无效的药物,以免不必要的不良反应、经济浪费和带来的不便。单侧试验也可避免停用实际是有效而被认为是无效的药物。例如,由于眼压日夜波动,眼压峰值可掩盖药物的降压作用。单侧试验需要双眼眼压相近或保持恒定的比率,并且双眼眼压日夜波动相似。但实际情况常非如此,尤其是当一眼在短期内眼压不能被控制时。毛果芸香碱是一种理想的单侧实验药物,它对用药眼有直接的作用,而对对侧眼没有交叉效应。单侧试验后还需随访对照眼在加用药物后是否能被控制。

(7)联合用药:当单一药物不能控制眼压时,可更换其他药物,而且目前可供选择的新药很多,可多试几种,如仍不能控制,则需联合用药。一般讲,两种药物单独应用时均有效,当联合用时,不能起到两种药物的完全相加作用。两种药物的相加作用在某种程度上依赖于其降眼压机制是否相似,作用相同者相加作用较小,作用不同者相加作用较大。

(8)最大剂量药物治疗:最大剂量药物治疗是指没有合适的药物可以加用或者加用是适当的。不应将最大剂量药物治疗理解为在考虑非药物治疗以前,已联合应用最强力量的β受体阻滞剂、缩瞳剂、肾上腺素能药物和碳酸酐酶抑制剂。在确定每一具体患者的最大剂量药物治疗时,常考虑许多因素。无效的药物应停用,不应包括在最大剂量药物治疗中;不能耐受的药物,例如哮喘患者不能应用非选择性β受体阻滞剂,眼部不良反应如年轻人不能耐受缩瞳剂,或全身不良反应如碳酸酐酶抑制剂所致者;患者不能配合按时用药,尤其在使用毛果芸香碱时,患者常于就诊前注意用药,而其他时间不按时用药。当就诊时眼压正常,而青光眼损害有进展时,应仔细询问用药情况;患者不愿意或不能按时随诊以观察其疗效,这种患者常常不按时用药,应更多考虑进行激光或手术治疗。

(9)选择药物的趋势。因为有许多新的、更强有力的降眼压药物可供应用,所以在用药选择方面有了明显的变化:①维持眼压最简单的方法是用一种药物而不联合用多种药物。②前列腺素类药物作为一线用药。③用增加房水排出的药物比抑制房水生成的药物有益于眼部营养。④β受体阻滞剂的应用将减少,因其疗效较差及有不良反应。

4.激光小梁成形术

非损伤性激光小梁成形术已成为介于药物治疗及滤过性手术之间的一种治疗方法,因为滤过性手术有并发症。过去有许多患者虽有不能耐受的不良反应,或者处于边缘的眼压有视野进一步丢失的危险,仍继续用最大剂量的药物治疗。对这些较困难处理的患者,可先做激光小梁成形术而避免手术的危险。氩激光小梁成形术可作为开角型青光眼在进行滤过性手术以前的治疗方法,它只限于需考虑做滤过手术的患者,对于它是否可代替药物治疗目前还有争议。当缩瞳剂使视力明显减退以致严重影响患者生活时,也可考虑做激光小梁成形术。激光小梁成形术可使70%～80%的病例眼压下降,术后仍需继续应用强的药物治疗,一般可使眼压下降 0.8～1.3 kPa（6～10 mmHg）,不适用于眼压过高的患者。这种治疗降压效果不持久,过一段时间后眼压又可升高,经随访激光小梁成形术后眼压已控制者,每年有 5%～10%的患者眼压又失去控制。近年来多采用选择性激光小梁成形术(SLT)。

5.手术治疗

一般认为开角型青光眼以药物治疗为主,只有当用最大可耐受的药物治疗仍不能控制病情进展者才做手术。应采用滤过手术,手术可较大幅度降低眼压,有利于对病情的控制。近年来,对于开角型青光眼起始用药物治疗还是手术治疗存在一些争论,一般主张用药物作为起始治疗,但是药物可能有许多不良反应,患者对用药的依从性及长期效果等均存在问题。一些学者如Cairn、Watson、Jay 等建议手术治疗作为原发性开角型青光眼的起始治疗。他们认为在目前设备及技术情况下,小梁切除术是一种相当安全的方法,手术降低眼压的幅度常较药物者大,80%以上的病例可获得满意的控制,而且较严重并发症的发生率并不高。有学者认为可开始先用药物治疗,如果控制不满意应及时决定手术治疗,以免对视盘及视野造成不可逆性损害。

目前常采用的手术方法是小梁切除术,术后浅前房和白内障的发生机会较少,但术后远期眼压常较全层手术者高。全层手术如灼滤术、巩膜切除术等仅用于损害严重需将眼压降得非常低，目前已很少应用。做非穿透性小梁手术，这是近年来开展的一种新的抗青光眼手术，在不切通前房的情况下，切除 Schlemm 管外壁、构成其内壁的近管组织和部分透明角膜基质，仅留一层菲薄小梁及狄氏膜窗，起到房水引流作用，浅层巩膜瓣下的深层巩膜，大部被切除，仅留极薄一层。这种手术的降眼压效果与小梁切除术相似，但并发症显著减少。

睫状体破坏性手术一般只用于其他手术失败的患者，不作为常规初次手术。睫状体冷凝术可有效地控制眼压，术后常有严重疼痛、顽固性虹膜睫状体炎、黄斑水肿和眼球萎缩。治疗性超声或经巩膜睫状体光凝是目前正在研究的睫状体破坏性手术，尚需观察其长期效果。经瞳孔的氩激光睫状体光凝术可能是有效的，但只限于少数做过虹膜全切除，能有足够多的睫状突暴露可供治疗的眼睛。

（五）预后

原发性开角型青光眼的预后与视神经受损程度、眼压高度、视盘组织的易损性、全身血管性疾病、患者对治疗的配合以及治疗是否及时恰当等有关。一般认为视盘凹陷重者预后差，因为受损严重的视盘仅剩余少量轴索。所以每个纤维的丢失将是很重要的。有些专家提出，对于明显受损的视神经为了使青光眼稳定，需将眼压降至正常低值甚至低于正常的眼压。有些眼可在一段很长时间内耐受高眼压，而另一些在正常眼压情况下也可出现进行性损害。这种现象常被解释为视盘对压力引起损害的耐受性不同。其他如视神经的灌注压和患者对治疗的配合等也是重要因素。少数学者认为，治疗不能改变原发性开角型青光眼的自然过程。但是，绝大多数专家认为在绝大多数病例控制眼压可使病情稳定或减缓其过程。但是不要认为成功的降低眼压就能使病情稳定，有些病例经治疗后眼压明显下降，而视野缺损仍继续进展。患者应理解，治疗后眼压虽下降，但仍需终身定期就诊观察。医师也必须区分进行性青光眼性损害和视功能波动，以及随年龄增长而缓慢的视功能下降。

二、低眼压性青光眼

低眼压性青光眼（low-tension glaucoma，LTG）又称为正常眼压青光眼。低眼压性青光眼是具有典型的青光眼性视盘损害和/或视野缺损，但眼压始终在正常值范围以内，即不超过2.8 kPa（21 mmHg）。房角结构正常并完全开放，无引起上述病变的眼部或全身疾病的青光眼。

多数研究表明正常眼压性青光眼是一种较常见的青光眼类型，占开角型青光眼的 1/5～1/2，但这与目前临床实践中所见到的 NTG 患者的人数不相符，这可能是 NTG 患者的就诊率较低及漏诊率或误诊率较高所致。NTG 中女性较多，男女比例为 1∶2，有家族史者占 5%～40%。对于 LTG 是否应列为单独的一种临床疾病，长期存在着争议。有人认为它是原发性开角型青光眼的一种变异，而另一些人认为这两种情况视神经萎缩的机制不同。许多学者提出了 LTG发病的血管因素，并注意到它与全身病的关系。

（一）病因

LTG 的致病因素复杂，目前尚不了解其确切病因，可能是由于视盘的组织结构差异，对眼压或缺血特别敏感而容易造成视盘损害及相应的视野缺损。

本病的发病机制有以下几种主要解释。①眼球组织不耐受正常的眼压。②由于基压低，当房水外流受阻眼压升高虽未超出一般正常范围，但已足以造成视神经损害。③房水流畅系数低，但房水生成量也低，因而眼压仍正常。④由于血压低，视盘血管的灌注压低。某些青光眼患者眼压已控制,但由于治疗高血压,使血压下降而导致视盘血管灌注压降低,可使视野缺损继续进展。

正常眼压性青光眼的发病机制到目前仍不十分清楚,学者们进行了大量研究,提出了许多可能的发病因素,多数人支持血管因素和局部解剖因素学说。①血管因素学说认为 NTG 是由于全身血压和眼压不平衡,使眼灌注压降低而导致视盘血液灌注不良,或是眼局部或全身的血管疾病导致视盘周围脉络膜小血管异常,血管阻力增高或自身调节异常所致。②局部解剖因素学说认为可能是由于视盘筛板解剖结构具有某些缺陷,如筛板的结缔组织较正常人者薄弱,筛孔的孔径较大,而使筛板组织比正常人者脆弱,即使在正常眼压或在间歇性高眼压、体位性高眼压的作用下也容易使筛板弯曲向后凹陷,筛孔发生扭曲变形,使从筛孔中通过的视神经纤维受挤压而发生轴浆流阻滞,进而使神经纤维由于营养障碍而萎缩。在视神经纤维受挤压的同时,其间的毛细血管也受挤压而引起血液供应障碍,加速视神经纤维的萎缩。

以上任何一种单一学说均不能完全解释 NTG 的发病机制,Chanhan 等认为血管因素、局部解剖因素及眼压等共同起作用,NTG 患者可能由于眼的结构尤其是视盘的组织结构异常,使其对缺血和眼压异常敏感。有些调查结果显示,在相当比例的 NTG 患者中可能由于自身免疫调节功能的紊乱,使患者本身视网膜和神经纤维中的某些成分改变并表现自身抗原性,引发自身免疫反应,导致视网膜及视神经的损伤。

(二)临床表现

正常眼压青光眼为患者具有青光眼性视盘病理陷凹和萎缩及青光眼性视野缺损,但矫正眼压在正常值范围以内。前房角开放,病情为缓慢进展性,如未得到恰当治疗,病情将继续恶化,甚至可完全失明。有些 LTG 患者血压低,尤其是舒张期血压低的发生率较高。LTG 患者常伴有全身病,如血流动力学危象、心脑血管病、偏头痛和十二指肠溃疡等,LTG 患者的血液黏度、血浆黏度、血细胞比容等可能高于正常人。

1.症状

NTG 发病隐蔽,早期无明显自觉症状,晚期当视野缺损严重时,可因视野缩小而行动障碍。因患者中心视力较好,眼压正常,若不做详细的眼底检查观察视盘和视网膜神经纤维层改变,常易被漏诊。

2.体征

(1)视盘。①视杯:NTG 的视盘凹陷萎缩与 POAG 者相似,有些学者认为两者没有差别。但也有学者经过测量发现,与 POAG 相比,NTG 的视杯大小与视野缺损不成比例,与视野缺损相比视杯相对较大。NTG 患者的视杯壁呈斜坡状,视杯颜色较苍白,视杯较浅,容积较小,表明其筛板向后凸较轻。盘沿局限性切迹较多见。②盘沿出血:NTG 患者较 POAG 患者常见,发生率为 6.3%～35.3%,较 POAG 者高3～4 倍。NTG 患者盘沿出血的复发率高,而且复发部位不定。视盘出血是青光眼性变化的先兆,也是病情未得到控制的一个指征。③视盘周围萎缩:一些学者发现 NTG 患者的视盘周围萎缩较 POAG 者常见且较广泛,也有学者认为两者无差别。

(2)视网膜神经纤维层:有些学者发现 NTG 患者常出现局限性 RNFLD,呈楔形,常位于颞下或颞上区,病变早期、中期多为局限性 RNFLD,而到疾病晚期逐渐发展为弥漫性 RNFLD。

(3)视野:一般认为 NTG 与 POAG 患者的视野缺损相似。有些学者认为 NTG 患者的视野缺损比 POAG 者更靠近固视点,多在 5°,缺损坡度更陡峭,缺损更深。有研究表明青光眼患者的眼压水平与视野缺损的性质有相关性,眼压较低者视野缺损较局限,而眼压较高者的视野缺损较弥散,NTG 患者常有自鼻侧周边部延伸到固视点的浓密暗点。

(4)眼压:NTG患者的眼压在统计学正常范围以内,许多学者观察发现NTG患者的眼压接近正常人群眼压的上限值,基压偏高,即其平均眼压较正常人的平均眼压高。也有一些学者认为NTG患者的眼压与正常人者差别不大。仅把峰值眼压是否超过2.8 kPa(21 mmHg)人为地将原发性开角型青光眼分为正常眼压型与高眼压型是不够科学的,眼压不是NTG发病的根本原因。学者们强调应探索NTG房水动力学及其他方面的异常,而将眼压作为一个危险因素。虽然眼压对于造成NTG患者的视神经损害的作用尚意见不一,但并不意味着眼压对NTG不重要,在双眼不对称的NTG患者中,眼压高的眼视野缺损一般较重。有学者推测NTG患者中,眼压偏高的患者,眼压对其视野损害的影响较大,而眼压偏低的患者,视野损害受非眼压因素的影响较大。有学者研究NTG患者的眼压波动情况,发现绝大多数NTG患者的眼压波动曲线与正常人相似,只有少数NTG患者的峰值眼压超过2.8 kPa(21 mmHg),部分患者的波动范围大于0.7 kPa(5 mmHg),但与正常人无明显差异。NTG患者的房水流畅系数,各学者测量结果不一致,但总的情况是较正常人群者低,但高于POAG患者。但也有部分NTG患者眼压描记未见异常。关于NTG患者的眼压变化趋势,有学者对NTG患者长期随访中发现,少数病例有眼压上升的趋势,从正常范围的较低水平上升到较高的水平,有的超出正常范围而发展为POAG,但是许多NTG患者的眼压一直维持在较低水平。

(5)其他:关于NTG患者眼血流检查,各家报道结果不一致,多数研究认为NTG患者的眼血流量可能较正常人少。有研究发现NTG患者中近视特别是高度近视较正常人群或POAG患者中多,其眼球后段较正常者长,眼球壁硬度偏低,且倾向于杯盘比值较大,因而使青光眼损害的易感性增大。高度近视患者眼球扩大,视盘被牵拉延伸,可致视盘形态发生改变、倾斜。牵拉作用降低了巩膜筛板对眼压的耐受阈值,虽然眼压仍在正常值范围以内而造成视盘损害。

正常眼压青光眼可分为4种亚型:①局部缺血性正常眼压青光眼:盘沿有局限性缺损,或称极性切迹,于疾病早期很少见陷凹呈同心圆性扩大。②近视性正常眼压青光眼:视盘斜入,有浅的近视性陷凹,近视性弧形斑和脉络膜改变,不伴有退行性近视。此型病情进展者最多,于10年随访中80%有进展。③老年硬化性正常眼压青光眼:伴有明显的视盘周围萎缩和脉络膜硬化。④其他型正常眼压青光眼:不能归于以上3型者归于此型。此种进展者较少,10年随访中35%有进展,预后较好。

(三)诊断和鉴别诊断

1.诊断标准

(1)Levene提出的诊断标准:①单眼或双眼具有原发性开角型青光眼性视盘损害和视野缺损。②双眼未经治疗的基础眼压在统计学正常范围内(不超过3.2 kPa,即24 mmHg)。③双眼房角开放:有些学者认为眼压不应超过2.8 kPa(21 mmHg)。也有学者认为应测量不同时间的眼压,包括眼压日曲线,眼压不应超过2.8 kPa(21 mmHg)。应排除造成视神经损害、视野缺损和暂时性眼压降低的其他眼部或全身原因。

(2)美国等8国的NTG诊断标准:①Goldmann压平眼压计测量24 h眼压≤2.9 kPa(22 mmHg),无眼压超过3.2 kPa(24 mmHg)的记录。②前房角镜检查双房角呈宽角。③停用一切降眼压或全身药物一个月后,至少两次24 h眼压测定,眼压峰值≤2.9 kPa(22 mmHg),各次平均值<2.7 kPa(20 mmHg),且5 pm至7 am至少有4次测量。④典型的青光眼性视盘改变。⑤典型的青光眼性视野缺损。⑥无引起视盘和视野改变的其他眼病。⑦X线、CT、MRI等显示无颅内或眶内异常。⑧排除神经系统疾病,无低血压症。

（3）英国 Moorfields 眼科医院青光眼组的诊断标准。①未经治疗的 24 h 平均眼压≤2.8 kPa(21 mmHg)，且无一次眼压>3.2 kPa(24 mmHg)。②房角开放。③无造成青光眼性视神经病变的继发性原因，如既往外伤性眼压升高、长期应用糖皮质激素、葡萄膜炎等病史。④有典型的视盘损害(青光眼杯形成及盘沿缺失)。⑤与青光眼性视杯相一致的视野缺损。⑥青光眼性损害呈进行性。

（4）医师在诊断 NTG 时应根据上述诊断标准并对患者进行全面仔细的评估。①首先应详细询问患者的眼部及全身病史，包括既往的内科疾病治疗史及外科手术史。②进行详细的眼科检查，包括视盘立体照相或测量，RNFL 检查，周边眼底检查，房角和视野检查，必要时可行眼底荧光血管造影或眼血流检查。③测量 24 h 眼压曲线。④内科检查除外重要的全身疾病，尤其是血管疾病、神经系统疾病及血压异常，必要时进行血液检查除外贫血及血黏稠度增高，血生化检查除外糖尿病或高脂血症，有些患者还需要作除外颈部血管阻塞性疾病的检查、头颅影像学检查或颈部血流检查。

应注意的是 NTG 的诊断单靠眼底、视野和眼压的检查是不够的，应特别强调除外眼部或全身疾病，必要时对患者进行随访，观察其视盘损害、视野缺损及眼压的变化，以免误诊或漏诊。

2.鉴别诊断

应与以下情况鉴别。

（1）原发性开角型青光眼：本病与原发性开角型青光眼的鉴别在于眼压是否在正常范围，应于不同时间反复多次测量眼压，包括 24 h 眼压曲线。如眼压从不超过 2.8 kPa 方可诊断为 LTG。此外，尚需除外因巩膜硬度低而用 Schiotz 眼压计测出的眼压偏低，应矫正巩膜硬度或用压平眼压计测量。

（2）缺血性视盘病变：缺血性视神经病变一般不产生视盘陷凹扩大，但部分患者可发生青光眼性视盘陷凹而需与 LTG 相鉴别。前者起病急，视力突然下降，有其特异的视野改变，除非再次发作，一般视盘陷凹及萎缩不继续进展。

（3）继发性青光眼：有些继发性青光眼，如青光眼睫状体炎综合征，皮质类固醇性青光眼、色素性青光眼等，可能一度眼压升高，产生视盘及视野损害，以后又处于静止状态，眼压在正常范围，易误诊为 LTG，可详细询问病史及眼部检查而加以鉴别。

（4）假性青光眼：假性青光眼是由于颅内疾病、颈内动脉硬化、急性大失血等的低血压所造成的视神经损害，出现视盘陷凹和由此而产生的神经纤维束型或其他类型的青光眼视野改变。其特点是眼压是稳定的、波动不大，C 值正常，各种青光眼激发试验阴性，病情稳定，不进展。假性青光眼不需控制眼压。

（四）治疗

本病的治疗原则是进一步降低眼压，提高视盘血管的灌注压和加强视神经的营养。如果在药物治疗下视功能损害仍逐渐进展，也可考虑做滤过手术。目前新的抗青光眼药物的品种较多，可先试用药物治疗，前列腺素类药物的作用机制是增加巩膜葡萄膜外流而不减少房水生成，尤其是它能有效地降低夜间眼压，有利于 NTG 的治疗。

有报告药物及激光治疗效果差，应做滤过手术，不仅可使眼压下降 40%（从 2.9 kPa 降至 1.3 kPa)并可减轻病情进展，16 例双眼正常眼压青光眼一眼手术，一眼药物治疗，手术眼进展轻，主张对于进展性正常眼压青光眼应进行手术，手术可使眼压明显下降，可以延缓或阻止病情进展。

改善视盘的血液循环：钙通道阻滞剂可有效地扩张外周血管，降低血管阻力，改善视盘的血液循环。有研究用钙通道阻滞剂治疗，可改善 NTG 患者的视野或减缓病情进展。尼莫地平之类脂溶性较高的钙通道阻滞剂可减少外周血管扩张，因其较易通过血-脑屏障，直接对中枢起作用，增加眼部血流，避免全身血压过低影响视盘血液灌注。NTG 患者在降眼压药物治疗下病情仍进展时，如全身情况允许，可加用钙通道阻滞剂。目前尚无眼局部应用的钙通道阻滞剂。

治疗全身疾病：NTG 的危险因素包括大血管痉挛、低血压和休克、高血压、高血脂、糖尿病、凝血功能异常等，应注意这些情况的治疗，促进血液循环和改善视神经代谢的药物，可作为辅助治疗。

三、分泌过多性青光眼

分泌过多性青光眼是一种罕见的开角型青光眼。虽然房水排出功能正常，但因房水生成过多而使眼压升高。常发生于 40～60 岁女性，多伴有高血压病，眼压可间歇性升高到 3.3～4.7 kPa(25～35 mmHg)。由于分泌增多是间歇性的，因此对视神经的损害很小，病情进展也缓慢。发病率较低，约占青光眼总数的 2%。

(一)诊断

单纯依靠测量眼压不能诊断本病。必须在眼压升高时作眼压描记，才能发现房水流畅系数正常而房水生成增多，在其他时间作眼压描记则完全正常。在测定房水流畅系数时应矫正巩膜硬度，因巩膜硬度高能造成房水流畅系数高的假象。应注意与慢性单纯性青光眼、继发于上巩膜静脉压升高的青光眼鉴别。

(二)治疗

缩瞳剂及滤过手术均不能降低眼压。应针对病因减少房水生成，局部用肾上腺素、噻吗洛尔或口服碳酸酐酶抑制剂常有明显效果。必要时可做睫状体透热凝固术或冷冻术以减少房水生成。

四、高眼压症

高眼压症是指眼压超出正常范围，但视盘和视野正常，前房角为开放的。以往这类患者曾被诊断为"早期青光眼"而给予治疗。但大量临床资料表明许多高眼压患者仅仅是正常眼压分布曲线的高值，并不是早期开角型青光眼。许多研究证明高眼压患者中仅 1/15～1/10 伴有青光眼性视神经损害。对眼压高而无视神经损害的人，在不给治疗的情况下追踪观察 10 年，仅 5%～7% 发生视野缺损。由此可以看出，在高眼压中有一部分早期开角型青光眼，但不是所有的高眼压不进行治疗都会发展成青光眼。

目前对高眼压症各家持不同观点，有的认为持久性的眼压增高，或眼球对于高眼压的耐受力降低，可以出现视盘病理陷凹及视野缺损；有人认为高眼压一词容易使人误解为一种良性疾病和安全感，而它实际是尚未造成损害的早期开角型青光眼，所以主张在临床上不要使用高眼压这一名词，应诊断为可疑青光眼而密切观察，以免发生严重视功能损害。虽然有以上不同看法，目前多数国家仍广泛使用高眼压症这一诊断。它比较正确地反映了客观实际，因为多数高眼压症最终也不产生视功能损害，所以不能认为都是早期开角型青光眼。

正常人群的眼压分布是通过对群体中各个体的眼压测量，采用正态分布曲线(Gaussian 曲线)分析确定的统计学范围(95% 可信限)。而实际眼压分布是偏向眼压高限一侧的非正态分布，即正常人群中眼压超过 2.8 kPa(21 mmHg)的实际人数比统计概率 2.5％多。群体普查资料报道,40 岁以上人群中眼压超过 2.8 kPa(21 mmHg)者差别很大,占 3.0％~12.7％。由于人们已习惯将正常人群以正态分布来确定正常眼压值的正常范围,高眼压症定义的超过 2.8 kPa(21 mmHg)这一数值是人为确定的,是统计学上的不正常,而并非一定是生理上的不正常。文献报道中,高眼压症的标准不一致,高眼压的下限有规定为 2.7、2.8 或 2.9 kPa(20、21、22 或 24 mmHg)者,但大多数以 2.8 kPa(21 mmHg)为标准。高眼压的上限有的超过 4.0 kPa (30 mmHg),有的为5.3~6.7 kPa(40~50 mmHg),但目前都倾向于不超过 4.0 kPa(30 mmHg),因为眼压超过 4.0 kPa(30 mmHg),多会发生视神经损害。

高眼压症的发生率:白种人中眼压≥2.8 kPa(21 mmHg)者为 3.1％~8.6％,>2.8 kPa (21 mmHg)者占 0.5％~7.0％;黑人中眼压≥2.8 kPa(21 mmHg)为 7.4％,>2.8 kPa(21 mmHg)为 2.2％~12.7％;黄种人中≥2.8 kPa(21 mmHg)者为 1.4％。随着年龄增长,眼压的正常平均值也增高,但日本和中国的流行病学调查资料表明,正常人群的眼压平均值随年龄增长而下降。

在高眼压的诊断中,应采取压平眼压计测量眼压。近年来研究发现角膜厚度对眼压测量值有影响。Goldmann 设计的压平眼压计的模型为中央角膜厚度为 520 μm,测压头将角膜压平的直径为 3.06 mm,此时泪膜的表面张力和角膜组织弹力正好平衡。生理状况下角膜厚度存在个体差异。文献报道,眼压受角膜厚度影响,如角膜厚度低于设定值,即角膜薄,可低估眼压 0.7~1.3 kPa(5~10 mmHg);如角膜厚,可高估眼压 0.9~1.3 kPa(7~10 mmHg);角膜厚度较原设定值每相差一定厚度所致的眼压测定值变化各学者报道差别很大,从 0.03 kPa(0.19 mmHg)/10 μm 至0.1 kPa(0.71 mmHg)/5 μm。临床工作中如眼压测量值较高而又无青光眼的其他体征时,可测量角膜厚度,以排除角膜厚度对眼压的影响。目前有些青光眼专家已将角膜厚度测量作为眼压校正的常规。

高眼压症的自然演变过程:经过长时间观察,高眼压症患者中,仅少数人发展为青光眼。Wolker(1974)报道,高眼压症中发展为青光眼者占 0~11％(白种人),最长平均随访时间为 11 年;David(1978),最长随访时间为 12 年,青光眼发生率为 5.8％~10.1％(黑人);Kitazawa (1977),平均随访时间为 9.5 年,发生率为 9.3％;魏厚仁(1980)报道我国高眼压患者,平均随访 6.8 年,未发现发生视盘和视野损害。从以上报道可见,高眼压症为一缓慢比较良性的过程,大多数的高眼压症患者的眼压稳定或有下降的趋势。魏厚仁报道,88％的高眼压症患者眼压恢复正常,仅 12％的患者眼压仍偏高。高眼压症患者的眼压有渐趋稳定或下降的自然变化过程,与原发性开角型青光眼的眼压缓慢上升的病理过程明显不同。

Gordon 等 2002 年报道高眼压症治疗研究(OHTS)组的多中心随机研究,对 2 636 例高眼压症患者进行了 72 个月的随访,对高眼压症的危险因素进行分析,结果显示,年龄较大、杯盘比值较大、眼压较高及视野的模式标准变异(PSD)较大,为发展为青光眼的预示因素,中央角膜较薄是发展为青光眼的最重要预示因素。

治疗:资料表明,未治疗的高眼压症患者,经 5~10 年观察,发展为青光眼者仅约 10％,所以对高眼压症者是否需要进行治疗,一直存在争议。有人用 HLA-B$_{12}$ 和 HLA-B$_7$ 来观察高眼压症的预后。在 5~10 年追踪期间,具有 HLA-B$_7$ 或 HLA-B$_{12}$ 抗原者中,41％发生了青光眼性视神经损害,而没有这两种抗原者,仅 5％发生。另一种有意义的研究是对高眼压症眼做局部肾上腺素试验,凡对肾上腺素有反应者,容易发生视野缺损。

由于这类患者中仅少数发展为青光眼,而各种抗青光眼治疗均有一定的不良反应,因此多主张进行仔细地追踪观察,直到视神经出现早期损害才予以治疗。Phelps 主张如眼压高于2.7 kPa(20 mmHg),每半年观察 1 次,眼压高于 4.0 kPa(30 mmHg),每 3～4 月观察 1 次,观察的重点是视盘及视野有无改变,如发现有早期的视神经损害,立即开始积极治疗。Kolker 和 Becker 认为对眼压经常较高[4.0 kPa(30 mmHg)以上]、视盘陷凹逐渐扩大或两侧变得不对称以及合并有糖尿病或有青光眼家族史等应进行治疗;对疾病造成损害的可能性不大,而治疗本身可能引起较大损害时,就要慎重考虑。但是 Chandler 和 Grant 认为所有高眼压症都是开角型青光眼,所以都应当治疗。

2002 年,高眼压症治疗研究(OHTS)组设计了周密的方案,用双盲法平价阈值视野异常及立体照相的视盘形态变化来确定青光眼。22 个临床中心参与研究,对象为 1 636 例高眼压症患者,随机分为眼局部药物治疗组及对照观察组,随访 60 个月。药物治疗组眼压平均下降22.5%±9.9%,观察组眼压平均下降4.0%±11.6%;发生青光眼的累积概率,治疗组为 4.4%,对照组为 9.5%。他们认为眼局部降眼压药物治疗,对高眼压症患者延缓和防止青光眼发生是有效的,但是他们也指出并不是所有高眼压患者都应接受药物治疗。建议对有中度或高度发展为青光眼危险的高眼压症患者给予治疗。这些危险因素包括前述的中央角膜厚度较薄,基础眼压较高,视盘杯盘比值较大,视野模式标准变异较大及年龄较大等。

总之,高眼压症的处理最重要的是密切随访观察,主要是测量眼压、监测视盘及视野改变,如眼压长期处于较高水平,例如≥3.3 kPa(25 mmHg),或眼压继续升高,应每半年检查一次眼底,最好是定量分析,和阈值视野。如伴有危险因素或出现变化,可考虑降眼压药物治疗,选择适当药物使眼压从基础眼压下降 30%。一般不主张激光或手术治疗。

(刘　娜)

第二节　原发性闭角型青光眼

闭角型青光眼过去称为充血性青光眼,因其发作时眼前部有明显充血而命名。因结膜充血只是本病的一种表现而不是致病原因。此外,有一部分患者在发作时并没有结膜充血,所以现在多根据其发病机制——由于房角关闭而引起眼压升高而称为闭角型青光眼。

关于闭角型青光眼的发病率,因各家统计标准不一,差异很大。Duke-Elder 报道开角型青光眼为闭角型青光眼的 4～5 倍,但也有人报道两型的发病率近似甚或闭角型者多于开角型。近年来闭角型青光眼在原发性青光眼中所占的比例有增高的趋势。这可能是由于前房角镜的广泛应用,使一部分慢性闭角型青光眼获得正确的诊断,而以往是按有无充血来分类的,因此将不充血的部分病例归属于开角型青光眼。

闭角型青光眼多见于女性,发病率为男性的 2～4 倍。此病为中年和老年性疾病,发病年龄多在40 岁以上,尤以 50～70 岁居多。有人报告前驱期多始于 55～60 岁,虽为双侧性疾病,但常一眼先发病,双眼同时发作者较少。闭角型青光眼与遗传有关,其发病与前房深度有肯定的关系,而前房深度是由遗传决定的。患者的亲属中前房浅和房角窄的较正常人口明显多见,但家族性的发病率却又较单纯性青光眼明显少见。本病的发作与季节有一定关系,冬季较夏季多,可能与冬季光线较少而使瞳孔开大有关。

其中,原发性闭角型青光眼往往冬秋发作比夏季多见,多数在傍晚、过度劳累或剧烈情绪波动后出现症状,经过睡眠或充分休息后,眼压有可能自行恢复正常,症状也会随之消失。相当一部分原发性闭角型青光眼在整个患病过程中除了晚期表现为视力逐渐下降之外无任何其他症状。

一、病因

由于虹膜周边部机械性的堵塞了房角,阻断了房水的出路而使眼压升高。小梁和 Schlemm 管等房水排出系统一般是正常的。从解剖上的特点来看,闭角型青光眼发生于浅前房、窄房角的眼睛。其角膜较小,而晶状体相对地较大,睫状体较发达,虹膜在睫状体的止端常靠前,多为远视。这些解剖因素均可使前房变浅和房角狭窄,尤其是当晶状体相对大时,它与虹膜贴的较紧,因此房水由后房流经虹膜与晶状体的间隙时,受到的阻力就增加,形成生理性瞳孔阻滞,而使后房的压力升高,虹膜膨隆,房角变窄。

闭角型青光眼房水循环阻滞因发生的部位不同可分为房角阻滞、瞳孔阻滞、睫状阻滞和玻璃体阻滞。闭角型青光眼眼压由于周边虹膜与小梁相贴,即房角阻滞,这是高褶虹膜型青光眼发病的原发机制;它常是继发于瞳孔阻滞,或者偶尔是由于其他机制,如睫状阻滞睫状体向前旋转,或者液体通过前玻璃体受阻(图 4-19)。在有炎症的眼睛房角相贴在数天内可发展为周边虹膜前粘连,而在慢性闭角型青光眼经过数月才形成周边前粘连。

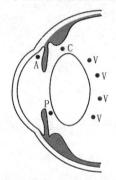

A.房角阻滞(经常见);P.瞳孔阻滞(常见);C.睫状阻滞(罕见);V.玻璃体阻滞(罕见)

图 4-19 闭角型青光眼的 4 种阻滞部位

(一)瞳孔阻滞

当前房相对较浅及虹膜-晶状体隔前凸的时候(由于晶状体厚及其前表面较陡),房水从后房到前房的正常流动的阻力较大。随年龄增长晶状体变厚阻力增加(年龄增长前房变浅,在60岁时前房深度约为 3.5 mm)。这将增加前后房的压力差,因而虹膜周边部向前突,此部分未被瞳孔括约肌所拉紧,周边虹膜将压向小梁网而阻碍房水外流。这样瞳孔阻滞将导致房角阻滞,这是急性闭角型青光眼发作最常见的原因。这可解释在急性发作前常会有间歇性眼压升高而能自发缓解。当眼压升高,瞳孔括约肌将不全麻痹,瞳孔将开大,这将减少虹膜与晶状体的接触面积,前后房的压力差将减少,虹膜根部将后陷,因而到小梁网的通路将被打开,发作自发停止。在许多不同的促使发作的形态的与功能的因素之间存在着细微的平衡。由于光线暗而降低瞳孔括约肌的张力,可压迫张力小的虹膜周边部使其贴到小梁网,因而在黄昏的光线下常发生青光眼的急性发作。同样理由,在一个易发眼,散瞳检查后,当瞳孔再缩小时常会出现发作。

闭角型青光眼的眼球常较短,角膜直径较小,晶状体前面距角膜的距离常近 1 mm,晶状体较正常者约厚 0.6 mm。薄的虹膜根部与虹膜睫状区之间常有阶梯样移行区，此区最先接触房角结构。另外，房水外流增加对虹膜可产生吸引作用。作小的虹膜周边切除孔可永远解除瞳孔阻滞，形成前后房的通路（图 4-20）。眼前节结构的局部解剖关系受调节的影响，尤其是受拟副交感药物和抗副交感药物的影响（图 4-21）。

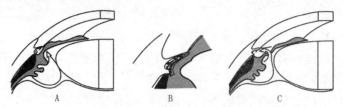

图 4-20　瞳孔阻滞所致房角关闭及虹膜切除的作用

A.厚的虹膜根部首先被推向角膜周边部；B.由于生理性房水外流，房角完全阻滞，小梁网压 Schlemm 管；C.虹膜根部小开口，前后房压力平衡，虹膜根部后房水到达房角

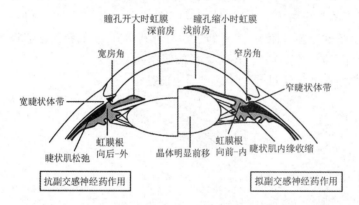

图 4-21　抗副交感神经药及拟副交感神经药对眼前节的作用

Barkan 等发现在闭角型青光眼中，75％患者前房深度<1.5 mm，前房越浅，房角关闭的机会越大。Lowe 认为前房深度>2.5 mm 者很少发展为房角关闭，而前房深度<2.5 mm 者则易发生。具有上述解剖特点的眼球并不都发生青光眼，其中约有 10％可能发展为闭角型青光眼。在一些诱因的影响下，才促使房角关闭，眼压升高。这些因素主要是以下几种。

1.瞳孔散大

停留在暗处、用散瞳剂以及精神因素等均可使瞳孔散大。瞳孔散大时虹膜周边部阻塞了窄房角，妨碍房水的排出而引起眼压升高。但当瞳孔极度散大时，虹膜与晶状体周边部的贴附又变松。可解除瞳孔阻滞而减轻青光眼发作的因素。Chandler 认为瞳孔中度散大时是最危险的，该时瞳孔阻滞尚未解除，而松弛的虹膜被增高的后房压力推挤向前，阻塞房角（图 4-22）。

2.缩瞳剂

有些窄房角的患者用强缩瞳剂后，尤其是胆碱酯酶抑制剂，可引起青光眼的急性发作。因瞳孔缩小时，虹膜与晶状体接触弧增大且相贴更紧，产生瞳孔阻滞。同时这些药物还可引起虹膜和睫状体的血管扩张、睫状肌收缩、晶状体韧带松弛、晶状体向前移位，而这些因素均可加重瞳孔阻滞。

3.血管神经因素

由于血管神经调节中枢失调引起血管舒缩功能紊乱，可使毛细血管扩张，血管渗透性增加，睫状体水肿、向前移位而堵塞房角；还可使房水生成过多，后房压力增高，周边虹膜向前膨隆关闭房角。此外，脉络膜血管扩张也可使玻璃体和晶状体向前移位。情绪波动或过度疲劳所引起的闭角型青光眼发作可能与血管舒缩功能失调有关。

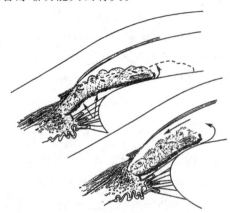

图 4-22　瞳孔大小对房角的影响；窄房角眼，晶状体位置靠前

上：缩瞳时（虚线），虹膜紧贴晶状体，产生最大的瞳孔阻滞；瞳孔

中等度开大时，瞳孔阻滞尚未解除，松弛的周边部虹膜贴向小梁；

下：瞳孔充分开大，瞳孔阻滞缓解，房水流入前房，虹膜离开小梁

(二)睫状阻滞

睫状肌的纵行纤维附着在巩膜突上，有些纤维可能向前进入小梁网。由于睫状肌痉挛、应用缩瞳剂或调节等可使睫状肌收缩，将睫状体向前拉并围绕巩膜突使其旋转，这将导致房角变窄，因睫状体挤压虹膜后面，睫状突向前转，韧带松弛使晶状体变圆前移使前房变浅。睫状体发炎肿胀可有同样的作用，严重时可在瞳孔区看到睫状突。正常情况下晶状体赤道部与睫状体之间仅相距 0.5 mm，在睫状体肿胀及其围绕巩膜突向前旋转时，如某些眼球睫状环较小，晶状体相对较大，可使晶状体和睫状体间的间隙变小或消失，即可产生睫状阻滞，房水不能通过晶状体与睫状突之间的间隙进入后房，而是向后流进入玻璃体或玻璃体之后，将推晶状体-虹膜隔向前，使前房极度变浅甚或消失，同时也加重了瞳孔阻滞和房角关闭，而引起眼压升高发生睫状环阻滞性青光眼，或称恶性青光眼。

动物试验表明缩瞳剂可引起：①虹膜变薄；②睫状体更呈三角形（变扁程度减轻），使睫状突与晶状体赤道部相接触；③使小梁网间隙加大，因为睫状肌牵拉巩膜突。

睫状肌麻痹剂有相反的作用。去氧肾上腺素也有使睫状体变扁的作用（图 4-23）。

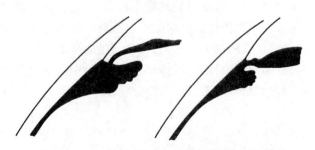

图 4-23　缩瞳剂及睫状肌麻痹剂对睫状体的作用

左：用缩瞳剂后，睫状体呈三角形，虹膜变薄；右：用睫状肌麻痹剂后，睫状体变扁平，虹膜变厚

(三) 前玻璃体阻滞

实验研究表明,在正常情况下,液体可通过玻璃体没有任何阻力,但是在灌注压升高时,该阻力明显增加。白内障囊内摘除术后的无晶状体眼的瞳孔阻滞,瞳孔被突出的玻璃体所充满,前房是浅的,这种情况甚至可出现在有通畅的虹膜切除时,在裂隙灯检查时可很清楚地了解到前玻璃体起到几乎不渗透的膜的作用。有时散大瞳孔可以使房水流入前房,散瞳可以减少瞳孔缘与前玻璃体表面的接触,并增加可用来使液体通过的玻璃体的面积。在有些病例,只有切开前玻璃体才能使液体通过瞳孔自由流动。当前可用 YAG 激光切开前玻璃体达到同样目的。

二、临床表现

闭角型青光眼可为急性、亚急性或慢性。常可见到这些型的联合存在,一个患者有急性或亚急性发作,可在一眼或双眼有深的视盘凹陷,这是由于长期存在的慢性闭角型青光眼。另一方面,慢性闭角型青光眼患者可有无症状的或间歇性发作的房角关闭。所以许多研究把闭角型青光眼分为两类,分为急性与慢性,后者包括一些亚急性的病例。睫状环阻滞性青光眼属于闭角型青光眼。

(一) 急性闭角型青光眼

此型青光眼在发生房角闭塞时,眼前部有明显充血,其临床过程可分 6 期。

1.青光眼临床前期

凡一眼曾有急性发作,另眼虽无发作史,但具有浅前房和窄房角等解剖特点,迟早都有发作的可能性;有急性闭角型青光眼家族史、浅前房和窄房角的眼睛,没有青光眼发作史但激发试验阳性者均属临床前期。

2.前驱期

患者有轻度眼痛,视力减退,虹视并伴有轻度同侧偏头痛,鼻根和眼眶部酸痛和恶心。眼部检查可有轻度睫状充血、角膜透明度稍减退、前房稍变浅、瞳孔略开大和眼压轻度增高。总之,自觉和他觉症状均轻微。上述症状多发生于疲劳或情绪波动后,常于傍晚或夜间瞳孔散大情况下发作,经睡眠或到光亮处,瞳孔缩小,症状常可自行缓解。发作持续时间一般短暂而间隔时间较长,通常经 1~2 h 或数小时后,症状可完全消退。多次发作后则持续时间逐渐延长,而间隔时间缩短,症状逐渐加重而至急性发作期,也有少数病例不经过前驱期而直接表现为急性发作。

虹视是闭角型青光眼的一种特殊的自觉症状。当患者看灯光时可见其周围有彩色环与雨后天空出现的彩虹相似,故名虹视。这是由于眼压升高后,眼内液循环发生障碍,引起角膜上皮水肿,从而改变了角膜折光所致。虹视是青光眼发作的主要症状之一,但是出现虹视不一定都是青光眼。正常人在暗室内看一个小亮灯,即可见其周围有彩环,这是由于晶状体的折射所致,属于生理性者。在晶状体核硬化时更易出现这种现象。但这种虹视环的直径较小,而当青光眼引起病理性虹视时,患者多能说出虹视环的大小、形状和色泽的层次。角膜上皮水滴越小而密集,虹视环则越大。当泪液中混有黏液或脂性分泌物时,也可出现虹视,而且虹视环也较大,但在瞬目或拭洗后虹视立即消失,而青光眼者则不然。角膜瘢痕、晶状体或玻璃状体浑浊也可产生类似虹视现象,但为长期持续性存在。

为了区别生理性和病理性虹视,可让患者通过一个狭窄的裂隙观看一个光源,将裂隙垂直放置,并在瞳孔前方移动,如为生理性晶状体性虹视,在裂隙移动的过程中,虹视仅有部分可见,而且其位置随裂隙片的移动而改变。当裂隙位于瞳孔边缘时,晶状体水平放射状纤维起折射作用,所以在上方和下方可见一段横行彩色弧；在裂隙位于瞳孔中央时，晶状体的垂直纤维起折射作用，则在水平方向两侧各有一段纵行彩色弧；而当裂隙位于瞳孔缘与瞳孔中心之间时，晶状体的斜行纤维起折射作用，则可在右上、右下、左上和左下四个方向各有一段短的斜行彩色弧，去掉裂隙片后则虹视恢复圆形。而病理性虹视在裂隙片移动的过程中，彩色环维持圆形，仅颜色稍发暗而已。此外，正常人在雾中观看小而亮的路灯时也可发现虹视，这是因为空气中水分较多，与雨后天晴所出现的彩虹相同，没有临床意义。

3.急性发作期

起病急，房角大部或全部关闭，眼压突然升高。患者有剧烈眼痛，视力极度下降及同侧偏头痛，甚至有恶心、呕吐、体温增高和脉搏加速等。球结膜呈睫状充血或混合性充血，并有结膜水肿，角膜后壁有棕色沉着物。前房极窄，因虹膜血管渗透性增加可出现前房闪光和浮游物，虹膜水肿，隐窝消失。如高眼压持续时间长，可使局限的 1～2 条放射状虹膜血管闭锁，造成相应区域的虹膜缺血性梗死而出现扇形虹膜萎缩。从色素上皮释放的色素颗粒可沉着在角膜后壁和虹膜表面。由于高眼压使瞳孔括约肌麻痹而使瞳孔中度开大，呈竖椭圆形。可有虹膜后粘连，但一般不太严重。晶状体前囊下可出现灰白色点状、条状和斑块状浑浊，称为青光眼斑。这种浑浊有些可吸收，有些则持续存在，以后被新的晶状体纤维覆盖，因此从青光眼斑在晶状体内的深度，可以估计急性发作以后所经过的时间。眼压明显升高，多在 6.7 kPa（50 mmHg）以上，高者可达 10.7 kPa（80 mmHg）。因角膜上皮水肿，常需在滴甘油后才能看清眼底，视盘充血、轻度水肿，有动脉搏动，视网膜静脉扩张，偶见小片状视网膜出血。前房角镜下可见虹膜周边部与小梁紧相贴附，房角关闭，多数病例仅用裂隙灯检查即可看到这种改变。如急性发作持续时间不长，眼压下降后房角尚可重新开放，或有局限性粘连，小梁上有色素沉着；如持续时间长，则形成永久性房角粘连。

房水流畅系数明显下降，如眼压下降后房角重新开放，房水流畅系数可恢复正常；但如虹膜和小梁贴附时间过久，小梁已受损害，即或是房角重新全部开放，房水流畅系数也不能恢复正常。青光眼急性发作的"三联征"是指虹膜扇形萎缩、角膜后壁和晶状体前囊的色素沉着以及晶状体的青光眼斑，这是青光眼急性发作后的标志。

急性发作的转归：大多数病例症状部分缓解而进入慢性期。有些病例症状完全缓解而进入间歇期，少数病例急性发作严重，眼压极高，而又未能及时控制，可于数天内失明。

4.间歇期

青光眼急性发作后，经药物治疗或自然缓解，房角重新开放，眼压和房水流畅系数恢复正常，使病情得到暂时的缓解，称为间歇期。如用药后得到缓解需在停药后，眼压和 C 值正常者，才能属于此期。由于瞳孔阻滞等病理改变并未解除，以后还会复发。如急性发作时未遗留永久性损害，在间歇期检查，除前房浅、房角窄以外，无任何其他阳性所见，只能根据病史及激发试验来确定诊断。

5.慢性期

慢性期是由急性发作期症状没有全部缓解迁延而来，常因房角关闭过久，周边部虹膜与小梁发生了永久性粘连。当房角圆周 1/2～2/3 发生粘连时，房水排出仍然受阻，眼压则继续升高。在慢性期的早期，急性发作期的自觉症状及检查所见均继续存在，但程度减轻，到晚期则自觉症状和充血均消退，仅留下虹膜萎缩，瞳孔半开大，形状不规则和青光眼斑。房角粘连常是宽基底的周边前粘连，虹膜和 Schwalbe 线粘连。慢性期的早期视盘尚正常，当病情发展到一定阶段时，视盘逐渐出现病理性陷凹和萎缩,视野可出现类似单纯性青光眼的改变,最后完全失明而进入绝对期。

6.绝对期

视力完全消失。由于长期高眼压,患者已能耐受,故自觉症状常不明显,仅有轻度眼胀头痛,但有些病例尚有明显症状。球结膜轻度睫状充血,前睫状支血管扩张,角膜上皮轻度水肿,有时可反复出现大泡或上皮剥脱而有明显疼痛等刺激症状,角膜也可发生带状浑浊。前房极浅,虹膜萎缩,有新生血管,瞳孔缘色素层外翻和晶状体浑浊。巩膜出现葡萄肿,严重时在外力影响下可发生眼球破裂。绝对期青光眼的晚期由于整个眼球变性,睫状体的功能减退,眼压可低于正常,最后眼球萎缩。由于这种眼球的抵抗力较低,常发生角膜溃疡,甚至发展为全眼球炎,最终形成眼球痨。

(二)慢性闭角型青光眼

此型的特点是发作时眼前部没有充血,自觉症状不明显,根据房角的形态又可把它分为两型。

1.虹膜膨隆型

这一型常有小发作,发作时自觉症状轻微,仅有轻度眼胀、头痛及视物稍模糊,但常有虹视。球结膜不充血,角膜透明或上皮轻微水肿,前房极浅,虹膜稍有膨隆,瞳孔可正常,对光反应存在或略迟缓,眼压一般在5.3～6.7 kPa(40～50 mmHg)。发作时房角大部或全部关闭。因发作时虹膜无明显水肿、充血,虹膜虽与小梁相贴,但不会像充血性发作那样快的形成永久性粘连。在亮处或睡眠后因瞳孔缩小,房角可再开放,眼压即恢复正常,症状完全消退。早期患者的发作持续时间较短而间隔时间较长,以后病情发展,间隔时间逐渐缩短。反复发作后,房角逐渐发生粘连,基础眼压逐渐升高,房水流畅系数下降。晚期可出现视盘萎缩,但陷凹常不深,并伴有视野缺损。此型青光眼多数病例表现为反复小发作,病情逐渐发展,如治疗不当,最后完全失明而进入绝对期。少数病例可无任何自觉症状,偶尔在慢性期内可出现急性发作。

2.虹膜高褶型或房角缩短型

此型较少见,约占闭角型青光眼的 6%。患者多无自觉症状,有时有虹视,偶尔可有充血性急性发作。本型的特点是前房轴部深度正常而周边部极浅,虹膜平坦、不向前膨隆。引起房角关闭的原因不是瞳孔阻滞,而是由于虹膜的止端位于睫状体的前部,虹膜周边部有明显皱褶且极近小梁。当瞳孔散大时,周边部虹膜隆起易与小梁相贴而使房角关闭。根据虹膜的形态,Shaffer等称之为虹膜高褶型。此型青光眼的房角粘连是由最周边部房角隐窝处开始,而房角入口处是开放的。前房角镜检查可见小梁前部返回的光线与虹膜的反光带是连续的,形成几何角,光切线不移位。周边前粘连自隐窝处向前进展,逐渐达 Schwalbe 线。在同一眼内,房角改变差异很大,有些部分有程度不等的前粘连(粘连可达睫状体带、小梁或 Schwalbe 线),而另一部分房角仍然开放。眼压升高的程度与房角粘连的范围成正比。因为房角粘连是由周边部开始渐向前进展的,好像房角在逐渐变短,故 Gorin 称它为房角缩短型(图 4-24,图 4-25)。

高褶虹膜型青光眼分为两种情况:①高褶虹膜构型。大多数高褶虹膜型青光眼属于此种,虹膜周边切除可以根治,房角加宽不明显,可能仅限于虹膜周边部。②高褶虹膜综合征:是指高褶虹膜型青光眼经虹膜周边切除后,虽有通畅的虹膜切除区,但是自发或药物散瞳后,可引起房角关闭而致眼压明显升高。一旦诊断为本综合征,则应持续使用缩瞳剂。

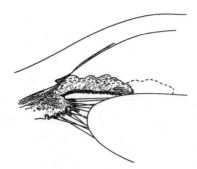

图 4-24　虹膜高褶型

前房轴深正常,虹膜不膨隆,当瞳孔开大时,引起房角关闭

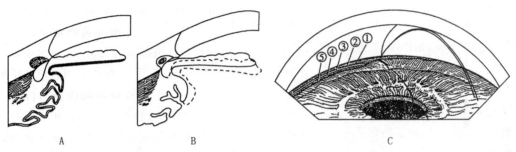

图 4-25　闭角型青光眼房角关闭的两种形式

A.房角入口处关闭:虹膜周边部与 Schwalbe 线粘连;B.先由房角周边部关闭,渐向 Schwalbe 线进展(房角缩短型);C.房角缩短的房角镜所见:注意粘连从周边(左)逐渐达 Schwalbe 线(右):①Schwalbe 线;②小梁;③Schlemm 管;④巩膜突;⑤睫状体

(三)恶性青光眼或睫状环阻滞性青光眼

1869 年 Von Graefe 首先描述了恶性青光眼。长期以来认为恶性青光眼是闭角型青光眼手术的一种严重并发症,发生率为 2%～4%。本病的特点是在抗青光眼手术后,前房极度变浅或完全消失,眼压升高,用一般的抗青光眼药物或手术治疗均无效,如处理不当,常可导致失明。学者们发现有一些没有做过抗青光眼手术的病例在局部滴用缩瞳剂后也可引起恶性青光眼。本病多发生在浅前房、窄房角、小眼球、小角膜、睫状环较小或晶状体过大的闭角型青光眼,尤其是在长期高眼压、术前眼压不易控制、经用高渗剂或碳酸酐酶抑制剂眼压虽暂下降而房角仍关闭者更容易发生。本病为双眼病,一眼发生后,另一眼做滤过手术后,甚或在滴用缩瞳剂后也可引起恶性青光眼。

发病机制主要是睫状环小或晶状体过大,使两者的间隙变窄,在抗青光眼手术、外伤、虹膜睫状体炎或局部点缩瞳剂等诱发因素的影响下,睫状体的水肿或睫状肌的收缩均可使睫状环进一步缩小、晶状体韧带松弛,因而睫状体与晶状体赤道部相贴,发生睫状体与晶状体阻滞,房水遂不能经正常的通路向前排流,而是向后倒流至晶状体后方及玻璃体后方,或进入玻璃体腔内,从而使晶状体-虹膜隔前移、前房轴部和周边部普遍变浅、虹膜周边部与小梁相贴致使房角闭塞而导致眼压升高。晶状体前移还可引起瞳孔阻滞而加重房角闭塞和房水在晶状体后方的潴留。在无晶状体眼玻璃体与睫状体粘连也可引起玻璃状体睫状体阻滞,使玻璃状体虹膜隔前移而产生与上述同样的病理改变。因这种青光眼是由于睫状体阻滞所产生的闭角型青光眼,故又名睫状环阻滞性青光眼(图 4-26)。

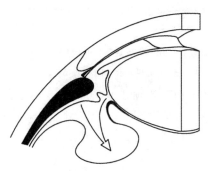

图 4-26　睫状环阻滞性青光眼

大晶状体嵌入睫状环,房水流向晶状体后拟副交感神经药物加重阻滞,抗副交感神经药物可打开房角

在术前鉴别缩瞳剂引起的恶性青光眼和瞳孔阻滞性闭角型青光眼是很重要的,因为两者的治疗方法完全不同,如诊断错误常可造成不良后果。瞳孔阻滞性闭角型青光眼多发生于老年女性,前房周边部变浅而轴部一般仅中度变浅,双眼前房深度相同,用缩瞳剂治疗可使眼压下降;而恶性青光眼的发病率较前者为少,可发生于任何年龄,前房轴部及周边部普遍变浅,另一眼的前房可以是正常的,用缩瞳剂无效或反而使眼压升高,而用散瞳睫状肌麻痹剂可使眼压下降。所以当闭角型青光眼用缩瞳剂治疗无效、甚至引起眼压升高、前房进一步普遍变浅时,应想到可能是缩瞳剂引起的恶性青光眼。如果在另一眼试点缩瞳剂也发生同样变化,即可确定诊断。

三、诊断

在做眼部检查的过程中,应注意易患眼房角关闭的解剖形态,当有可疑发现时可作激发试验以确定发生房角关闭的可能性。

(一)常规检查

1.眼压

除检查时房角呈关闭状态或已至慢性期,一般眼压正常。发作前或发作之间 C 值正常,除非房角已发生粘连。

2.前房深度

(1)手电筒侧照法:以聚光灯泡手电筒自颞侧角膜缘平行于虹膜照射,如虹膜平坦,全部虹膜均被照亮;如有生理性虹膜膨隆,则颞侧虹膜被照亮,根据虹膜膨隆程度不等而鼻侧虹膜被照亮的范围不等(图 4-27)。Herick 提出,鼻侧虹膜全部不能被照亮者,相当于 Shaffer 前房角分类法的 0～Ⅱ级,即≤20°,为窄房角。

我国青光眼学组采用此方法检查前房轴深的分级标准如下。①深前房:整个虹膜均被照亮。②中前房:光线达虹膜鼻侧小环与角膜缘之间。③浅前房:光线达虹膜小环的颞侧或更少范围。对一组正常人用此法及 Haag-Streit 900 型裂隙灯所附前房轴深测量器测量前房轴深,结果如下。①深前房:均数为 3.3 mm,范围为 2.9～3.7 mm。②中前房:均数为 2.8 mm,范围为 2.5～3.1 mm。③浅前房:均数为 2.4 mm,范围为 2.1～2.7 mm。

(2)裂隙灯法:测量周边前房深度,为 Van Herick 提出。以极窄光源,于颞侧,光线垂直于角膜缘照在角膜—虹膜间隙消失点的稍前方,角膜显微镜与光源夹角为 60°。周边前房深度以角膜光切面的厚度表示,并以此估计前房角宽度,其关系见表 4-3。

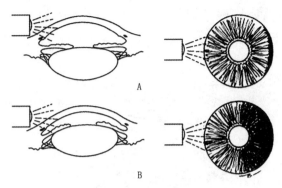

图 4-27 侧照法检查前房深度

A.深前房;B.浅前房

表 4-3 周边前房深度与房角宽度关系表

周边前房深度	Shaffer 房角分级	临床意义
1 CT	Ⅳ级(35°~45°)	不可能关闭
1/2 CT	Ⅲ级(25°~35°)	不可能关闭
1/4 CT	Ⅱ级(20°)	可能关闭
<1/4 CT	Ⅰ级(10°)	最终将关闭

上述方法,裂隙光源在角膜颞侧,且与显微镜的夹角为 60°,检查时不方便。河南眼科研究所将之改为置裂隙光源于 6 点处,光源与显微镜间夹角为 30°~45°,因为周边前房深度是以其对应处角膜厚度来估计,所以不必严格规定光源与显微镜间的角度。令患者注视光源,观察角膜缘稍内处角膜后壁与虹膜间的距离,即为周边前房深度,也以角膜厚度表示。

3.前房角镜检查

前房角镜下可将前房角按 Scheie 分类法(根据房角结构中所能看到的部位,分为宽角及窄1、窄 2、窄 3 及窄 4)或 Shaffer 分类法(按虹膜周边部与小梁网间的几何夹角分),两者的关系见表 4-4。

表 4-4 Shaffer 和 Scheie 前房角分级

几何夹角	分级(Shaffer)	分级(Scheie)	可见的最后部房角结构
35°~45°	Ⅳ	宽	睫状体带全可见
25°~35°	Ⅲ	窄 1	睫状体带部分可见
20°	Ⅱ	窄 2	巩膜突/后部小梁网
10°	Ⅰ	窄 3	前部小梁网/Schwalbe 线
0°	0(裂隙状)	窄 4	Schwalbe 线不可见

这些分类方法在临床很实用。Spaeth 指出,为了全面描述房角,应记录 3 种因素:①房角的几何夹角;②虹膜根部的形态(凸、平或凹);③虹膜在睫状体上附着的位置(前或后)。

4.房角的几何夹角

(1)房角的几何夹角:以 Schwalbe 线为标准,将 Schwalbe 线与巩膜突的假想连线,与虹膜之间的夹角分为 20°、30°、40°(图 4-28)。

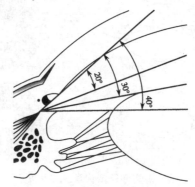

图 4-28　Spaeth 房角分级法

(2)虹膜根部的形态:以第一个字母代表,分为 b、p、f、c 四级,如图 4-29 所示。

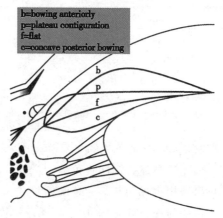

b:虹膜弓形向前隆起;p:高褶虹膜形态;f:虹膜平坦;c:虹膜向后凹陷

图 4-29　Spaeth 房角分级法虹膜形态

(3)虹膜在睫状体上附着的位置:以第一个字母代表,分为 A、B、C、D、E 五级,如图 4-30 所示。

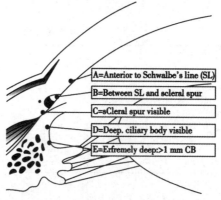

A.虹膜附着在 Schwalbe 线之前;B.位于 Schwalbe 线与巩膜突之间;C.可以
看见巩膜突;D.深,可以看见睫状体带;E.非常深,睫状体带宽度＞1 mm

图 4-30　Spaeth 房角分级法虹膜根部附着位置

（二）激发试验

凡具有浅前房、窄房角、并有发作性虹视、视、眼胀、头痛、眼眶或鼻根部酸胀等病史的 35 岁以上，尤其是女性患者应考虑闭角型青光眼的可能，需密切追踪观察，必要时做激发试验以明确诊断。

1.暗室试验

Seidel 于 1828 年首先介绍此方法。其作用机制是在暗室中瞳孔散大，虹膜根部拥塞于房角使之关闭而导致眼压升高。其方法是，先在明亮室内测眼压，然后令患者在暗室内停留经 1～2 h 于弱光下再测眼压，如眼压上升≥1.07 kPa，或顶压达 4 kPa，前房角镜下房角关闭为阳性。应注意嘱咐患者不可入睡，因睡眠时瞳孔缩小可影响试验结果。有些闭角型青光眼患者 1 h 暗室试验呈阴性，而 2 h 后才出现阳性结果。但时间长眼压可能上升过高，最好在暗室内装置号灯，患者如有不适可随时发出信号，也可根据周边前房的深度来选择暗室试验时间的长短。周边前房为 1/4～1/2 角膜厚度者可用 2 h，＜1/4 角膜厚度者先用 1 h，如为阴性再做 2 h 暗室试验。这种试验方法较其他试验方法更合乎生理，比较安全，所产生的急性房角关闭容易控制，但暗室试验的阳性率不高是其缺点。

2.俯卧试验

Hyams 1968 年首先报告此方法。其作用机制是在俯卧位时由于重力关系晶状体-虹膜隔向前移位，使窄房角关闭。试验方法是先测量眼压，在亮室内俯卧于检查台上，额部垫以枕头。注意不要压迫眼球，不能入睡。1 h 后迅速转为仰卧位再测量眼压。眼压上升≥1.07 kPa，前房角镜下房角关闭为阳性，但宽开角者也偶有眼压升高。此试验也是在生理状况下进行，尤其适用于在这种体位有症状的患者，闭角型青光眼的阳性率为 70.2％，可疑闭角型青光眼 48.2％，开角型青光眼为 7.1％。

3.暗室加俯卧试验

Harris 于 1972 年首先提出，为了提高激发试验的阳性率而将以上两种试验联合使用。做法与俯卧试验相同，唯在暗室内进行，俯卧后测眼压必须在弱光下进行。眼压升高≥1.07 kPa，房角关闭者为阳性。Harris 曾对同一组窄房角患者先后做了这 3 种激发试验并进行比较，结果是俯卧试验的阳性率为 58％，暗室试验为 53％，而暗室加俯卧试验则为 90％。

4.散瞳试验

1928 年，Seidel 和 Serr 介绍这种方法。其作用机制为瞳孔散大后周边虹膜堵塞房角而致房角关闭。方法是先测眼压，滴 2％后马托品液 1 滴，待瞳孔散大至 5 mm 时开始测眼压，每 15 min 测 1 次，共 4 次，然后每 2 h 测 1 次，也测 4 次（同时记录瞳孔的大小）。眼压较散瞳前上升≥1.07 kPa 为阳性。

散瞳试验可诱发急性房角闭塞，对窄房角患者有一定的危险，有些人不愿采用。暗室试验阴性的患者可考虑做散瞳试验，最好一次只检查一眼，滴散瞳剂后应密切观察瞳孔的变化。瞳孔中度开大时最易诱发眼压升高，因此时既能保持瞳孔阻滞，又可使周边虹膜堵塞房角。最好在这时测量眼压，不必机械地按规定时间检查。如眼压已升至 4.7 kPa（35 mmHg）以上则立即做房角检查，然后滴 1％毒扁豆碱以防止急性发作。散瞳试验阴性者也应将瞳孔缩小。大部分闭角型青光眼在散瞳后可引起眼压升高，也有少数病例眼压并不升高，尤其是在瞳孔迅速极度散大而不停留在中等度开大阶段。这是因为晶状体前面呈弧形，周边部较薄，虹膜贴于周边部晶状体上，房角是开放的，托品类药物可麻痹瞳孔括约肌，从而减轻瞳孔阻滞，生理性虹膜膨隆也随之缓解；

散瞳类药物还可以麻痹睫状肌而使前房加深。有人报道散瞳试验的阳性率为 45.6%。散瞳试验阴性者也不能完全除外青光眼。从理论上讲散瞳试验对闭角型青光眼并不是理想的方法。

5.缩瞳试验

适用于房角关闭眼压升高的窄角青光眼。滴 0.5% 莫西赛利,使关闭的房角开放,眼压明显下降。假使前房角镜下证实房角开放,即可排除开角型青光眼的成分,可选择虹膜周边切除术。滴 0.5% 毛果芸香碱也可使眼压下降,房角开放,但毛果芸香碱还有使 C 值增加的作用,所以不能用作诊断。

6.毛果芸香碱/去氧肾上腺素试验

2% 毛果芸香碱及 10% 去氧肾上腺素同时滴,每分钟 1 次共 3 次,使瞳孔中等开大,如果未引起阳性反应(眼压升高大于 1.07 kPa),2 h 后则重复该试验。如果 90 min 后第 2 次试验仍为阴性,以 0.5% 莫西赛利结束,在另一天用 0.5% 托品卡胺作散瞳试验。

7.激发试验的临床评价

激发试验阴性并不能排除将来发生房角关闭的可能性。前房角镜检查为窄角是重要的发现。房角愈窄发生房角关闭的危险性愈大,应进行密切观察。假使暗室试验或俯卧试验阳性,或对侧眼曾有急性发作史者,均可为虹膜切除的适应证。虽然散瞳试验阳性,表明在试验条件下能产生房角关闭,但无确切证据表明试验阳性者将自发进展为急性房角关闭。这种眼睛未经治疗偶尔可能发展为急性闭角型青光眼,但是如果用缩瞳剂治疗也可能形成 20°宽开房角。这种眼在缩瞳剂治疗下,不会发生房角关闭。所以,对于这种患者如能按医嘱用药,可继续缩瞳剂治疗,尤其是因为年龄或全身健康不适于手术者。

四、鉴别诊断

(一)与急性虹膜睫状体炎鉴别

急性闭角型青光眼急性发作时,一般诊断并不困难,但如症状不典型,或检查不够细致,有时可与急性虹膜睫状体炎相混淆,而两者的治疗完全相反。如诊断错误,治疗不当,可造成严重后果,故应注意鉴别(表 4-5)。

表 4-5　急性闭角型青光眼急性发作期与急性虹膜睫状体炎的鉴别表

	急性闭角型青光眼急性发作	急性虹膜睫状体炎
自觉症状	虹视、眼痛、剧烈偏头痛,伴有恶心、呕吐	疼痛较轻
视力	突然明显减退	逐渐减退
角膜	上皮水肿、有时可见后弹力膜皱襞及少量色素沉着物	透明,后壁有灰白色沉着物较多
前房	明显变浅,前房闪光阴性或可疑阳性,偶见浮游物	深度正常,前房闪光明显阳性,有浮游物
瞳孔	散大,呈竖椭圆形,对光反应消失	缩小,有后粘连,呈不整形,对光反应迟钝或消失
眼压	明显升高	正常、偏低或稍升高

鉴别要点:急性闭角型青光眼急性发作时前房浅,瞳孔散大呈竖椭圆形,眼压明显升高,角膜上皮水肿,后壁没有或仅有少量沉着物,自觉症状如眼痛头痛剧烈,视力突然明显下降。急性虹膜睫状体炎前房深度正常,前房闪光明显阳性、有浮游物,瞳孔缩小有后粘连,眼压正常或偏低或稍高,角膜后壁有较多灰白色沉着物,疼痛较轻,视力逐渐减退。

（二）与全身其他系统疾病鉴别

因急性闭角型青光眼急性发作期常伴有头痛、恶心、呕吐、脉搏加快、体温升高等症状,可被误诊为脑血管疾病或胃肠系统疾病,而忽略了眼部的检查,常因此而延误青光眼的治疗,造成严重后果甚至失明。故应详细询问病史并进行眼部检查,以便及时诊断,早期治疗。

（三）其他

慢性闭角型青光眼的自觉症状不明显,易被漏诊或误诊为开角型青光眼,前者常有典型的小发作史,而开角型青光眼无自觉症状;慢性闭角型青光眼的视盘陷凹常较开角型者浅;前者房角常为窄角且有粘连而后者多为宽角,但有些也可为窄角,主要的鉴别方法是在高眼压情况下检查房角,如房角开敞则为开角型青光眼。

五、治疗

闭角型青光眼是由于瞳孔阻滞引起房角闭塞所致,故治疗时应解除瞳孔阻滞,使房角重新开放,一般以手术治疗为主。

（一）急性闭角型青光眼

1.前驱期和间歇期

早期行激光虹膜切开术或虹膜周边切除术可获得根治。如因其他原因不宜手术,可滴1%～2%毛果芸香碱液,密切追踪观察。

2.急性发作期

应积极抢救,尽快使房角开放,以免发生永久性周边前粘连。在高眼压情况下手术不但并发症较多,手术效果也差。应先用药物控制眼压,使充血现象消退后再行手术。为使眼压迅速下降可同时使用几种药物。滴 0.5%～1.0%毒扁豆碱液每 10 min1 次,共 3 次,同时滴 2%毛果芸香碱液,每 5～10 min1 次,根据病情决定持续用药时间。此外,可口服乙酰唑胺 0.5 g,甘油 50 g,球后注射 2%普鲁卡因 1.5 mL,以麻痹睫状神经节,减少房水生成和止痛。如眼压仍不下降或因恶心呕吐不能口服药物时,则可静脉滴注 30%尿素(1.0～1.5 g/kg 体重),或 20%甘露醇(1～2 g/kg体重),每分钟 60 滴左右。经上述处理后眼压多能降至正常,但仍应继续使用缩瞳剂,并根据眼压情况酌情采用碳酸酐酶抑制剂及高渗剂。注意检查房角,如房角仍关闭,则应及时手术,切不可因眼压已趋正常而忽略了房角的观察,造成假性安全感而延迟手术,以致形成周边前粘连,失去做虹膜周边切除而能治愈的机会。如房角已大部或全部开放,则可观察数天,待炎症消退后再做手术。这时在眼压降至正常后逐渐减少至停用碳酸酐酶抑制剂和高渗剂后,做眼压描记。可考虑采用下述治疗方案,即在缩瞳剂下眼压能控制于 2.67 kPa 以下,房水流畅系数>0.20、房角2/3以上开放者,可做虹膜周边切除术;缩瞳剂不能控制眼压,房水流畅系数<0.10,房角粘连已达 2/3 圆周者,需做滤过手术;情况介于两者之间者,即眼压能用缩瞳剂控制,房水流畅系数在 0.10～0.20,房角粘连已达 1/2 圆周,因滤过手术较虹膜周边切除术的近期和远期并发症均多,可先做虹膜周边切除术,眼压不能控制时可加用缩瞳剂或再做滤过手术。目前已广泛采用激光虹膜切开术代替周边虹膜切除术。如用药物不能将眼压降至正常,则应手术。为了防止在高眼压下做滤过手术容易发生并发症,可先做后巩膜切开术,在眼压再次升高以前做滤过手术。

3.慢性期

此时房角已大部粘连,应行滤过手术。

4.临床前期

文献报道有 53%～68% 的患者会发生急性发作,故多数人主张做预防性虹膜周边切除术以期获得治愈。目前多采用激光虹膜切除术。

5.绝对期

可继续滴用缩瞳剂,如疼痛剧烈,可球后注射酒精,必要时摘除眼球。

(二)慢性闭角型青光眼

应早期手术,手术方式的选择与急性闭角型青光眼相同。对虹膜高褶型患者应做虹膜周边切除术,大多数可以治愈,少数术后仍有发作者,可长期应用毛果芸香碱液控制复发。应慎用散瞳剂,必要时,可用肾上腺能药物而不用睫状肌麻痹剂。

(三)恶性青光眼

1.药物治疗

应用散瞳睫状肌麻痹剂,如 1%～4% 阿托品液每天 2～4 次,可使睫状肌松弛,晶状体韧带紧张,缓解睫状环阻滞,使晶状体-虹膜隔后移,前房恢复,房角开放,眼压下降。可同时应用碳酸酐酶抑制剂和高渗剂,使房水生成减少并可使玻璃状体脱水、眼球后部体积减小,有利于晶状体-虹膜隔后移。局部或全身应用皮质类固醇可减轻睫状肌的充血、水肿,并防止晶状体或玻璃状体与睫状体发生粘连。经上述治疗后,有半数患者在 2～3 d 内前房恢复,眼压下降,此后逐渐减少药物,散瞳睫状肌麻痹剂仍需长期滴用,滴药次数可根据眼压情况酌定。

2.手术治疗

对经上述药物的充分治疗而前房仍不能形成的顽固病例,应做手术。目前较有效的方法有两种:①由睫状体平坦部抽吸玻璃状体内及其后方的积液,同时在前房内注入空气,使晶状体-虹膜隔后移,打破睫状环阻滞,恢复房水正常循环。术后继续使用散瞳睫状肌麻痹剂和皮质类固醇。这种手术安全、有效、并发症少,可作为首选。②摘出晶状体并用线状刀由瞳孔区向玻璃状体深部切开,使玻璃状体内的及其后方的液体由此切开的通道流入前房。此法也常可控制恶性青光眼,但术后反应较大。

对侧眼的处理:如对侧眼眼压正常,房角开放,可试用缩瞳剂,如眼压升高,前房普遍变浅,表示此眼有易罹恶性青光眼的因素,应密切观察,必要时用散瞳睫状肌麻痹剂,以免眼压升高。注意:任何眼内手术、外伤或葡萄膜炎均有诱发恶性青光眼的危险。如对侧眼眼压升高,房角大部分闭塞,应检查前房,观察其对缩瞳剂及散瞳睫状肌麻痹剂的反应,如缩瞳剂并不使眼压升高,房角也不进一步变窄,则可用药物控制眼压后,做一般性抗青光眼手术,术后再应用皮质激素及散瞳睫状肌麻痹剂,以防止恶性青光眼;如用缩瞳剂反而使眼压升高,而散瞳睫状肌麻痹剂可使眼压下降、前房加深,则按上述办法治疗恶性青光眼。

白内障摘除在原发性闭角型青光眼治疗中的作用:在不同的医疗中心,不同的医师曾分别报告了在原发性闭角型青光眼治疗中摘除晶状体的优点。晶状体摘除能有效地控制原发性闭角型青光眼,尤其是急性闭角型青光眼的升高的眼压。假如是成熟期或肿胀期白内障,很容易决定晶状体是否应摘除。实际上,多年来对于成熟期的白内障这已被用为治疗急性闭角型青光眼的有效方法。有些学者报道,为了增进视力而摘除白内障,同时附带的好处是降低了原发性闭角型青光眼患者的眼压。相反地,在原发性开角型青光眼,摘除了晶状体并不能使眼压下降。假如晶状体透明,或有轻微白内障,在决定是否要摘除晶状体是有争议的。但是越来越多的医师同意在这种情况下,在选择性的病例,应考虑摘除晶状体,因为对于原发性闭角型青光眼是有益的。传统的治疗方法是作虹膜切开,虹膜成形术和白内障摘除这两种相对新的方法,不久将更广泛地用于 PACG 的治疗。晶状体摘除使窄的房角加宽,并常可使关闭的房角开放,在 PACG 尤其是瞳孔阻滞型者,可使升高的眼压下降。

单纯摘除晶状体:传统的摘除晶状体是为了增加视力,多年来白内障摘除的标准是白内障影响了视功能,或最佳矫正视力≤0.3。最近白内障摘除及人工晶状体植入有了新的适应证,这种新的适应证是基于前房角的宽度是与有晶状体存在而部分相关的原则。前房角镜研究和超声生物显微镜研究表明,一个 10°的窄房角在摘除晶状体后房角可加宽到 40°角,使各个象限的房角均加宽。这一信息对于处理闭角型青光眼引起了极大兴趣。医师们曾对房角窄的和部分关闭的、眼压高的或因晶状体前移而使前房浅的闭角型青光眼患者摘除其晶状体,获得了满意的效果,其房角加宽,前房加深,更重要的是眼压降低了。Hayashi 等报道在闭角型青光眼患者作白内障超声乳化摘除后,房角从 19°加宽到 36°,前房深度由1.89 mm增加到 3.94 mm,眼压从 2.9 kPa(21.4 mmHg)降至 2.0 kPa(15.0 mmHg)。多年来已采用晶状体摘除治疗伴有成熟期或肿胀期白内障的原发性闭角型青光眼。晶状体摘除曾治愈这些青光眼患者。但另一方面,对于摘除轻度或早期白内障,尤其是透明晶状体是有争议的。

对于原发性闭角型青光眼单纯摘除白内障而不同时做滤过手术可能对控制眼压是有作用的。Wishart 和 Arkinson 于 1989 年报告,原发性闭角型青光眼患者在做白内障囊外摘除及人工晶状体植入术后,不用降眼压药物,眼压<2.8 kPa(21 mmHg)者占 65%对照组是原发性开角型青光眼患者,同样的手术后,对于眼压控制没有影响。

前房角镜检查很重要,如在虹膜切开后,房角关闭继续进展,白内障囊外摘除或超声乳化摘除,将阻止房角关闭的进展。房角分离术是为急性和慢性闭角型青光眼设计的分开周边前粘连以保存其小梁功能的手术。许多医师不赞成做这种手术,认为是无效的,但是有些医师认为它是安全的,当与白内障摘除同时作时更为有效。

Teekhasaenee 和 Ritch 的方法是用 Barkan 手术前房角镜,从前房穿刺口进入一钝头刀,在房角关闭处,将刀向后压,使房角机械性的被分开,直到小梁网开放。另一种方法是非接触的方法,用黏弹剂分离房角粘连。最好是在摘除白内障尚未植入人工晶状体时做。前房内注入黏弹剂,用 Rycroft 针伸到关闭的房角处,注入黏弹剂应用机械作用分开粘连,当最初的粘连被分开后,将针向前伸分开深部粘连。这种非接触的方法是非创伤性的,并且是有效的。

争论焦点不应仅集中在晶状体是否浑浊,因为更重要的目的是治疗青光眼。如房角关闭在 180°以上,仅做晶状体摘除眼压可能被控制。如粘连≥270°,如仅做晶状体摘除则常不恰当,术后还需要加用药物、做虹膜成形术或滤过手术。急性闭角型青光眼做晶状体摘除特别有价值,因为是新的粘连,晶状体摘除或虹膜成形术可使粘连分开。

小梁切除或白内障摘除的选择:伴有白内障而眼压未能被控制的青光眼,处理的方法有 3 种可供选择:①三联手术(小梁切除,白内障摘除及人工晶状体植入);②先做小梁切除,以后做白内障摘除;③先做白内障摘除,以后做小梁切除。

Gunning 和 Greve 总结指出,在 PACG 患者滤过手术常有并发症,而且常会使视力下降,对于急性或慢性闭角型青光眼,选择做白内障摘除,以后再考虑是否做小梁切除术,已成为更乐于被接受的方法。过去曾有争议的而今天已经很清楚的是先单纯做白内障摘除,然后密切随访。因为在许多病例白内障摘除可以降低眼压,加宽房角而治愈青光眼。另外,晶状体摘除后,如眼压仍高,仍可选择做小梁切除术。因为三联手术的并发症的概率较高,所以不先做三联手术,三联手术的优点是只做一次手术,但是现在认为,白内障摘除也是在一次手术中可以改进眼压,另外它也比较安全。对于周边前粘连存在时间长的病例,可做三联手术,仅做白内障摘除可能不能打开慢性关闭的房角。小梁切除术不是首选手术,因为它有并发症,在 1～3 个月内白内障会进展,需要做白内障手术。在原发性闭角型青光眼晶状体摘除(白内障囊外摘除术或超声乳化术)已成为重要的控制升高的眼压的方法。

(朱俸林)

第三节　先天性青光眼

先天性青光眼是由于胎儿时期前房角组织发育异常而引起。

一、婴幼儿型青光眼

婴幼儿型青光眼约有 60% 在出生后 6 个月内、80% 在 1 岁以内出现症状,其余在 1～6 岁时显示出来,常为双侧性。因婴儿眼球壁软弱易受压力的作用而扩张,致使整个眼球不断增大,故又名水眼。

(一)临床表现

本病早期有以下征象。

1.畏光、流泪和眼睑痉挛

这些症状在角膜发雾、眼球变大前数周即出现,是由于角膜水肿,感觉神经末梢受刺激所致,如眼球已扩大则多由于下睑睫毛刺激角膜而引起。畏光严重时患儿常躲在母亲怀里或藏于枕下,当眼压被控制和无倒睫时此症状即消失。

2.角膜水肿

开始时仅角膜上皮水肿,随着病情的进展,实质层也受累而出现浑浊,水肿随着眼压的升降而增减。

3.角膜扩大

由于高眼压的影响,角膜逐渐变大,如超过 12 mm 并伴有狄氏膜破裂,即可作出诊断。角膜进行性变大是眼压未被控制的表现,和成年人进行性视野缺损所代表的意义相同,如 3 岁以前眼压不升高则眼球多不胀大。

4.狄氏膜破裂

眼球扩大在角巩膜连接处最明显,狄氏膜被牵拉而破裂。角膜后壁有皱纹,初起时在周边部,与角膜缘平行,以后可出现于角膜中央部。当狄氏膜发生破裂时角膜突然变混,浑浊可局限于破裂处,也可能侵及全角膜。缺损可很快被内皮覆盖,但在裂隙灯下仍可见皱纹,该处角膜实质常有轻度浑浊。

5.前房变深

由于眼球扩大,前房常变深。

6.前房角发育异常

可有房角结构发育不全、Schlemm 管及小梁闭塞或缺如、睫状肌越过巩膜突,止于 Schlemm

管或小梁、中胚叶组织覆盖房角、虹膜不止于睫状体而附着于小梁上以及周边虹膜遮盖部分小梁等。此外,有人曾以电镜观察,发现有薄膜覆盖于小梁上。

7.眼压升高

眼压升高的程度差异较大,应在全麻或熟睡时测量,先天性青光眼患者的巩膜硬度常较低,应矫正巩膜硬度。

8.视盘陷凹及萎缩

视盘青光眼陷凹出现较早且进展较快,双侧陷凹不对称是早期重要体征。早期陷凹是可逆的,眼压被控制后,陷凹可迅速消失。

晚期改变:角膜更为浑浊,前房更深,眼球扩大使晶状体韧带变脆弱,晶状体半脱臼,虹膜震颤,视盘陷凹明显且为不可逆的。这种大眼球易受外伤,可发生前房积血甚至眼球破裂,许多未被控制的先天性青光眼最后常发展为眼球萎缩。

(二)鉴别诊断

应与以下疾病鉴别。

1.大角膜

角膜扩大,其直径可达 14～16 mm,常有虹膜震颤,但没有狄氏膜破裂、眼压升高及视盘陷凹等症状。有些病例房角正常,有些病例可有比小梁更宽的色素带或显著的虹膜突。

2.外伤性角膜水肿

产钳引起的后弹力膜破裂可引起角膜水肿,持续约 1 个月或更久,常为单侧,角膜不扩大,眼压常偏低。

(三)治疗

先天性青光眼的药物疗效多不满意。一经确诊应及早施行手术。可作小梁切开术、前房角切开术或小梁切开加小梁切除术。

二、青少年型青光眼

(一)临床表现

一般在 3 岁后高眼压不使眼球再扩大。目前国内暂时将 30 岁以下发病而不引起眼球扩大的青光眼定为青少年型青光眼。临床过程与慢性单纯性青光眼相似,但眼压变化较大,有时可迅速升高,合并虹视。因高眼压使眼轴加长,故高眼压可加重近视。

(二)诊断

与慢性单纯性青光眼的诊断方法相同,但更困难,因青年人的视盘病理陷凹不典型,常较大但较浅,易被忽略,尤其是伴有近视者。多数房角是开放的,无明显异常,个别病例有较多的虹膜突,视野改变、眼压描记和激发试验有助于诊断。

(三)治疗

用药物控制眼压,如出现进行性视盘及视野改变,则应尽早手术,作滤过手术如小梁切除术。日本学者报道,小梁切开术也可取得较好效果。

三、青光眼合并先天异常

(一)蜘蛛指综合征(Marfan 综合征)

本症于 1896 年首先由 Marfan 所报道,除眼部畸形外还伴有肢体细长,臂长过膝,掌骨、指骨、跖骨、趾骨均细长(蜘蛛指),先天性心脏和肺部畸形等。

1.临床表现

Marfan综合征中约80%有眼部病变。最主要的是晶状体小且呈球形,悬韧带脆弱、易于断裂,常有晶状体半脱臼或脱臼。房角发育异常,有中胚叶组织残存,Schlemm管的大小、形状和部位不规则等。部分病例可合并青光眼,常因晶状体脱臼和房角发育异常所致。此外,尚可有视网膜脱离、永存瞳孔膜、虹膜缺损、斜视和眼球震颤等。

2.治疗

如晶状体移位明显,瞳孔无晶状体区较大,可用镜片矫正视力。对于继发性青光眼应根据晶状体移位的情况而采取不同措施:晶状体嵌于瞳孔区而致瞳孔阻滞者,可先用散瞳剂,如症状不能缓解可作虹膜切除或晶状体摘出术;晶状体脱位于前房者则摘出之;如伴有房角发育异常,则按婴幼儿型青光眼处理。

(二)球形晶状体短指综合征(Marchesani 综合征)

本症是一种眼部畸形合并骨骼改变的先天性疾病,与 Marfan 综合征的骨骼改变相反,其肢体、指、趾短粗,皮下脂肪丰富,肌肉发育良好。

1.临床表现

除晶状体小呈球形及伴有脱臼外,常由于悬韧带松弛致使晶状体前后凸度增大而形成瞳孔阻滞和晶体性近视。由于瞳孔阻滞、房角异常和晶状体脱臼等,所以青光眼的发生率较 Marfan 综合征明显增多。此外,尚可发生白内障、上睑下垂、永存瞳孔膜和眼球震颤等病变。

2.治疗

与 Marfan 综合征相同。

(三)同型胱氨酸尿症

1.临床表现

本症是一种隐性遗传的代谢性紊乱,是由于先天性缺乏胱硫醚合成酶而引起代谢性紊乱,血浆和尿中的同型胱氨酸增多。除眼部改变外,还可出现神经系统损害,如智力迟钝和惊厥;心血管系统损害,发生在冠状血管,脑和肾血管血栓而导致死亡;骨骼异常包括脊柱后凸、关节松弛、蜘蛛指、骨质疏松、骨折等;有些患者的表现很像 Marfan 综合征;肢体伸侧可有网状青斑以及面色潮红等皮肤损害。眼部表现主要为晶状体移位,因瞳孔阻滞而引起继发性青光眼,不少患者可能只有晶状体脱臼和同型胱氨酸尿。

2.诊断

除上述临床特点外,必须做血和尿氨基酸分析。

3.治疗

以药物治疗为主,如药物不能控制眼压而必须施行手术时,应注意采取预防血栓形成的措施。

(四)颜面血管瘤青光眼综合征(Sturge-Weber 综合征)

Sturge(1879)和 Weber(1929)对本病做了详细叙述,故称为 Sturge-Weber 综合征。

1.临床表现

(1)皮肤血管瘤:常位于三叉神经第1支分布区域,口腔和鼻腔的黏膜也常受侵。

(2)眼部改变:主要表现为青光眼、脉络膜血管瘤和视网膜血管扩张等。常在儿童或成年时才发生青光眼。成年者为慢性单纯型。发生机制可能是由于眼内血管瘤淤血,增加了眼内容积,或由于血管增多、扩张而使房水生成增加,或因中胚叶组织残留或虹膜有异常血管阻塞房角,以及涡静脉回流受阻、上巩膜静脉压升高等所致。

(3)脑膜血管瘤及颅内钙化点可引起癫痫、偏瘫及精神异常等症状。

2.治疗

可滴用肾上腺素及毛果芸香碱等药物,也可做滤过手术。

(五)弥漫性神经纤维瘤病

1.临床表现

本病为家族性遗传性疾病。全身的末梢神经纤维增殖,形成广泛的大小不等的结节,多发生于皮肤,也可发生于内脏,同时有皮肤色素沉着。神经纤维瘤常侵犯眼睑和眼眶,引起眼睑下垂、眼球突出而眼眶扩大。在眼部受侵者中约 50% 合并青光眼。虹膜表面有散在的小结节及大片颜色加深的区域,可直达房角。神经纤维瘤也可直接侵犯房角,或由于肿物使虹膜移位而发生周边前粘连,或因房角发育不全而使眼压升高。

2.治疗

与婴幼儿型青光眼相同。

(六)无虹膜

本症为先天性虹膜畸形,常在周边部残存少量虹膜组织。由于发育不全的虹膜与角膜粘连或房角内充满中胚叶组织致使约 30% 的患者发生青光眼。

治疗:尽可能用药物控制眼压。如药物不能控制眼压,必须手术时可做小梁切除术。

(七)房角发育不全

又名中胚叶发育不全本症是眼前节的中胚叶发育不全引起的,为显性遗传性疾病,包括以下几种综合征。

1.后胚胎环

Schwalbe 线特别突出,在角膜缘内呈一玻璃样半透明的环。裂隙灯下可以很容易地看到前移的 Schwalbe 环,它是接近房角处的角膜中胚叶组织的增殖。在房角镜或裂隙灯下可见周边虹膜有大的索条伸向 Schwalbe 线,有时在某些区域 Schwalbe 线与角膜脱离。这种房角改变称为 Axenfeld 异常,这种虹膜索条可能遮盖部分或全部小梁。约半数患者伴发青光眼。

2.Rieger 综合征

Rieger 综合征是双侧虹膜实质发育不全、后胚胎环、房角异常、伴有瞳孔异位及多瞳症,但没有原发性虹膜萎缩所具有的那种新形成的周边前粘连,并易于发生青光眼。青光眼多于 10～30 岁发病。此外常伴有牙齿异常。偶尔可合并白内障。在一个家族中有的成员可有上述全部异常,而其他成员可仅有轻度异常。

治疗:与开角型青光眼相同,必要时可做滤过手术。

(吕高波)

第四节　继发性青光眼

继发性青光眼是由其他眼病所引起的,占全部青光眼的 20%～40%,多为单眼。由于原发眼病的不同,临床表现亦各异。应针对原发病进行治疗,同时用药物控制眼压,必要时进行手术治疗。

一、继发于角膜病

角膜溃疡或角膜炎有时并发急性虹膜睫状体炎而继发青光眼。角膜粘连性白斑、虹膜周边前粘连及瞳孔后粘连等都能影响房水的排出而引起继发性青光眼。

二、继发于虹膜睫状体炎

虹膜异色性睫状体炎青光眼常在色素少的眼发生,有并发白内障时更易发生。其病理改变为小梁硬化及小梁间隙阻塞。临床过程则与单纯性青光眼相似。皮质激素治疗本病无效,可用药物控制眼压,必要时作滤过手术。并发白内障时,摘除晶状体可能控制眼压。

青光眼睫状体炎综合征又名 Posner-Schlossmann 综合征,为常见的继发性青光眼。

(一)临床表现

本病多发生于青壮年,常为单眼反复发作,偶有双眼者。发病急,多有闭角型青光眼症状,但前房不浅,房角开放,结膜有轻微睫状充血,角膜上皮水肿,有少量大小不等的灰白色沉着物,大的常呈油脂状,房水中偶见浮游物,闪光弱阳性,瞳孔轻度开大、对光反应仍存在,眼压中度升高。每次发作一般持续3～5 d,偶有延续数月者。常可自行缓解。由于每次发作持续时间不长,对视功能影响不大,视盘及视野一般不受侵犯。但有些病例长期反复发作后,也会产生视盘和视野损害。

(二)病因

目前尚不十分明了,近年来实验研究证明本病是由于房水生成增多和房水流畅系数下降所致。发作时房水中前列腺素的含量显著增加,使葡萄膜血管扩张,血-房水屏障的通透性增加,导致房水生成增加;同时由于前列腺素增加还可抑制交感神经末梢释放去甲肾上腺素或直接拮抗去甲肾上腺素的生物效应,而去甲肾上腺素是调节房水排出的重要介质,小梁失去正常的调节而导致房水流畅系数下降和眼压升高。本病可同时合并双侧单纯性青光眼。在急性发作后,高眼压持续时间较长,药物治疗不易缓解。对于反复发作者,应于发作间歇期作排除原发性青光眼的检查,以免延误治疗。

(三)治疗

局部滴用或结膜下注射地塞米松或泼尼松龙,可抑制前列腺素的释放,降低血-房水屏障的通透性。滴1%肾上腺素液、0.25～0.50%噻吗洛尔或1%～2%美特朗、0.5%左布诺洛尔、0.25%美替洛尔或1%普萘洛尔(心得安)液可降低眼压。因缩瞳剂可使血管扩张增加血-房水屏障的通透性,应尽量少用或不用。口服吲哚美辛(25～50 mg,每天 3 次),或氟芬那酸(200～400 mg,每天3 次),可以抑制前列腺素的生物合成,后者并能直接拮抗前列腺素的生物效应,还可服用碳酸酐酶抑制剂降低眼压。

如合并原发性开角型青光眼,在急性发作时可集中使用皮质激素或非皮质激素类消炎药欧可芬以控制炎症,但用药时间不宜过长,前者可能引起眼压升高;病情缓解后,可用降压药物控制原发性青光眼。该病不宜手术,因术后仍有复发;但在药物不能控制并存的单纯性青光眼时,于发作缓解期作抗青光眼手术则可控制原发性青光眼。

三、继发于晶状体改变

(一)晶状体脱位

晶状体半脱位压迫房角或刺激睫状体而使眼压升高。本病常伴有房角后退,眼压升高可能与此有关。一般可用药物治疗,必要时可摘出晶状体。晶状体完全脱入前房可使眼压骤升,应立即将其摘出。晶状体脱入玻璃状体很少引起青光眼,可暂不处理,但有可能引起晶状体溶解或过敏性葡萄膜炎。

(二)晶状体肿胀

白内障的肿胀期,晶状体肿胀、变厚可引起瞳孔阻滞而继发青光眼,尤其是易发生于小眼球浅前房的患者。摘除晶状体可解除瞳孔阻滞治愈青光眼。如果已有周边前粘连,则应做白内障和抗青光眼联合手术。

(三)晶状体溶解性青光眼

发生于过熟期白内障,由于晶状体囊皮变薄或自发破裂,液化的晶状体皮质漏到前房,被噬细胞吞噬,这些细胞和晶状体皮质堵塞小梁间隙而引起急性或亚急性青光眼。其特征为前房深,房角开敞,在角膜后壁、房水、房角、虹膜及晶状体表面有多量灰白色具有彩色反光的碎片,系含有蛋白颗粒的肿胀的噬细胞及晶状体皮质。最有效的疗法是用药物控制眼压后立即做晶状体摘除术。术后眼压一般可恢复正常,甚至术前光功能不确者,术后也可获得较好视力。

(四)晶状体颗粒性青光眼

晶状体颗粒性青光眼又称晶状体皮质残留性青光眼,见于白内障囊外摘出或偶尔见于白内障肿胀期囊膜自发破裂后。前房内有松软或颗粒样晶状体皮质,常伴有不同程度虹膜炎症,故常有相应的虹膜后粘连或前粘连,房角开放有较多晶状体皮质或有周边前粘连。可用皮质激素和抗青光眼药物,不用缩瞳剂;如眼压不能控制,可做手术冲吸前房内晶状体皮质。

(五)晶状体过敏性眼内膜炎继发青光眼

这是由于对晶状体物质过敏而引起的眼内膜炎,可发生于晶状体囊皮完整或自发破裂以及囊外摘出后有晶状体皮质残留者。前房炎性反应明显,有多量白细胞渗出,角膜后壁有成团的沉着物。在急性反应时眼压多偏低,当小梁和房角发生损害后则产生青光眼其治疗措施是摘除晶状体或取出残留皮质。

四、外伤性青光眼

(1)钝挫伤引起前房积血或房角后退时可导致继发性青光眼。前房少量积血,一般在数天内即可吸收;当出血量多,尤其是反复继发出血时,常引起继发性青光眼,可并发角膜血染。房角后退继发青光眼(图 4-31)早期发生者多在伤后数周内发病,由于小梁受损伤,使房水流出受阻,但伤后同时伴有房水分泌减少,所以眼压可不升高。当房水分泌正常后眼压即升高,常可持续数月至数年,但多在 1 年内外流管道修复,眼压亦恢复正常。晚期发生者可发生在伤后 10 年或更晚,是由于外伤后角膜内皮细胞形成玻璃样膜覆盖了房角,或继发了虹膜周边前粘连。这种晚期青光眼是顽固的。

房角后退或称前房角劈裂(图 4-32)是睫状体表面的外伤性撕裂。为睫状体的环行肌和纵行肌之间发生撕裂和分离,因环行肌与虹膜相连,环行肌挛缩将引起虹膜根部后移,而纵行肌仍附着在原位的巩膜突,因而房角变深。Howard(1969)将房角后退分为浅、中、深 3 度。①浅层撕裂:为葡萄膜网部的破裂,睫状体带及巩膜突暴露,睫状体带较健眼明显加宽,巩膜突色较白,有时可有色素沉着。睫状体表面没有真正的外伤裂隙。②中层撕裂:睫状肌纤维间出现肯定裂隙,虹膜根部与睫状体前面后移,较健眼房角加宽而深,睫状体带的宽度可为正常眼的数倍,后退的范围常超过180°。③深层撕裂:睫状体有深层裂隙,而裂隙的尖端前房角镜检查看不见,有时可有广泛的睫状体解离。

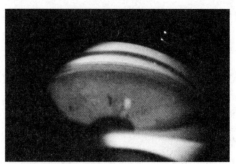

图 4-31　房角后退性青光眼

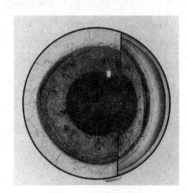

图 4-32　房角劈裂

　　睫状体解离是睫状体与巩膜突分离,使前房与睫状体上腔相通,眼压为降低。

　　房角后退的患者对于局部激素试验多呈高度反应,说明具有青光眼遗传基因的人,在外伤后更容易发生继发性青光眼。治疗与开角型青光眼相同。

　　(2)穿通伤后由于眼内组织嵌入伤口,或由于晶状体囊膜破裂,皮质肿胀而引起。如眼内有异物存留,可由于炎症、铁锈或铜锈沉着使小梁发生改变而致眼压升高。对眼球穿通伤,应妥善做好初步处理,使伤口内不嵌顿眼内组织。白内障所致的青光眼应摘出晶状体,总之应根据引起青光眼的病因酌情处理。

五、继发于血液异常、眼内出血和血管疾病

(一)血液异常继发性青光眼

　　巨球蛋白血症、高蛋白血症和红细胞增多症等由于血清中有大分子量的球蛋白或增多的红细胞而使血液黏稠度增加、血流缓慢,容易形成血栓。视网膜中央静脉血栓形成患者中,有10%～20%可发生继发性青光眼。有时 Schlemm 管内也可有血栓形成而引起急性青光眼。房角是开放的,可用药物治疗,但效果差。患急性白血病时,葡萄膜有白细胞浸润,常并发眼压升高。虹膜明显充血,纹理消失,表面有新生血管,常伴有前房积脓或积血,眼局部对放疗敏感。

（二）前房积血

眼压升高与出血量有关，出血超过前房1/2者易引起继发性青光眼。并发症为角膜血染和视神经损害，其发生与眼压升高有关，角膜血染是在前房积血持续时间较长，前房积血量大，眼压升高及直接附着在角膜内皮上的血液毒素，使角膜内皮功能失代偿，角膜内皮的渗透性发生改变，红细胞渗入角膜实质，引起角膜血染。早期血染在后部角膜基质中，表现为黄色颗粒状改变，或呈半透明红色，角膜透明度下降，此过程可迅速发展，有时在24 h内整个角膜被血细胞浸润，随着血小板的降解作用，角膜逐渐显得发亮，呈不透明的绿色，可持续数年。角膜血染的消退过程是从角膜周边部开始逐渐向中央部变透明。在角膜内皮有损害时，眼压正常情况下也可致角膜血染。无并发症的前房积血可采用非手术治疗，一般所有减少再出血或促进血液吸收的药物治疗效果不肯定。减少房水生成药物和高渗剂可预防角膜血染和视神经损害。如药物治疗不能控制眼压，可手术冲洗前房积血或取出血块。

（三）溶血性青光眼

眼内出血，尤其是玻璃体积血后，红细胞的破坏产物和含有血色素的巨噬细胞，有时可阻塞小梁引起急性眼压升高。其治疗与单纯性青光眼相同，但也可将红细胞碎屑冲出，使眼压下降。

（四）血影细胞性青光眼

各种原因所致玻璃体积血，红细胞发生变性，从红色、双凹、柔韧的细胞变为土黄色、圆形不柔韧的血影细胞，通过破损的玻璃体前界膜进入前房，进入前房的血影细胞可机械性阻塞小梁网，可引起急性眼压升高的开角型青光眼。患者症状取决于眼压的高度。角膜后壁可有土黄色细胞沉着，房水中有棕黄色细胞浮游，可有假性前房积脓，如有新鲜红细胞则位于土黄色血影细胞下方。前房角为开角，覆以薄层土黄色细胞，使小梁网呈棕黄色或完全遮盖房角结构，下方尤为明显。玻璃体呈典型土黄色，在前玻璃体中可见多数细小黄褐色颗粒。抽取房水或玻璃体用相差显微镜可直接查到血影细胞，或染色后用普通显微镜检查。

有学者认为用普通光学显微镜，能清晰准确地识别血影细胞。当血红蛋白发生不可逆性变性，形成变性株蛋白小体而沉淀时，可用结晶紫将其细胞染色后进行观察。有学者报道用1%甲紫染色，在光学显微镜下检查血影细胞的胞膜呈紫红色斑点状，而正常红细胞不被甲紫染色。因甲紫是一种碱性染料，沉积在血影细胞膜上的变性株蛋白为酸性物质，故能使血影细胞着色。检查时如轻击载玻片，可见染色的不能变形的血影细胞在悬浮的标本内漂动。

血影细胞性青光眼为一过性；可持续数月，未有报告引起小梁永久性损害者。开始用抗青光眼药物治疗；如不能控制眼压则彻底冲洗前房，必要时可重复做，很少需做玻璃体切除。

（五）血铁质沉着性青光眼

血铁质沉着性青光眼为一种慢性继发性开角型青光眼，多有长期反复眼内出血史。小梁内皮细胞吞噬溶解变性的血红蛋白，血红蛋白的铁离子氧化成氧化铁，它与组织蛋白或含巯基类蛋白质结合成铁蛋白质化合物沉着于角膜、视网膜、小梁网等眼内组织，可使小梁变性、硬化和间隙闭塞而致眼压升高。可根据出血病史、眼组织的铁锈样沉着物、小梁网呈棕红色、房水中查不出血影细胞等作出诊断。治疗用抗青光眼药物控制眼压。

（六）新生血管性青光眼

新生血管性青光眼是指虹膜和小梁表面有新生的纤维血管膜，使虹膜与小梁和角膜后壁粘连所造成的青光眼。虹膜上的新生血管形成典型的虹膜新生血管丛或称虹膜红变，使虹膜组织模糊不清，呈暗红色，瞳孔开大，对光反应消失，由于血管膜收缩而使瞳孔缘色素上皮外翻。因虹膜新生血管丛容易破裂,反复发生前房积血,故又名出血性青光眼。本病极顽固,患者异常疼痛,常导致失明。

虹膜新生血管丛易发生于一些引起视网膜缺氧的疾病,如视网膜中央静脉阻塞、糖尿病性视网膜病变、视网膜中央动脉阻塞、恶性黑色素瘤和视网膜脱离等,尤以前两种病比较多见。由糖尿病引起者常发生于有增殖性视网膜病变及反复出血者。由于视网膜缺氧而产生血管形成因子,引起虹膜表面和小梁网的纤维血管膜增殖。初期它们覆盖开敞的房角,后期纤维血管膜收缩形成房角周边前粘连,均可导致顽固的眼压升高,其临床过程可分为3期。

1.青光眼前期

瞳孔缘周围虹膜有毛细血管丛扩张和细小新生血管,逐渐向虹膜根部进展。前房角正常或有少量新生血管。此期眼压正常。

2.开角型青光眼期

虹膜新生血管融合,前房有炎症反应。房角开放但有多量新生血管,眼压突然升高。

3.闭角型青光眼期

纤维血管膜收缩,虹膜变平,瞳孔开大,瞳孔缘色素层外翻,虹膜与晶状体间距离加大,房角广泛周边前粘连或完全关闭,眼压升高。

完全性视网膜中央静脉阻塞在发病后3个月内约有20%发生继发性青光眼,而单纯性青光眼又常容易发生视网膜中央静脉阻塞。这两种疾病常相继发生的机制目前尚不清楚。视网膜中央动脉阻塞后发生继发性青光眼者仅占1%,眼压升高大多发生在动脉阻塞后5～9周,较静脉阻塞继发青光眼所间隔的时间要短得多。

对本病的治疗,分泌抑制剂或手术治疗效果均不满意。用缩瞳剂可使充血及疼痛加重。局部应用皮质激素和阿托品能缓解症状,但不能降低眼压。由于视网膜血管病变及继发性青光眼而已失明者,为解除痛苦可摘除眼球。如尚残存有用视力,可做引流阀置入术,效果较其他引流手术好,术前应降低眼压,术中穿刺前房时动作要慢,以尽可能减少前房积血。也可试行小梁切除术。强化的冷凝治疗可使虹膜血管暂时消退。

近年来,应用全视网膜激光凝固治疗新生血管性青光眼取得了一定的疗效。全视网膜光凝可使视网膜萎缩,使其不至于缺氧,消除了产生血管新生的因素,并可使虹膜和房角的新生血管萎缩。此疗法适用于早期病例,在房角被纤维血管膜封闭以前,可使房角的血管消退,并能使部分粘连拉开。如同时加用药物,眼压可能被控制。

青光眼前期做全视网膜光凝是预防虹膜红变和新生血管性青光眼最有效的治疗方法。视网膜中央静脉阻塞,在虹膜红变前期,即视网膜有广泛毛细血管非灌注区或虹膜有异常血管荧光渗漏,也适于作预防性全视网膜光凝。屈光间质浑浊时可做全视网膜冷凝或房角新生血管直接光凝。所有新生血管性青光眼病例,除做降眼压手术外,均应做全视网膜光凝或冷凝术,以解除其产生视网膜或虹膜新生血管的病因,可根据具体情况,选择在降眼压手术之前或手术后作。

(七)上巩膜静脉压升高引起的继发性青光眼

上腔静脉阻塞、纵隔肿物、颈动脉－海绵窦瘘、球后占位性病变和内分泌性眼球突出等可使上巩膜静脉压升高,房水排出因而受阻而导致眼压升高。此时C值正常,房角也无异常,但Schlemm管内可有血液,常伴有球结膜水肿和血管迂曲扩张、眼球突出以及视盘水肿。卧位时眼压明显升高。在动静脉瘘的患者,偶尔合并新生血管性青光眼。应针对原发病治疗。

六、继发于眼部退行性变

(一)虹膜角膜内皮综合征

虹膜角膜内皮综合征为一组原发性角膜内皮异常疾病,其特点是单侧角膜、虹膜、房角异常和继发性青光眼(图 4-33)。多见于年轻成人和女性。临床改变可分以下 3 种类型。

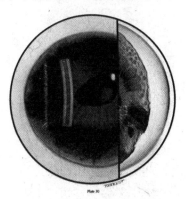

图 4-33　虹膜角膜内皮综合征

1.原发性进行性虹膜萎缩

本病是虹膜的慢性进行性萎缩,常可形成虹膜穿孔房角粘连,房角有内皮细胞增殖,从而导致青光眼。随着病程的进展,房角粘连范围也逐渐扩大,严重时可累及房角全周;当房角粘连达一定程度时即可引起眼压升高。在病变过程中并无炎症现象,不发生后粘连。病变进展缓慢,继发青光眼也较晚,最后常导致失明。其治疗措施是用缩瞳剂、肾上腺素和碳酸酐酶抑制剂控制眼压。如前粘连有所发展,则应及早手术,但手术效果并不肯定。

2.Chandler 综合征

本病是上述疾病的一种变异,也是单侧发病。虹膜萎缩较轻且不形成穿孔,但伴有角膜内皮营养不良。继发青光眼时,其程度也较轻。当眼压轻度升高甚至正常时,即可引起角膜实质和上皮的水肿,甚至发生大泡性角膜病变。随着时间的进展,角膜内皮的耐受性下降,更易产生角膜水肿。角膜后壁无沉着物,前房闪光阴性。治疗措施是用药物将眼压降至最低水平,以防止角膜发生永久性损害。必要时可做滤过手术,也可试用软接触镜治疗大泡性角膜病变。

3.虹膜-痣综合征或 Cogan-Reese 综合征

病因不明,其临床表现与 Chandler 综合征相似,有持续性角膜水肿,虹膜很少穿孔,但虹膜上有弥漫性结节,最初为细小黄色隆起,晚期形成暗棕色有蒂的结节。瞳孔缘色素外翻,眼压正常或稍高。治疗与前者相同。

(二)剥脱综合征

剥脱综合征是由于脱屑阻塞房角而引起的一种继发性青光眼,见于老年人。在瞳孔缘、虹膜两面、房角、晶状体囊膜及其悬韧带上均有蓝白色或灰色脱屑及少量色素沉着。在开大瞳孔时,可见云雾状的色素微粒经瞳孔流向前房,晶状体前碎屑的沉着分布成三个区域,中央为半透明的圆盘,周边部有散在的疏密不等的沉着物,两者之间为透明区。

关于这些碎屑的来源,目前的看法还不一致,以往误认为是由晶状体的囊膜剥脱而来,故称为剥脱综合征;有人认为是碎屑沉着于晶状体之上,而不是由囊膜脱下来的,所以称为假性剥脱。

近年来用电镜观察,发现在晶状体囊内和囊下也有类似的沉着物,证明后一种看法是正确的。最近还发现在虹膜、结膜血管周围和小梁的基膜上均有一种原纤维性物质,因而认为这是一种广泛的眼基膜疾病。因为剥脱物质广泛分布于眼的不同部位故称为剥脱综合征(图 4-34)。

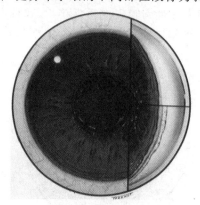

图 4-34　剥脱综合征

在有脱屑的患者中 30%～80%继发青光眼。剥脱综合征患者的对侧眼的青光眼发生率为15%,较原发性青光眼者明显少,这种病例的皮质激素高度反应者,也较原发性开角型青光眼者为少,这都说明此病是继发性的。既往认为我国此类患者较少,近年来随着对该病的认识,临床仔细观察及我国人口的老龄化,本病并不少见。本病的临床过程及治疗原则与单纯性青光眼相同。晶状体摘出并不能使病变减轻或停止进展。

(三)色素播散综合征

色素播散综合征是虹膜中周边部后面的色素脱失沉着在眼内各部分,如角膜后面、晶状体表面、晶状体韧带和小梁等处。色素播散综合征可合并或不合并色素性青光眼,而色素性青光眼几乎均有色素播散综合征的表现。

1.临床表现

(1)角膜后壁纺锤形色素沉着:为 Krukenberg 于 1899 年首先描述。中央部角膜后壁有垂直的呈纺锤样的色素沉着,宽为 0.5～3.0 mm,长为 2～6 mm,中央部色素致密,周边部较稀疏,不典型者可偏于一侧或呈斜行。有些病例为散在性不规则色素沉着。

(2)虹膜中周边部色素脱失:Campbell 认为是周边部虹膜与晶状体前小带经常摩擦而使虹膜色素脱失。用后部反光照射法检查可见斑片状虹膜色素缺失,病情重者可呈车辐状,该处可透见从眼底反射出的红光。

(3)虹膜和晶状体表面、晶状体韧带、玻璃体前面及小梁网有色素沉着。前房角有大量色素沉着,自 Schwalbe 线至睫状体带全房角有色素沉着,对应 Schlemm 管处小梁网内色素最浓厚,呈环形色素带。房角处常有中胚叶组织残存。

(4)色素性青光眼:多发生于年轻男性,常伴有近视,我国少见。房角为开角,症状与开角型青光眼相似,病因尚不清楚。有人认为是虹膜色素上皮层的色素不断脱落,阻塞房角而引起房水排出障碍。因小梁内皮有吞噬作用,可以吞噬及运走色素,所以本病有时可自发缓解;但有时色素突然增多,而使眼压骤然升高。有人发现原发性青光眼家族中有患色素性青光眼者,有纺锤状色素沉着者其皮质类固醇试验呈高度反应者也较多,这些似乎说明色素性青光眼与开角型青光眼之间有某种基因关系,可能是开角型青光眼的一种变异(图 4-35,图 4-36,图 4-37,图 4-38)。虹膜中周部色素脱失,后部反光照射,该处透红光。

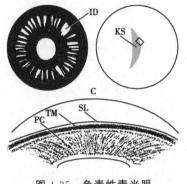

图 4-35　色素性青光眼

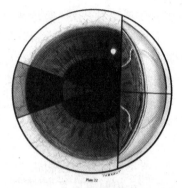

图 4-36　色素性青光眼

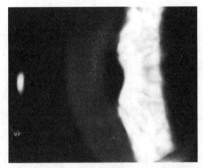

图 4-37　色素性青光眼角膜后壁色素沉着

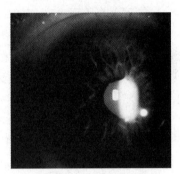

图 4-38　色素性青光眼

2.治疗

与开角型青光眼相同,用药物控制眼压,但治疗较困难。有人用毛果芸香碱,加多次数以维持瞳孔不动以免与小带摩擦,如药物不能控制则做滤过手术。

(四)视网膜色素变性合并青光眼

本病少见,在视网膜色素变性中约 3% 合并青光眼,常发生于晚期。因视网膜色素变性患者的视野有环形暗点或向心性收缩,故不易由视野改变发现青光眼。治疗与单纯性青光眼相同,因并发白内障,缩瞳剂可使视力明显减退。

七、继发于眼内肿瘤

由于眼内肿瘤使眼内容量增加,或压迫、阻塞房角而引起青光眼。但是眼压升高的程度和青光眼发病的早晚,并不一定与肿瘤的大小和增长的速度一致,而是与肿瘤的部位有密切的关系。房角附近的肿物因直接侵犯房角,或肿物反复出血、机化而破坏了房角结构,可在早期就并发青光眼;眼球赤道部的肿物容易压迫涡静脉,影响脉络膜血液的回流,因此比位于后极部的肿物容易引起青光眼。有时肿物虽然很大,但伴有继发性视网膜脱离,眼压反可正常或较低,而不并发青光眼。治疗时应针对肿物的不同性质选择手术方式。

八、医源性青光眼

(一)糖皮质激素青光眼(简称激素性青光眼)

局部或全身长期应用皮质激素可引起眼压升高。正常人局部滴皮质激素后可引起低度、中度及高度眼压反应[其升高幅度分别为≤ 0.7 kPa(5 mmHg)、$0.8\sim2.0$ kPa(6~15 mmHg)和≥ 2.1 kPa(16 mmHg)]。正常人的子女中三种不同反应百分比的分布情况与遗传规律所应出现的百分比完全一致,说明皮质激素所引起的眼压升高幅度是由遗传基因决定的。开角型青光眼患者局部滴皮质激素后所引起的高度及中度眼压反应较正常人明显增多。皮质激素引起的眼压升高是可逆的,停药后可恢复正常,约20%可出现青光眼性视野改变,停药后可消失。地塞米松、倍他米松、泼尼松龙局部应用较易引起眼压升高,而可的松则较少发生。四氢氟羟泼尼松龙和甲羟孕酮等较少引起眼压升高。局部用药较全身用药引起反应的多见。单眼用药眼压升高明显者,其不用药的对侧眼也可有轻度眼压升高。开角型青光眼患者在用降眼压药物的同时如果应用皮质激素仍可引起眼压升高,其幅度与是否应用降压药物无关。

糖皮质激素试验呈明显高眼压反应者,将来发展为开角型青光眼的可能性较大,可利用皮质激素试验作为一种激发试验。糖皮质激素引起的高眼压如被忽视而造成永久性的视盘和视野损害,则称为糖皮质激素性青光眼。其临床表现与开角型青光眼相似,但有自愈倾向。糖皮质激素性青光眼的诊断要点:有明确的眼局部或全身使用糖皮质激素的历史;眼压升高时间、幅度及视功能损害程度和糖皮质激素用量一致;停用糖皮质激素后数天或数周眼压恢复正常;眼局部可出现糖皮质激素所致的其他损害如后囊下型白内障;排除了其他继发性开角型青光眼,如葡萄膜炎性继发性青光眼等。糖皮质激素性青光眼停用糖皮质激素后,眼压可恢复正常,有些眼压下降但未达正常水平,有些眼压不下降,应进一步鉴别是否合并有原发性开角型青光眼,并对其进行治疗。

防治:首先应注意勿滥用皮质激素。必要时应密切观察眼压,如眼压升高,应及时停药或改用仅有抗感染作用而引起眼压升高作用轻的糖皮质激素。经药物控制满意的开角型青光眼,在使用皮质激素的过程中而眼压升高时,切勿轻易决定手术,应考虑到皮质激素的作用,首先停用皮质激素,调整和增加抗青光眼药物,一般多能控制眼压。

(二)α糜蛋白酶引起的青光眼

有些患者在用α糜蛋白酶做白内障摘出术后1周内发生一过性急性眼压升高。电镜扫描检查发现是由于晶状体韧带的碎屑阻塞了小梁间隙。动物试验也可产生同样改变。若仅用1 mL低浓度的α糜蛋白酶(1:10 000),只注射到后房,并在1 min后冲洗,可不产生继发性青光眼。

(三)散瞳剂诱发的青光眼

窄房角眼或高褶虹膜者,周身或局部应用阿托品类药物后,可能引起青光眼。可用毒扁豆碱液缩瞳,同时用碳酸酐酶抑制剂及高渗剂治疗。

(四)缩瞳剂所致青光眼

有些病例在用强缩瞳剂(如碘依可酯)一段时间后,前房进行性变浅,房角变窄,眼压升高。这是由于晶状体韧带松弛、瞳孔阻滞增加,以及睫状体充血水肿使虹膜根部与小梁相贴而引起的。这种情况易发生于晶状体较厚,尤其是球形晶状体的患者。用散瞳剂可使眼压下降,故又称为逆药性青光眼。

九、继发于视网膜脱离

视网膜脱离合并青光眼的发生率为 $12\% \sim 17\%$,可由于以下几种情况引起:巩膜缩短术后眼球容积变小,使虹膜晶状体隔前移,或因巩膜缩短部位太靠前而引起房角闭塞。视网膜长期脱离患者的巩膜和睫状体发生水肿,使房角关闭。该病常伴有慢性睫状体炎,其炎性产物可阻塞小梁间隙,但由于房水分泌减少而眼压偏低,当视网膜复位后,房水分泌恢复正常,遂发生急性青光眼。有破孔的视网膜脱离,视网膜色素上皮脱落下来的色素经破孔沉积于小梁网上而引起眼压升高,封闭破孔有助于控制眼压。

（吕高波）

第五节　混合型青光眼

凡具备一种以上的原发性或继发性青光眼,以及原发和继发青光眼合并存在者,都称为混合型青光眼。常见者有以下几种。

一、开角型青光眼合并房角关闭

慢性单纯性青光眼具有窄房角的患者,随着年龄的增长,晶状体变大,房角进行性变窄,有可能产生闭角型青光眼的急性发作。这种混合型青光眼常是在小梁功能不健全的基础上又发生了房角的部分关闭,而使眼压进行性升高且不易被控制。用强缩瞳剂或肾上腺素可能导致房角进一步关闭甚至急性发作。当初诊时患者房角极窄,视神经已有损害,药物不能控制眼压时,确定是慢性闭角型青光眼还是混合型青光眼是十分困难。房角镜下如肯定有房角关闭,应先做虹膜切除术,再用药物控制开角型青光眼。在虹膜切除术后可以使用强缩瞳剂和肾上腺素。

二、闭角型青光眼伴有小梁损害

闭角型青光眼反复发作后可产生小梁损害或伴有周边前粘连,这时房水流畅系数下降较明显,与房角镜下房角关闭的程度不成比例。对这种病例应行虹膜周边切除术,术后用缩瞳剂或分泌抑制剂等。

三、原发性青光眼术后合并继发性青光眼

在原发性开角型或闭角型青光眼行白内障摘出或渗漏手术后前房延缓形成而损伤小梁或形成周边前粘连,因而形成了原发性青光眼合并术后的继发性开角型或闭角型青光眼。这时应按继发性青光眼治疗,除有瞳孔阻滞需行手术外,应以恰当的药物治疗。药物不能控制眼压时考虑滤过手术。

四、原发性青光眼炎症后合并继发性青光眼

原发性青光眼术后或用缩瞳剂后引起虹膜炎,可导致周边前粘连或小梁损害而形成混合型青光眼。应针对增进小梁的功能进行治疗,如有后粘连伴有虹膜驼背和房角关闭时,应行周边虹

膜切除术。

五、开角型青光眼静脉阻塞后的新生血管性青光眼

开角型青光眼伴发视网膜中央静脉阻塞、虹膜新生血管丛和新生血管性青光眼是比较常见的。应针对新生血管性青光眼进行治疗。同时详查对侧眼,可能也有开角型青光眼。

六、继发性开角型青光眼伴有继发性房角关闭

由于炎症或外伤而发生的继发性开角型青光眼,当炎症复发或持续时可产生周边前粘连和房角关闭。应针对炎症治疗,同时用分泌抑制剂。眼压下降后可能需做虹膜周边切除术,解除房角关闭。待炎症消退后再检查小梁的功能并决定处理措施。

七、上巩膜静脉压升高的青光眼伴有继发的房水外流障碍

甲状腺突眼或球后肿物可使上巩膜静脉压升高,虽然其 C 值正常,也可引起眼压升高。以后多发展成房水流畅系数降低,即或眼球突出获得缓解,C 值仍低。这种青光眼宜用药物治疗

（吕高波）

第五章　脉络膜疾病

第一节　脉络膜痣

脉络膜痣是一种发生于脉络膜部位的由良性痣细胞构成的肿物。临床调查显示,脉络膜痣在普通人群中的发生率为1%～2%,眼球组织学检查显示其发生率为6.5%。脉络膜痣在小儿十分罕见,青春期后逐渐增多,约有90%的脉络膜痣位于眼球赤道以后。

一、病理

一般情况下,脉络膜痣只累及外层脉络膜,脉络膜毛细血管层不受累。为扁平或轻度隆起,其厚度很少超过2 mm。组织学上由良性痣细胞构成,根据痣细胞形态可分为4种类型:圆形或椭圆形痣细胞型;梭形痣细胞型;枋棰形或树枝状痣细胞型;气球样痣细胞型。细胞无异型性。

二、临床表现

(一)症状
一般无症状,偶然眼底检查才发现,少数可有视力下降和视物变形。

(二)体征
脉络膜痣眼底表现为扁平或轻度隆起的棕色或黑色斑块,边界清晰,部分患者边界稍模糊,基底直径一般为0.5～10.0 mm,其中绝大部分为1.5～5.0 mm,高度一般不超过2 mm,但偶尔可超过3 mm,甚至达8 mm。极少数患者脉络膜痣不含有色素,或一个病灶内部分有色素,部分无色素。痣的表面常可见到黄色的疣、局限性色素增生及RPE细胞发生纤维化生形成的黄白色浑浊物。有时在痣的周围出现一黄色的"晕",病理证实这是病变周围气球样细胞变性的结果,过去认为这种表现象征着病变会发生恶性转化,现在认为良性的痣也可有这种表现,并不表明病变的良恶性。黄斑部或近黄斑部的痣其表面还可见到地图状的橘黄色素,这是吞噬了脂质的巨噬细胞在RPE层堆积的结果。如果这种色素小且边界清,则临床意义不大;如果表现为大块且边界不清,则常表明早期的恶性转化。少数患者也可合并浆液性渗出性视网膜脱离、RPE浆液性脱离和脉络膜新生血管形成及出血与渗出等。

三、辅助检查

(一)荧光素眼底血管造影(FFA)

通常脉络膜痣在造影各期均呈边界清晰的遮蔽荧光;如果痣位于脉络膜深层,可以为正常荧光;当痣的表面有色素上皮脱失或萎缩时则出现斑驳状高荧光,这时不要误认为是恶性黑色素瘤。

(二)吲哚青绿脉络膜血管造影

造影期间通常为相对弱荧光,晚期可有轻度染色,但仍弱于周围正常脉络膜组织。

四、诊断和鉴别诊断

(一)诊断

典型的脉络膜痣眼底表现为扁平或轻度隆起的棕色或黑色斑块,边界清晰,高度一般不超过 2 mm,FFA 显示遮蔽荧光,容易诊断。

(二)鉴别诊断

临床上要与以下疾病相鉴别。

(1)小的脉络膜黑色素瘤:脉络膜痣一般直径为 3~5 mm,厚度为 1~2 mm,若肿物直径超过 5 mm,厚度超过 2 mm,则要疑为脉络膜恶性黑色素瘤。必须密切观察,并定期眼底照相随访。

(2)RPE 增生:常有外伤或眼内炎症病史,病损区呈深黑色,多合并有病变部位胶质增生与原发眼疾改变。

(3)先天性 RPE 细胞肥大:常为圆形或扇贝形的病损,并常伴有脱色素的晕轮边缘。

五、治疗

脉络膜痣一般不需要任何治疗。如果合并有黄斑部浆液性视网膜脱离,可做激光治疗。少数脉络痣可发生恶变,因此,对每例脉络膜痣患者进行定期的眼底检查与眼底照相。但注意脉络膜痣本身也可发生轻度增大,这时可考虑做激光治疗。

(王艳红)

第二节　脉络膜血管瘤

脉络膜血管瘤属于一种错构瘤,是在先天性血管发育不良基础上发展而成的良性血管性肿瘤,可以孤立地出现于眼底后极部的脉络膜,或弥漫地侵犯大部分脉络膜组织。绝大部分脉络膜血管瘤属于海绵状血管瘤,其他如毛细血管瘤和血管外皮细胞瘤等极其罕见。脉络膜血管瘤确切的发病率不明,因许多患者无任何症状而未到医院诊治。

一、病理

脉络膜血管瘤是由扩张、薄壁的血管组成,血管壁为一层内皮细胞,管腔大小不一,血管壁之间仅有少许间质相隔。脉络膜血管瘤可分为两型：①海绵窦型，管腔较大，血窦腔状，见于孤立性脉络膜血管瘤；②毛细血管型，由毛细血管组成，见于弥漫性脉络膜血管瘤。瘤体表面的 RPE 可出现纤维化和骨化改变，很少有色素上皮细胞增生。常有渗出性视网膜脱离和视网膜神经上皮层的广泛囊样变性。

二、临床表现

(一)症状

肿瘤位于黄斑部或渗出性视网膜脱离波及黄斑中心凹，可使患者视力减退和/或视物变形，此时可用远视镜片矫正。其后随着黄斑囊样水肿、板层洞和/或视网膜前膜形成，广泛视网膜脱离和视网膜退行性病变而使患者的视力与视野持续减退。

(二)体征

1.孤立性脉络膜血管瘤

多位于眼底后极部、呈橘红色局限性脉络膜扁平隆起病灶，不伴有皮肤、全身或眼部其他部位如眼睑皮肤、结膜、巩膜等处的血管瘤或血管扩张。由于瘤体深在，早期患者常无自觉症状，因此，孤立性脉络膜血管瘤很少在 30 岁之前确诊。男性较多，单眼为主，偶见于双眼。

眼底检查孤立性脉络膜血管瘤呈典型的圆形或椭圆形，轻度隆起的橘红色肿瘤，大小为 2～10 DD，大部分位于黄斑部，小部分位于视盘旁。在瘤体表面的 RPE 或视网膜神经上皮层出现改变之前，除见隆起的瘤体外眼底正常，或仅在瘤体表面的 RPE 处有少许色素脱失。而当肿瘤表面的 RPE 和/或视网膜神经上皮层出现改变之后，可见肿瘤表面的 RPE 有少许色素沉着，瘤体与视网膜之间可有黄白色纤维组织形成，相应视网膜因囊样水肿和变性而增厚。随着病程的推移，RPE 损害加重，导致浆液性视网膜脱离，视网膜下液一般先累积于黄斑部，然后局限于视网膜下方至肿瘤下缘，甚至成为泡状视网膜脱离，脱离的范围和高度可随体位的变动而改变，但很少见到瘤体与其上的视网膜呈完全的浆液性分离。在渗出性视网膜脱离与肿瘤之间，也可出现 RPE 萎缩带和骨细胞样色素增生。偶尔可见脉络膜、视网膜和/或视盘新生血管形成及视网膜神经纤维层缺损。

2.Sturge-Weber 综合征

这是一种无家族遗传倾向的错构瘤性疾病，以同侧的脑、面、脉络膜血管瘤为特征，并可伴先天性或青年性青光眼，眼睑、结膜、巩膜血管扩张或血管瘤。其脉络膜血管瘤为弥漫性分布于眼底，遍布全眼底、大部分眼底或仅位于眼底后极部，呈扁平、边界不清的番茄色脉络膜病灶。由于其伴随的颜面血管瘤，且脉络膜被弥漫的异常毛细血管充填而更易致其上 RPE 发生广泛性退行性变性，故视力下降和明确诊断的年龄均比孤立性脉络膜血管瘤为早，视力减退的平均年龄为 8 岁，单眼尤以左眼居多，也可累及双眼伴双侧颜面血管瘤。

一些患者在弥漫性脉络膜轻度增厚的基础上有局部的明显隆起，此局部隆起病灶常位于黄斑部。随着病程发展，这些患者的眼底表现相似于孤立性脉络膜血管瘤，但更易自发地或在青光眼滤过性手术后，出现泡状视网膜脱离。青光眼滤过性手术后发生的泡状视网膜脱离或睫状体、脉络膜脱离可自行消退。Sturge-Weber 综合征的不完全型可表现为颜面部血管瘤伴同侧孤立性脉络膜血管瘤，无脑部血管瘤及癫痫等其他改变。

三、辅助检查

(一)超声检查

A 超在孤立性脉络膜血管瘤表现为内高反射波,波峰与波峰的高度和间隔相似,波谷与波谷的间隔和高度也相似,排列均匀,这是孤立性脉络膜血管瘤的一个诊断性特征。B 超在孤立性脉络膜血管瘤表现为一扁平隆起的实性病变图像;在弥漫性脉络膜血管瘤表现为广泛的脉络膜较均匀地轻度增厚或伴有一更隆起的实性病变图像。彩色多普勒超声表现为肿瘤内血流十分丰富,呈团块状充满或弥散星点状分布,且频谱显示含有动脉血流波形和丰富的静脉血流波形。而脉络膜恶性黑色素瘤和脉络膜转移癌则显示肿瘤内的血流呈枝状分布特征,频谱显示为与动脉血流相同的较高阻力的供血血流波形。而 Sturge-Weber 综合征患者可表现为脉络膜多个血管瘤。

(二)FFA

当肿瘤表面的 RPE 和视网膜神经上皮层无变性时,瘤体在 FFA 上仅表现为早期背景荧光增强,而中、后期荧光正常。当肿瘤表面的 RPE 和视网膜神经上皮层出现变性时,FFA 表现为下列特征性的改变:①动脉前期和动脉期,瘤体处出现大的脉络膜血管影;②静脉期,瘤体表面弥漫性荧光素渗漏,融合扩大;③后期因外层视网膜特有的囊样变性及水肿而呈弥漫性多腔状荧光堆积现象。早、中期时瘤体旁常有一环状低荧光区,瘤体表面或附近视网膜毛细血管扩张。

(三)ICGA

在孤立性脉络膜血管瘤上具有下列诊断性的特征。

1.早期(10～20 s)

瘤体处出现细小花边样成蜘蛛网状荧光,遮挡其下正常的脉络膜血管,从而可与脉络膜黑色素瘤、脉络膜转移癌相区别。

2.中期(1～10 min)

1 min 甚或在 30 s 时,瘤体处表现为桑葚状的高强荧光,这种强荧光比其他脉络膜肿瘤的荧光都强,从而强烈提示孤立性脉络膜血管瘤的诊断。这种强荧光可保持 6～10 min。

3.后期(30 min)

瘤体处出现排空现象,即瘤体处的荧光较正常脉络膜荧光更暗。

四、诊断及鉴别诊断

(一)诊断

孤立性脉络膜血管瘤的诊断主要根据眼底的圆形或椭圆形、轻度隆起的橘红色瘤体而作出,A 超检查上的内高反射波,吲哚青绿血管造影的蜘蛛网状早期荧光、桑葚状的强荧光及排空现象有特征性。

弥漫性脉络膜血管瘤的诊断主要依据弥漫、番茄色的眼底像而作出,若仔细与正常对侧眼相比较则更易做出诊断。B 超检查显示弥漫性脉络膜增厚。

(二)鉴别诊断

主要同以下几种相似疾病相鉴别。

1.脉络膜黑色素瘤

瘤体呈棕黑色,多呈球形和蘑菇形隆起。

2.脉络膜转移癌

瘤体呈白色或奶油样,多位于后极部,表面不平,可多灶性或双眼均有病灶,全身检查有原发肿瘤或有原发肿瘤病史。

3.脉络膜骨瘤

瘤体呈灰白色,扁平,边界呈地图样,B超检查和CT检查可显示骨性成分。

五、治疗

脉络膜血管瘤的治疗目的是重建瘤体上的视网膜外屏障,从而避免或消除渗出性视网膜脱离。

(一)激光治疗

由于其技术简便、效果明显而成为脉络膜血管瘤的首选治疗。

1.适应证

在FFA上瘤体表面有荧光素渗漏,但无明显视网膜脱离或纤维组织形成,且位于黄斑中心凹外的脉络膜血管瘤,适于激光治疗。

2.治疗方法

氩激光或氪激光光斑 $200\sim500\ \mu m$,能量 $100\sim700\ mV$,时间 $0.1\sim0.5\ s$ 直接击射 FFA 所示的瘤体表面荧光素渗漏部位或作融合性光凝,使击射点部位的瘤体变白。当瘤体边缘至黄斑中心凹时,光凝不应损伤黄斑毛细血管拱环,此时虽然不能全部封闭 FFA 所示的荧光素渗漏点,但黄斑部的视网膜下液仍可消退。伴渗出性视网膜脱离时,可用氪红激光在黄斑外做拦截式光凝。

3.治疗效果

光凝后瘤体可明显缩小,视网膜下液均可消退,视力保持不变或提高。但在长期随访中,渗出性视网膜脱离可复发。

(二)光动力疗法

光动力疗法是用光敏剂靶向肿瘤的一种激光治疗方法。

1.适应证

孤立性和弥漫性脉络膜血管瘤都适用,尤其是前者。特别当肿物位于黄斑附近,伴有视网膜下液不能使用普通激光治疗时。

2.治疗方法

使用光敏剂维替泊芬,按每平方米体表面积 6 mg,激光能量为 $50\sim100\ J/cm^2$,激光波长 689 nm 左右,依瘤体大小,采用一个或多个光斑治疗,但应避免同一个点重复治疗。通常需要 $1\sim4$ 次治疗,半年内完成。

3.治疗效果

80％以上瘤体缩小,视网膜下液吸收,视网膜厚度减少,黄斑水肿消退。2/3 的患者治疗后视力有提高,1/3 不变,极少数视力下降。不良反应包括脉络膜萎缩和视力下降等。

(三)经瞳孔温热治疗

是利用激光、超声、微波和红外线等照射肿瘤产生低温而损伤肿瘤细胞的一种治疗方法。

1.适应证

经瞳孔温热治疗(transpupillary thermotherapy,TTT)适应于孤立性脉络膜血管瘤,肿物前沿位于赤道后,肿瘤最大直径<10 mm,厚度<4 mm,无或仅有少量视网膜下液的患者。

2.治疗方法

通过使用波长为 810 nm 的二极管激光,以宽的光束经瞳孔照射脉络膜血管瘤瘤体,可重复治疗。因二极管激光的波长较长,对深部的脉络膜瘤体效果较好,而对内层视网膜包括神经纤维层损伤较小。

3.治疗效果

约 40% 瘤体完全消退,所有患者均出现视网膜下液吸收。但少数患者瘤体厚度无改变,5%~10% 的患者会有不良反应,包括视网膜分支静脉阻塞,黄斑囊样水肿,视网膜前增生膜和虹膜萎缩等。

(四)放射治疗

放射治疗包括外放射和放射性巩膜板治疗。

1.适应证

(1)弥漫性脉络膜血管瘤。

(2)脉络膜血管瘤位于黄斑中心凹。

(3)瘤体上有明显视网膜脱离或纤维组织形成,阻碍光凝者。

(4)光凝后瘤体表面有明显机化膜形成而渗出性视网膜脱离又复发者。

2.治疗方法

(1)外放射晶状体豁免技术(高精确度放射治疗技术):眼睛在治疗中用真空接触镜固定,超声检查测定晶状体后极到照射区的距离,使晶状体后极受到的放射量少于总剂量的 5%,脉络膜血管瘤处的放射总剂量为 15~30 Gy,分割剂量为 1.25~1.60 Gy,在 15~25 d 内分 10~15 次完成。

(2)巩膜板(敷贴)放射治疗:用钴-60、钌-106 或碘-125 巩膜板固定于瘤体相应处的巩膜表面作放射源,对瘤体顶部照射 50 Gy,此仅适用于孤立性脉络膜血管瘤。

3.治疗效果

放射治疗后 6 个月内视网膜下液吸收且无再生成,瘤体缩小 1/3 以上,视力保持不变或提高。

(五)冷冻治疗

孤立性脉络膜血管瘤伴大范围渗出性视网膜脱离时,可在双目间接检眼镜直视下在瘤体相应巩膜处冷冻,至瘤体表面视网膜变白,持续 30~60 s,冻融 3 次,冷冻全瘤体,术后视网膜下液吸收,暂时性视网膜复位,此时需补充激光治疗。

六、预后

部分不位于黄斑中心凹的脉络膜血管瘤患者可一直保持视力且无渗出性视网膜脱离的发生。孤立性脉络膜血管瘤可出现轻微的增大,这主要是由于瘤体内血管的充血而非细胞增生所致;可发生渗出性视网膜脱离并继发性视网膜囊样变性逐渐加重,最后可出现视力丧失和继发性青光眼而需行眼球摘除术。

由于脉络膜血管瘤诊断技术的提高,激光和放射技术的应用,从而使脉络膜血管瘤的预后有了明显的好转。

(王艳红)

第三节　脉络膜骨瘤

经常见到继发于外伤或炎症后眼球萎缩的无视力眼,在做病理检查时发现眼内钙化,这是 RPE 细胞骨化生的结果,临床意义不大。发生于无其他眼疾的脉络膜骨瘤临床上比较少见。脉络膜骨瘤是由成熟骨构成的良性肿瘤,其确切的发病率不清。

一、病因与发病机制

脉络膜骨瘤的发病机制尚不清楚,有人认为是一种迷离瘤,有人认为与眼内炎症、外伤、钙代谢及内分泌激素等有关。

二、病理

在脉络膜毛细血管层或脉络膜全层组织内有圆盘形肿瘤,它由致密的骨小梁构成,伴有单层内皮细胞衬里的大的海绵状腔隙和小的毛细血管,并可见成骨细胞、骨细胞和破骨细胞。骨小梁的髓隙中,有疏松的纤维血管成分、肥大细胞和泡沫状的间质细胞等。受累的脉络膜毛细血管层变窄或闭塞,病灶附近 RPE 细胞有脱色素和色素堆积等改变。有的患者在 Bruch 膜外有短小呈分枝状的血管丛,形成新生血管膜,有出血、或浆液性视网膜脱离。

三、临床表现

脉络膜骨瘤属于良性的脉络膜骨化瘤,多发生于 20～30 岁的健康女性,20%～25% 为双侧性。但男性、<10 岁的小孩和>30 岁的成人等都可发生。无种族性差异。

(一)症状

部分患者无任何症状,部分患者可表现为无痛性视力下降、视物变形及与肿瘤部位相应的眼前固定性黑影。

(二)体征

眼前段和玻璃体无明显改变。眼底检查示视盘周围、黄斑区或其他后极部位(少数患者周边部眼底也可发生)视网膜下的黄白色至橘红色病灶,肿瘤确切的颜色与覆盖在肿瘤上面的 RPE 变薄和脱色素的程度、骨瘤的厚度等有关。肿瘤中的钙质表现为黄白色。病灶表面可有不同程度的簇状棕色、橘黄色、灰色或黑色色素沉着,肿物直径多为 2～22 mm,厚度常为 0.5～2.5 mm,部分患者病灶表面显示高低不平,典型的骨瘤呈圆形或椭圆形,有时呈分叶状或双叶状,由一峡部将两个大的浑浊斑块连接在一起。并有明显的扇状或地图状边缘,边界清晰,边缘上有伪足向四周伸出。双侧性患者可表现为双眼一致的对称性改变或双眼因病情不同阶段而表现不同。脉络膜骨瘤本身的血管系统源于肿瘤深部的骨瘤髓腔,穿出至瘤体表面,呈现为短支血管丛,由脉络膜毛细血管供血,这些血管不是新生血管组织,它们不会表现为荧光渗漏、继发视网膜下渗出与出血等。但确有少数患者发生视网膜下渗出、视网膜下新生血管形成与出血。骨瘤表面视网膜血管不受影响。视盘可因受肿瘤压迫而发生视神经萎缩。脉络膜骨瘤经观察数月或数年后,常可见到病灶有扩大现象,部分患者甚至发展为成倍增大。

四、并发症

(一)视网膜下液

脉络膜骨瘤可被浆液性视网膜下液覆盖,一旦发现有视网膜下液,必须进行详细的眼底检查和眼底血管造影,以便找到视网膜下新生血管。

(二)视网膜下新生血管形成

源于脉络膜的视网膜下新生血管常与脉络膜骨瘤有关。在临床上,视网膜下新生血管膜常伴有视网膜下液或出血。这类患者常有隆起的灰绿色视网膜下新生血管组织,可于血管渗漏前被发现,视网膜下新生血管膜多发生于邻近骨瘤周边部的区域和接近黄斑中心凹的部位,中心凹下出血和盘状瘢痕常导致严重的视力下降。视网膜下新生血管膜应与肿瘤表面的分支血管丛相鉴别,后者不伴有视网膜下液、出血或盘状瘢痕,进行荧光造影时不会发生荧光渗漏。据推测,视网膜下新生血管膜可能是由来自脉络膜的新生血管小叶,穿过骨瘤上萎缩变薄的 RPE-Bruch 膜复合结构而生长发生的。

(三)视网膜下出血

脉络膜骨瘤伴有的视网膜下新生血管膜可致患眼视网膜下间隙出血。这种出血常于数月内吸收,但会遗留局部 RPE 增生与盘状瘢痕。

五、辅助检查

(一)FFA

显示瘤体早期轻度斑点状高荧光,以后荧光渐增强,后期出现弥漫性荧光存留。肿瘤的黄白色部分,显示骨瘤内表面毛细血管网早期高荧光,后期这些荧光轻度减弱。骨瘤的橘黄色部分,常无这些血管丛,仅在正常的脉络膜背景荧光下显示出有轻度改变或无改变。如果患者同时有视网膜下新生血管形成则 FFA 早期荧光渗漏,后期周围组织荧光着色。偶然,在无新生血管的骨瘤上会出现多个针尖状高荧光点,相对应于出血与 RPE 增生的部位则出现持续的低荧光。视盘和视网膜血管一般正常。

(二)ICGA

脉络膜骨瘤的 ICGA 早期表现为边缘不清的弥漫性低荧光,在肿瘤黄白色区域有时可显示出清晰的瘤体内网状血管。中期瘤体仍然为低荧光,但橘红色区可见延迟充盈的脉络膜静脉,并有异常的脉络膜血管渗漏所致的高荧光带,造影像上很难区别异常脉络膜血管与脉络膜新生血管。后期可见低荧光与高荧光相间杂的图像。

(三)OCT

难以检查脉络膜骨瘤的深部结构,肿瘤表层部分可显示为不均匀反射,多数反射较强,内层视网膜常存在,但常有外层视网膜变薄,光感受器变性和 RPE 层增生或结构不清。

(四)超声检查

超声检查对诊断本病具有特征意义。A 超检查显示病变出现一束高内回声反射波,其后的眶脂肪波则显示明显的衰减。B 超检查显示一个轻度隆起和高内回声反射的脉络膜肿块,其后可见声影,当扫描灵敏度降低时,其他软组织影的回声消失,而瘤体本身的高回声反射仍然存在。彩色多普勒超声则示骨瘤的基底部与骨瘤内均无血流信号,球后组织也无异常血流。

(五)CT 检查

显示脉络膜骨瘤为特征性的骨样密度影。

六、诊断和鉴别诊断

(一)诊断

典型表现为 20～30 岁女性患者眼底视盘附近橘黄或黄白色轻度隆起的病灶,2～22 mm直径大小,边界清晰,表面可有色素,可合并出现视网膜下液体和新生血管。超声和 CT 检查显示有特征性的骨性病灶改变。

(二)鉴别诊断

鉴别诊断包括脉络膜恶性黑色素瘤、脉络膜血管瘤、脉络膜痣、脉络膜转移癌、巩膜脉络膜钙化和其他眼底非色素性病变等。

1.脉络膜恶性黑色素瘤

有色素的脉络膜恶性黑色素瘤由于有特征性的瘤体表面色素易于鉴别。无色素性脉络膜恶性黑色素瘤临床上少见,多发于中老年且无性别差异;一般为棕黄色,隆起度较高,边界不太明确,表面光滑。脉络膜骨瘤常见于年轻女性,为橘黄色,一般隆起度小,边界明显,表面凹凸不平,位于视盘旁,B超检查有典型的高反射波和其后的声影,以及 CT 检查特征性的骨化结构有助于鉴别。

2.脉络膜血管瘤

脉络膜血管瘤呈橘红色,这与脉络膜骨瘤相似。血管瘤的内表面,还可能出现纤维性和骨性的组织转化,赋予肿瘤以黄色色调,致使部分血管瘤更加酷似骨瘤。但典型的脉络膜血管瘤呈圆顶状,具有光滑而规则的边缘,其上有液体,多为单侧孤立性,发病无性别差异,FFA 和 ICGA 有典型的造影早期瘤体内即有很强的荧光充盈有助于两者的鉴别。

3.脉络膜痣

呈灰黑色或黑色,以及荧光血管造影显示为遮蔽荧光等易于与骨瘤相鉴别。

4.脉络膜转移癌

脉络膜转移癌多呈灰黄色或奶黄色,多为单侧、可为双侧(约占 25%),轻度隆起和女性较多,可与脉络膜骨瘤相似。差别主要在于,前者边界不太清晰,常伴有非裂孔性视网膜脱离,常发生在既往有恶性肿瘤病史的中老年。脉络膜转移癌没有骨瘤表面的那种短支血管丛改变。

5.巩膜脉络膜钙化

多发生于甲状旁腺功能亢进、慢性肾衰竭和维生素 D 中毒等,病灶一般位于上方血管弓附近,表现为在地图状脱色素区内钙质的沉积,呈灰白色,边界清晰,通常为多个同时发生,表面的视网膜和玻璃体正常。

七、治疗

由于本病的发病原因不清,尚无有效的治疗方法。一般只需要定期观察。如果患者合并有视网膜下新生血管形成和视网膜下渗液,则要及时进行氩激光或氪激光光凝治疗。多数学者强调为了根除视网膜下新生血管膜,必须多次进行光凝治疗。光凝封闭新生血管的困难在于:脉络膜骨瘤上缺少黑色素,rpe-bruch 膜很薄,且呈退行性变。近年来,新的治疗方法如经瞳孔温热治疗,光动力疗法和抗新生血管生长因子(如贝伐单抗玻璃体内注射)治疗少数脉络膜骨瘤伴新生血管的患者,但由于患者数较少,疗效尚有待于进一步观察和总结。

八、治疗效果

本病的视力预后难以预测,骨瘤位于黄斑中心凹之外者,患者可一直保持较好的视力。骨瘤在黄斑中心凹下者,也可在数月或数年内保持良好的视力。据报告,脉络膜骨瘤病程10年者,58%其视力≤0.1,而20年病程者,62%的患者视力≤0.1。但随着肿物表面光感受器的变性,患眼视力逐渐下降,光凝虽有近期效果,最终视力预后不佳。若有视网膜下新生血管形成和视网膜下液或肿瘤压迫视神经致视神经萎缩等则会出现更加严重的视力下降,甚至视力完全丧失。

(王艳红)

第四节 脉络膜转移性肿瘤

一、定义和发病率

眼内转移癌是指身体其他部位的恶性肿瘤通过血行转移到眼内结构如葡萄膜、视网膜和视神经等。主要转移到葡萄膜,尤以后葡萄膜的后极部为多见。这是由于肿瘤细胞血行转移通过约20条睫状后短动脉到达眼球后极部比通过两条睫状后长动脉到达眼球前部要容易得多所致。

葡萄膜转移癌占成人眼内恶性肿瘤第一位,高于恶性黑色素瘤。乳腺癌、肺癌和消化道癌是最常见的原发肿瘤部位。女性多于男性,约为2:1,女性以乳腺癌最多,其次为肺癌与消化道癌。男性以肺癌最多,其次为消化道癌,前列腺癌与肾癌等。眼内转移癌大部分为癌转移,肉瘤罕见。发生年龄为40~70岁,平均60岁,约有27%的患者就诊眼科时尚未查出原发肿瘤部位。两眼发生率基本相等,约1/3患者为双侧性,约有1/3的患者为一眼或双眼多灶性。

二、临床表现

(一)脉络膜转移癌

患者可以无症状或有无痛性视力下降与眼前黑影及视野缺损,极少数因继发性青光眼引起眼痛而就诊。眼底检查显示特征性的眼底后极部奶黄色或灰黄色、轻度隆起的均质肿物,约数个视盘直径大小,边界不清,或为多个奶黄色结节样外观。可伴有浆液性视网膜脱离和继发性RPE改变,视网膜脱离的发生率占脉络膜转移癌的75%到91%,RPE改变表现为肿物表面边界清楚的金棕色色素斑块,有时为多个转移灶同时存在于一眼或双眼。少数情况下,脉络膜转移癌表现为隆起度高的肿物,呈圆顶状。当脉络膜转移癌向前发展到睫状体时,会出现相应巩膜表面血管扩张,类似于睫状体恶性黑色素瘤,甚至误诊为前巩膜炎。

(二)睫状体转移癌

临床表现类似于睫状体恶性黑色素瘤,如前房浅,晶状体不全脱位,并发性白内障,相应眼球表面巩膜血管扩张,时间长者可向前发展影响虹膜与角膜等。但睫状体转移癌与黑色素瘤及其他实体瘤相比,其炎症表现较明显。

(三)虹膜转移癌

虹膜转移癌可无症状或仅有轻度视力下降,部分患者因继发性青光眼或葡萄膜炎症而表现为眼红眼痛等。临床检查显示虹膜上有肿物,当肿物内血管较多时为肉红色,当肿物内血管较少时则为白色,肿物通常为结节性或弥漫浸润性,质脆,易脱落,半数患者的虹膜表面有肿瘤播散,有时表现为脱落的细胞沉积在前房下部形成假性前房积脓,偶尔患者表现为自发性前房积血。与虹膜恶性黑色素瘤相反,虹膜转移癌多位于虹膜上部,而恶性黑色素瘤多位于下部。偶尔表现为双眼性或多灶性。有时虹膜转移癌只影响极周边部虹膜与小梁网,引起眼压升高,而没有明显的虹膜肿物,极易误诊为青光眼。

(四)视网膜、视盘和玻璃体转移癌

很少见。视网膜转移癌与脉络膜转移癌不一样,肿瘤细胞容易脱落,引起玻璃体内肿瘤细胞漂浮。有时视网膜没有明显的肿物,极像视网膜炎症,常伴渗出与出血。多来源于皮肤恶性黑色素瘤,肺癌,胃肠道癌,乳腺癌和泌尿生殖系统癌等。当为恶性黑色素瘤转移时,病变表现为黑色或棕色;当为其他性质癌转移时,病灶表现为白色。视盘转移癌常是因肿瘤细胞栓塞视网膜中央血管或脉络膜转移癌发展影响视盘所致。可双侧同时受累,有时只表现为视盘肿胀,注意与视盘炎和视盘水肿等相鉴别。成人视盘转移癌多来源于肺,乳腺与胃肠道癌;小儿视盘转移癌多来源于急性白血病。玻璃体转移癌常是继发于视网膜或脉络膜转移癌而发生,表现为玻璃体内有团块状肿瘤细胞漂浮。恶性黑色素瘤玻璃体内转移时会出现玻璃体内黑色团块。

三、辅助检查

(一)全身检查

一旦怀疑有眼内转移癌,一定要询问患者是否有全身其他部位的肿瘤病史及做全身必要的检查,尤其是乳腺、肺、胃肠道和肝肾等的检查,以确定原发病变。癌胚抗原(CEA)水平测定对鉴别眼内原发肿瘤与转移癌有帮助,转移癌其水平常升高而眼内原发灶一般不升高。

(二)超声检查

A超检查显示高入波,中等程度内反射和基本正常的眼眶反射波。B超检查表现为脉络膜肿物图像,中到高的肿物实性内回声反射。彩色多普勒超声多显示为眼底脉络膜扁平隆起肿物,肿物内有较丰富的血流。

(三)FFA 检查

能帮助区别眼内转移癌与脉络膜血管瘤、脉络膜恶性黑色素瘤等。在动脉期和静脉早期脉络膜转移癌为低荧光,这与脉络膜血管瘤及恶性黑色素瘤动脉期和静脉早期的高荧光不同。以后逐渐出现斑驳状高荧光。肿瘤表面的棕色斑块一直为低荧光。有时 FFA 表现不典型:部分患者动脉期即出现高荧光,部分患者 FFA 为正常。ICGA 可清楚显示脉络膜血管情况。由于转移癌一般为扁平隆起,早期(1 min 内)表现为与瘤体大小一致的弥漫性低荧光,透过瘤体可见到正常的脉络膜血管,后期(30 min)瘤体内的血管可有轻度染色与渗漏。当瘤体隆起高时则 ICGA 的表现与脉络膜恶性黑色素瘤一致。

(四)CT 检查

不能鉴别脉络膜转移癌与其他眼内肿瘤,只能显示有眼内肿物。

(五)MRI 检查

T_1 加权显示与玻璃体一致或稍高的信号,T_2 加权显示比玻璃体低的信号,用增强剂有轻到中度加强。

（六）肿物活检

由于眼内肿物活检可能导致肿瘤细胞扩散和引起严重眼内并发症，一般情况下不做。如果以上方法仍不能明确诊断，特别是睫状体部位的无色素性肿物，则可作细针穿刺活检或开放性切除性活检。

四、诊断

脉络膜转移癌的诊断依靠以下特点：①眼底后极部灰黄或灰白色扁平隆起病灶；②可双眼或单眼多灶性，常伴有较明显的浆液性视网膜脱离；③彩色多普勒超声示眼底后极部扁平隆起肿物内有较丰富的血流；④FFA检查在动脉期和静脉早期为低荧光，以后逐渐出现斑驳状高荧光和大量点状高荧光，ICGA表现为早期与瘤体大小一致的弥漫性低荧光，后期瘤体内的血管可有轻度染色与渗漏；⑤MRI检查，T_1加权显示与玻璃体一致或稍高的信号，T_2加权显示比玻璃体低的信号，用增强剂有轻到中度加强；⑥有全身恶性肿瘤病史；⑦最终明确诊断需病理检查。

五、鉴别诊断

眼内转移癌常误诊为裂孔性视网膜脱离、脉络膜血管瘤、视网膜脉络膜炎、老年性黄斑变性和脉络膜恶性黑色素瘤等。眼内转移癌与原发性脉络膜恶性黑色素瘤的鉴别诊断最重要。脉络膜转移癌患者可呈多灶性，双眼性，隆起度不高，伴有较广泛的浆液性视网膜脱离，Bruch膜没有破坏，病变呈灰白或灰黄色。另一须与眼内转移癌鉴别的是葡萄膜黑色素细胞增生综合征，该病表现为双眼脉络膜多灶性黑色素细胞增生，为良性病变。

六、治疗

（一）观察

某些脉络膜转移癌比较静止，甚至随原发病灶的消除而自然消退，这时可做随访观察。全身状况非常差的临终晚期转移癌患者，眼部转移灶不引起症状者也可观察，不做任何治疗。

（二）化学治疗

如果患者无眼部症状，眼内转移癌同时能被全身化学治疗控制，则不必要作特别的眼部治疗。

（三）放射治疗

大部分葡萄膜转移癌患者可用放射治疗。放射治疗的适应证包括大的眼内转移癌导致视力下降或眼痛，特别是双眼转移癌患者。即使是晚期转移癌患者放射治疗也有助于控制眼内转移灶引起的视力丧失与眼痛。多用常规的质子束外放射治疗，放射剂量为25～50 Gy，分10～20次，在3～4周完成。巩膜表面放射斑块敷贴治疗则有放射剂量小与并发症少的优点，但需要眼部手术，有时患者不接受。

（四）其他

虹膜与睫状体部位的转移癌＜1/4象限可作肿物局部切除。部分患者如患眼已失明且疼痛明显时需要做眼球摘除。很小的脉络膜转移癌（厚度＜1 mm）也可做光凝治疗。

七、治疗效果

脉络膜转移癌即表明患者已有较广泛的全身转移，预后差。肺、肾和前列腺部位的癌症转移发生早，而乳腺和皮肤恶性黑色素瘤的转移发生较迟。一般只有6～12个月的生存期。

（王艳红）

第六章　视网膜疾病

第一节　黄　斑　疾　病

黄斑疾病是特指黄斑区的病变引起临床病症,包括中心性浆液性脉络膜视网膜病变、特发性脉络膜新生血管、遗传性黄斑变性和急性特发性黄斑病变等。年龄相关性黄斑病变属于黄斑疾病范畴,但习惯上放在单独一章论述。而黄斑水肿不是一个独立的疾病,常是其他疾病的一个体征,但对视力影响很大,特安排在本章内讨论。

一、中心性浆液性脉络膜视网膜病变

中心性浆液性脉络膜视网膜病变(central serous chorioretinopathy,CSC)是主要累及黄斑区的局限性视网膜神经上皮脱离为主要特征的眼底病变,通常简称"中浆"。以往曾用名"中心性视网膜炎,中心性浆液性脉络膜视网膜炎"。它的发病机制虽然不是非常明确,但随着荧光素眼底血管造影(FFA)及吲哚菁绿脉络膜血管造影(ICGA)的出现,人们对中浆的发病机制有了进一步的了解。

(一)病因与发病机制

中浆的流行病学特征是好发于中青年男性,男、女比例为(5~10):1,常单眼发病,较容易复发。中浆患者通常是 A 型性格的人,并常有紧张、劳累以及睡眠不足的因素,并且在一些库欣综合征、长期应用肾上腺糖皮质激素的患者,或者妊娠期妇女也可见到。推测其可能与体内皮质激素的失衡以及交感神经的兴奋有关,已在相关研究中得到证实。

20 世纪 60 年代随着 FFA 的出现,人们对中浆的发病机制有了进一步认识。在 FFA 检查中,荧光素从视网膜色素上皮(retinal pigment epithelium,RPE)层点状渗漏,聚集在神经上皮下,说明视网膜的外屏障 RPE 连接复合体功能的失代偿。随着病情的恢复,荧光造影中 RPE 的功能可以完全恢复,不留任何渗漏荧光的痕迹,说明中浆的异常荧光渗漏是 RPE 细胞连续性中断,而非 RPE 细胞死亡。若患者病情迁延不愈,部分患者同样可出现不同程度的 RPE 的色素脱失,以及不同程度色素上皮和神经上皮的损害。因此部分学者提出了 RPE 功能异常学说,他们认为中浆的发病机制是 RPE 个别细胞功能异常,或者广泛 RPE 细胞功能异常导致的液体渗漏到神经上皮下。

近年来随着 ICGA 的出现,对中浆的病理机制有了更新的认识。ICGA 中发现部分中浆患

者的不仅仅有 RPE 的渗漏,相应位置的脉络膜,甚至是非病灶区的脉络膜出现早期局部脉络膜毛细血管的充盈迟缓,大中静脉的扩张,和局部脉络膜毛细血管扩张渗漏;而且往往在对侧未发病的眼也常常见到多灶性的脉络膜毛细血管通透性增加。这也提示中浆其实是双眼的疾病。ICGA 中表现为中晚期多个弥散的强荧光斑,提示了某种因素引起的脉络膜局部血管的痉挛,灌注不良,以及周围脉络膜血管代偿性的扩张,通透性增加。因此,一些学者提出了脉络膜血管异常学说,他们认为病变根本在脉络膜血管,往往脉络膜血管通透性增加的范围远大于 RPE 的损害的范围,RPE 下液体压力过高,RPE 是继发的功能失代偿。然而,在中山大学中山眼科中心所做 ICGA 中,并非所有的中浆患者都会出现脉络膜血管通透性增加的改变。

其他因素包括感染、妊娠等,其致病的准确机制尚不清楚。

(二)临床表现

中浆有着多种临床表现,又随着病情的轻重缓急不同,展现出很多复杂的变化。视力的变化与黄斑是否受累及密切相关。

1.症状

急性期的患者,仅仅感到患眼视物稍模糊,检查视力可以正常或轻度远视,但常有视物变暗和/或变色,逐步视力下降。大多患者是突然出现单眼视力下降,中心暗影和视物变小。慢性患者,因病程迁延不愈,通常会有不同程度的视力下降,严重的患者也可导致失明。慢性患者多数是双眼先后出现视力下降,程度不同,或单眼反复发作,或症状持续性超过半年。

2.体征

初次起病或急性期的患者视力一般不低于 0.5,可矫正。眼部无炎症表现。多数患者眼底可见黄斑区或旁黄斑区圆形或类圆形的神经上皮脱离区。部分患者可以见到局灶性的 RPE 脱离区,表现为边界清晰的圆形病灶,前置镜下呈边界清晰的浆液性泡状隆起。慢性的患者视力可下降到 0.1 甚至更低,其原因主要是长期黄斑区脱离导致感光细胞的损害,以及 RPE 的萎缩。眼底表现可出现局灶的色素脱失和增生,少数严重的患者可出现下方大泡状视网膜脱离。严重的患者甚至出现继发性视网膜色素变性样改变。

3.分类

一般根据发病的时间分为急性(病程＜6 个月)和慢性(病程＞6 个月)或称为迁延性。这里要注意时间并非是分类的绝对指标,还要结合患者的临床特点进行分类,并非＜6 个月就一定是急性。另外一种特殊的类型是弥散性视网膜色素上皮病变(diffused retinal pigment epitheliopathy,DRPE),国内常常称其为大泡性视网膜脱离(概念不准确,大泡性视网膜脱离指凡是渗出性视网膜脱离成泡状都称为大泡性视网膜脱离),其病理机制与中浆相同,有些学者把其归为慢性中浆,有些学者也有把它另列出来为一个单独的病。本节还是把这一类型归入慢性中浆。临床工作中常常与葡萄膜大脑炎相混淆,因两种病的治疗方法相悖,所以应特别加以注意鉴别。

(1)急性中浆:病程时间一般＜6 个月,FFA 显示单个或者少数几个荧光素渗漏点,眼底色素上皮没有脱色素,萎缩等改变。

(2)慢性中浆:病程时间一般＞6 个月,或反复发作,光学相干断层扫描(OCT)或眼底观察证实持续的黄斑区神经上皮脱离;或者 FFA 显示多个不规则的荧光素渗漏,通常伴有大片的 RPE 的脱色素、色素增生或萎缩。RPE 萎缩区多位于黄斑区的下方,或者渗漏点的下方,呈轨迹样改变,这是由于长期渗出的液体不吸收,在重力的作用下,往渗漏点下方走行,时间久了引起 RPE 的损害。若伴有渗出性视网膜脱离,脱离区的视网膜毛细血管通透性会增加,远端的毛细血管甚至会闭塞。慢性中浆很多都为双眼患病,尤其合并全身疾病的时候,如长期肾上腺糖皮质激素服用史、妊娠,以及库欣综合征的患者。

4.辅助检查

(1)FFA:典型的FFA表现为静脉期出现色素上皮损害的点状强荧光,荧光素可呈炊烟样渗漏或墨迹样渗漏;晚期可见神经上皮脱离的弱荧光晕环荧光积存,部分病例出现浆液性RPE脱离,表现为边界清晰、范围大小不变的随造影时间逐渐增强的强荧光斑,部分病例渗漏点位于RPE脱离区。

不典型的FFA表现多为迁延性的或反复发作的病例,新旧病灶混杂,表现为多灶性的色素上皮损害,呈现出局灶性的斑片状强荧光,渗漏点可不明确。RPE色素脱失表现为透见荧光、增生表现遮蔽荧光。因长期神经上皮脱离,液体受重力作用往下方走,所以RPE可呈沙漏样改变。

若出现视网膜脱离,浅脱离一般在下方中周部,脱离时间久了脱离区视网膜血管通透性会增加,毛细血管可从下方周边部开始闭塞,而上方非脱离区视网膜血管不会有改变;严重的病例,下方可出现泡状的视网膜脱离。部分患者可出现RPE撕裂(RPE tear),多出现在DRPE的患者,因常伴有多个RPE浆液性脱离。

(2)ICGA:造影早期脉络膜毛细血管局部小叶充盈迟缓,呈相应的弱荧光,相应的区域脉络膜大中静脉毛细血管扩张以及毛细血管通透性增加,在造影中期可见扩张的血管以及斑片状的弥散的强荧光斑。迁延的病例局部脉络膜毛细血管闭塞,在晚期可见清晰的弱荧光灶。RPE脱离在ICGA表现为早期相应的弱荧光,中晚期可见强荧光,边界清晰。神经上皮脱离表现为晚期可见一个弱荧光晕环。很多患者对侧正常眼也会有局灶性脉络膜血管扩张,通透性增加的改变,说明的中浆是双眼的疾病。

(3)OCT:神经上皮脱离表现为神经上皮层隆起,其下为液体积聚的低反射或无反射区,底部见一高反射光为RPE与脉络膜毛细血管层。RPE脱离显示为视网膜神经上皮层与一高反射的RPE层一起隆起,脱离区下方为清亮的液体,低反射。脉络膜层反射光带要比非脱离区脉络膜反射低。Imamura等研究显示了中浆脉络膜厚度较正常人明显增厚。

(4)眼底自发荧光(FAF):可用来观察中浆不同时期的改变。在急性期,RPE脱离和渗漏点为低FAF,在有视网膜下黄色点的地方可表现高FAF。当浆液性脱离持续一段时间,脱离区FAF增加,在弥漫自发荧光相中有分散的点状强荧光。当视网膜下液吸收后,视网膜复位,自发强荧光相消失。在慢性中浆有着各种程度不同的萎缩,呈一种混合性FAF,既可有弱荧光也可有强荧光,脂质沉淀和视网膜下纤维不产生自发荧光。

(三)诊断和鉴别诊断

1.诊断

突然出现视物变形或变色,眼底后极部见到边界清楚的盘状或小泡状隆起,OCT证实黄斑区神经上皮脱离或色素上皮脱离,以及FFA显示"炊烟状"或"墨迹状"荧光渗漏,可以确诊中浆。部分患者有中浆反复发作病史,病程迁延不愈,超过半年;视力矫正不佳,中心固定暗点;OCT提示黄斑区神经上皮脱离,FFA显示多灶性RPE损害,或弥漫性RPE脱色素透见荧光;以及一些长期神经上皮脱离继发的改变可诊断为慢性中浆。

2.鉴别诊断

中浆容易和一些黄斑区水肿和渗出的疾病相混淆,需要与以下一些疾病相鉴别。

(1)黄斑囊样水肿:一般伴有原发病变如糖尿病性视网膜病变,视网膜中央静脉阻塞,或葡萄膜炎引起的黄斑囊样水肿。很少伴有神经上皮的脱离，是神经视网膜的增厚。OCT 检查显示视网膜内有多个囊腔形成，FFA 显示晚期黄斑区荧光渗漏呈花瓣状，可以与中浆相区别。

（2）特发性息肉状脉络膜血管病变（PCV）：部分 PCV 可以以中浆样的改变发病，伴有神经上皮的脱离；或者以 RPE 脱色素脉络膜萎缩改变的 PCV 较容易与慢性中浆混淆。PCV 患者年龄较中浆发病年龄大，从眼底上，PCV 患者常伴有视网膜下出血，以及橘红色的结节病灶。ICGA 是主要的鉴别要点，PCV 做 ICGA 可见异常的脉络膜血管网，末端扩张呈囊袋样，晚期囊袋可见冲刷现象，血管网部分晚期可见地图样强荧光染色。这些现象在中浆的 ICGA 检查中都没有。

（3）特发性脉络膜新生血管（ICNV）：患者视力较差，多伴有视物变形，一般是在黄斑区可看到一个灰白色的病灶，周围多伴有水肿，仔细观察有些可见到视网膜层或视网膜下的出血点或环状的出血。FFA 检查，在动脉期一般可见到边界清晰的脉络膜新生血管网，随时间荧光素渗漏，晚期强荧光染色。中浆的渗漏点一般出现在静脉期后，可作为两者的鉴别点。

（4）葡萄膜大脑炎：又称为 Vogt-小柳原田综合征（VKH）和中浆两者都为双眼的渗出性视网膜脱离，严重时都可引起大泡性视网膜脱离，临床上较难鉴别。①眼底改变特征：VKH 患者的视力下降比较快，而且常伴有全身症状。初发的 VKH 常常出现视盘充血，轻微水肿，且严重的患者有炎症的表现，包括前段炎症的表现，如果早期炎症不明显，一般看到的视网膜 RPE 层的色素比较均匀。而 DRPE 的患者，多数病程较长，反复出现，有些有长期应用肾上腺糖皮质激素病史，应用激素过程中症状加重，若病灶不累及黄斑区视力可比较好。从眼底表现来看，多数视盘没有水肿充血，RPE 层的色素比较紊乱，而且经常可见到局灶性的病灶，有些呈视网膜神经上皮下的黄白色纤维素渗出灶，有些患者伴有多个 RPE 脱离。②FFA：在造影早期，VKH 常会出现脉络膜充盈的斑驳状荧光（脉络膜炎症以及水肿的原因）；静脉期 RPE 色素上皮的活动性损害多是弥散的针尖点的强荧光（自身免疫攻击 RPE 细胞，所以病变很弥散，分布较均匀），渗漏较均匀，后期融合成片，可见到多个神经上皮脱离的湖样积存的荧光；视盘晚期多数会有强荧光染色（视神经炎症）。而 DRPE 的渗漏点多数在眼底的黄白色病灶处，渗漏点外的 RPE 较正常，渗漏点分布不均，呈局灶性。渗漏点多数较明显，墨迹样的扩大。视盘多数荧光像正常，但有些患者时间久，下方视网膜脱离区的视网膜血管通透性会增加（容易与血管炎混淆）。并且时间长了之后会出现脱离区远端视网膜毛细血管闭塞，但在上方非脱离区，视网膜血管一般正常。

（5）其他：在裂孔性视网膜脱离、肿瘤、视盘小凹等疾病引起的黄斑区神经上皮浅脱离，小瞳孔下看到黄斑区反光消失和水肿样改变，容易误诊为中浆。只要散瞳仔细检查眼底，很容易鉴别。在这里强调考虑眼底病变时，散瞳检查的必要性。

（四）治疗

1.患者教育

如果患者是明显的 A 型性格，并且有诱因：睡眠不足，精神紧张，劳累，以及在使用肾上腺糖皮质激素，应告知患者纠正不良生活习惯，尽可能从根本上消除诱因。

2.观察

中浆有着良好的自愈特性，最适合的一线治疗是观察。已知高水平的内源性或外源性皮质类固醇是发生中浆的病因，应询问患者是否正在使用含有该类药物的鼻腔喷雾剂、关节内注射或其他隐含皮质类固醇药物，应停止使用，将内源性和外源性皮质类固醇调整到正常后，90％患者可自愈。研究证实，中浆患者在有明显症状近 4 个月的时候，中心凹感光细胞发生萎缩。因此，如果 3 个月症状不消失，考虑给予积极的治疗。如果对侧眼因同样的病已经造成了视力下降，先发眼应马上考虑给予治疗。

3.药物治疗

可服用一些活血的中成药和营养神经类药物,如复方血栓通和多种维生素,但这些药物没有特异性。最近有用抗皮质类固醇疗法治疗急性和慢性中浆取得较好效果的报道,用利福平600 mg/d。不良反应有头痛和恶心,具体疗效尚需大量病例观察。大量临床资料表明,肾上腺糖皮质激素使用后可加重病情,可能诱发大泡性视网膜脱离,应避免使用。肾上腺糖皮质激素导致病变加重的机制尚不明确,烟酸也可加重本病,应避免使用。

4.激光治疗

视网膜光凝治疗是目前较有效、安全且并发症少的方法。虽然中浆部分是自限性疾病,视力恢复良好,但一部分患者的视功能如对比敏感度可下降。目前认为早期光凝可以缩短病程,减少长期黄斑区视网膜脱离引起的视功能的损害,但激光治疗不能预防复发。

光凝的方法:可选用绿色、黄色或红色激光作为治疗光源,但是黄斑部无血管区及黄斑乳头束的光凝应选用氪红激光。治疗光斑应比渗漏点稍大,一般为 $200~\mu m$,能量为 $100\sim200~mW$,时间为 $0.2\sim0.3~s$,致 RPE 变为灰白色、Ⅰ级光斑。一个激光斑仅能封闭一个非常小的渗漏点,因此通常使用 $3\sim5$ 个点来完成治疗。

5.光动力疗法(PDT)

一些慢性的中浆,或渗漏点不明确的中浆,可考虑行光动力疗法。PDT 要根据 ICGA 的中期脉络膜强荧光斑的范围作为指导。

6.大泡性中浆的治疗

大泡性中浆容易复发,预后不好。传统的治疗是观察或激光封闭渗漏点,但光凝治疗的益处尚不能肯定。采用半量的维替泊芬做 PDT 治疗,封闭渗漏点,取得了较好的效果。

(五)治疗效果

治疗中浆仍然面临着挑战,有 90% 的急性中浆病例不治疗在几个月内有自行愈合的特性,可先观察。用激光直接光凝渗漏点,有治疗后诱导脉络膜新生血管(CNV)的风险。复发或持续性脱离常常与更弥漫的 RPE 萎缩或增生相关,约 50% 的患者可能复发,复发间隔时间不定,约 50% 是在初发后 1 年内再发,有精神疾病史与较高复发率相关。少部分患者视力不可逆丧失与 RPE 萎缩、继发视网膜下新生血管和转变成 PCV 有关。即使患者视力完全恢复到正常,仍可有残余症状,如视物变形、暗点和对比敏感度减少,这些症状可能与中浆减少了黄斑锥细胞的密度有关。PDT 是最适合治疗慢性中浆的长期渗出性视网膜脱离,解剖和功能上都恢复良好。最近使用抗血管内皮生长因子(vascular endothelial growth factor,VEGF)药物来治疗中浆合并有CNV 情况,是一种新的疗法,但需要进一步研究观察。

二、特发性脉络膜新生血管

特发性脉络膜新生血管(idiopathic choroidal neovascularization,ICNV)是一种发生于黄斑部孤立的渗出性脉络膜视网膜病变,伴有脉络膜新生血管(choroidal neovascularization,CNV)和出血。以前也被称为中心性渗出性脉络膜视网膜病变(central exudative chorioretinopathy,CEC)。

(一)病因与发病机制

本病病因与发病机制尚不清楚,患者多为中青年,单眼发病居多,病程持久,呈间歇性发作,最后形成机化瘢痕,常常导致视力严重损害。

（二）临床表现

1.症状

主要症状为中心视力下降,视物变形。

2.体征

黄斑部灰色浸润病灶伴视网膜下出血,呈类圆形,大小约为 1/4 视盘直径(disc diameter,
DD),很少超过 1 个 DD。在急性阶段,病灶周围可有盘状视网膜脱离。病程较长的患者,病灶周
围可见亮白色的硬性渗出。FFA 早期可见脉络膜新生血管显影,呈花边状、轮辐状、树枝状或者
不规则形,荧光素很快渗漏形成强荧光病灶,后期强荧光病灶范围扩大,边界模糊。

3.辅助检查

光学相干断层扫描(OCT)表现为 RPE 和脉络膜毛细血管层的反射光带局限增强。较小的
CNV 通常表现为梭形的强反光团,大的 CNV 则是较大范围的不规则增厚,同时伴有 RPE 和脉
络膜毛细血管层的变形,如果 CNV 突破 RPE 层进入视网膜神经上皮层下,则表现为神经上皮
内的锥形隆起高反射,锥体内为低反射。

（三）诊断和鉴别诊断

1.诊断

(1)发生于中青年,中心视力下降,视物变形。

(2)眼底黄斑区灰色病灶伴视网膜下出血。

(3)眼底无高度近视及其他眼底改变。

(4)FFA 呈典型 CNV。

2.鉴别诊断

本病需要与产生 CNV 的其他疾病相鉴别,如年龄相关性黄斑变性(渗出型)、多灶性脉络膜
炎、弓形体脉络膜视网膜炎、点状内层脉络膜病变、高度近视性脉络膜新生血管及息肉状脉络膜
血管病变等。

(1)年龄相关性黄斑变性(渗出型):发病年龄较大,多数在 50 岁以上。病变范围较大(常常
超过 1 DD),常累及双眼(可先后发病)。有玻璃膜疣及色素的改变等。而 ICNV 多发生于中青
年,多单眼发病,眼底病灶直径很少超过 1 DD,无其他眼底改变。

(2)多灶性脉络膜炎:多灶性脉络膜炎(multifocal choroiditis,MFC)可并发 CNV,与 ICNV
相比两者临床症状类似,均好发于中青年,预后较差,不同之处如下。①眼别:多灶性脉络膜炎常
双眼发病。而 ICNV 常单眼发病。②眼前节改变:MFC 早期有前葡萄膜炎临床表现,而 ICNV
无前葡萄膜炎临床表现。③眼底表现:ICNV 患者黄斑区灰色病灶伴视网膜下出血,无高度近视
及其他眼底改变。MFC 患者视盘周围、后极部及中周部散在多发性(3 个到数百个)圆形或椭圆
形灰黄色病灶($>300~\mu m$)。④FFA:ICNV 呈典型 CNV,无须再行 ICGA,黄斑区及周围无或见
少于 2 个的病灶染色。MFC 伴发 CNV 在活动性病灶造影早期呈弱荧光,后期染色。在非活动
性病灶造影呈挖凿样改变(圆形或类圆形萎缩凹陷灶,边界清楚),透见荧光和色素遮蔽。1/3 病
例伴发典型 CNV 表现,ICGA 检查病灶呈弱荧光,有助于发现早期病灶。

(3)弓形体脉络膜视网膜炎:患者有猫狗接触史,常伴有前房及玻璃体炎症反应,黄斑区及周
围和中周部挖凿样病灶。如为陈旧性则表现为 2~3 DD 大小的类圆形瘢痕病灶,中央灰白色纤
维组织,周围色素圈。如为再发性则表现为新鲜的坏死灶,卵圆形轻隆起的白色绒毛病灶,周围
伴色素性瘢痕。FFA 检查病灶染色,0.3%~19.0% 的患者并发 CNV。血清弓形体抗体检查

IgG 和 IgM 阳性,与 ICNV 容易鉴别。

(4)点状内层脉络膜病变(punctate inner choroidopathy,PIC):是一种主要累及内层脉络膜和 RPE 的炎症性疾病,目前病因与发病机制未明。PIC 好发于中青年女性,多数伴中高度近视,黄斑区 CNV 病灶伴后极部深层视网膜下黄白色奶油状小病灶及陈旧性色素性萎缩灶。FFA 显示活动性病灶早期呈强荧光,后期染色或轻渗漏。ICNV 好发于中青年,男女发病无明显差异,黄斑区单个 CNV 病灶,无高度近视及其他眼底改变。

(5)高度近视性脉络膜新生血管:CNV 是病理性近视的严重并发症,常导致黄斑出血和瘢痕形成,造成严重视力丧失。患者有高度近视病史及高度近视眼底改变(脉络膜视网膜萎缩灶、漆裂纹、视网膜劈裂、黄斑裂孔等)可与 ICNV 相鉴别。

(6)息肉状脉络膜血管病变(polypoidal choroidal vasculopathy,PCV)是源于内层脉络膜的异常分支状脉络膜血管网及其末梢息肉状扩张为特征,常导致反复发生的浆液性或出血性 RPE 脱离,与 ICNV 相比:①PCV 发病年龄更大,多为 50 岁以上的老年人,ICNV 多发生于中青年;②PCV 眼底常见橘红色病灶,ICNV 呈黄斑区灰色病灶;③FFA 检查 PCV 常表现为隐匿性 CNV(可为多处),ICNV 呈典型 CNV;④PCV 患者 ICGA 检查有特征性改变,显示内层脉络膜异常分支血管网,末端呈息肉状或呈动脉瘤样簇状扩张的强荧光,随造影时间延长局部荧光素渗漏,晚期管壁着染,出现"冲刷现象"。

(四)治疗

治疗目的是封闭 CNV,使现有的视功能能得以保存。目前的主要方法是激光光凝治疗、PDT、玻璃体腔内注射抗血管内皮生长因子(vascular endothelial growth factor,VEGF)药物治疗以及联合治疗。

1.激光光凝

激光光凝是利用激光的光凝固原理,眼内色素性物质吸收激光光能转化为热能,使眼内组织发生凝固。激光光凝曾被广泛应用于 CNV 的治疗,但是仅适用于位于黄斑中心凹 500 μm 以外的边界清楚的 CNV。而且激光光凝不能阻止新的 CNV 形成,光凝后 CNV 的复发率也较高。所以目前已逐渐被 PDT 及抗 VEGF 治疗所取代。

2.PDT

PDT 是通过静脉注射一种光活性物质——维替泊芬,联合低能量激光照射引起光化学反应,造成细胞的直接损伤,包括血管内皮细胞损伤和血管内血栓形成,达到破坏 CNV 组织的作用。它的优势在于能够选择性破坏 CNV 组织,而不损伤 CNV 周围组织的正常功能。适用于所有 CNV 患者(包括黄斑中心凹下 CNV),是 ICNV 的有效治疗之一。根据患者的体表面积计算维替泊芬的用量,使用电子输液泵在固定的时间内进行注射。照射激光光斑大小取决于 FFA 记录的 CNV 病灶大小,设置为 CNV 最大直径再加上 1 000 μm,激光能量通常设置为 50 J/cm^2,照射 83 s。嘱咐患者术后 48 h 内避免阳光照射,建议户外活动时穿长袖衣服,戴防护眼镜。目前,抗 VEGF 药物的应用使 PDT 的应用有所减少。

3.玻璃体腔内抗 VEGF 药物治疗

经睫状体平坦部,穿刺玻璃体腔内注入抗 VEGF 溶液 0.1 mL。由于当前使用的抗 VEGF 药物作用持续时间较短,通常需要重复注射以控制病情。

4.联合治疗

研究表明,PDT联合玻璃体腔内抗VEGF药物治疗较单一治疗能更好地促使CNV的消退,视力恢复更快及减少再治疗次数。还有学者研究PDT联合玻璃体腔注射曲安奈德治疗CNV疗效良好。支持联合治疗的理论是光动力治疗可能增加了VEGF和色素上皮衍生因子(PEDF)的表达,从而促进新生血管膜的生成,而抗VEGF药物及长效类固醇皮质激素具有抑制新生血管膜形成、生长和复发的优势,故联合治疗能够发挥协同作用。

5.其他治疗

本病多考虑炎症为其主要病因,其发病与结核、弓形体病等感染相关,如果全身有或曾有结核感染、结核菌素纯蛋白衍生物试验(purified protein derivative,PPD)阳性的患者可试用抗结核治疗。

(1)手术治疗(黄斑下CNV摘除、黄斑转位手术等):因手术难度高,术中、术后并发症多,术后视力恢复不理想,现已较少使用。

(2)经瞳孔温热疗法(transpupillary thermotherapy,TTT):因是非特异性治疗,目前也较少单独使用,有报道称TTT联合曲安奈德球后注射治疗ICNV取得较好疗效,激光能量小,参数较易掌握,治疗后73%患者视力提高。

(3)吲哚青绿介导的光栓疗法:研究报道吲哚青绿(indocyannine green,ICG)介导的光栓疗法治疗特发性脉络膜新生血管,根据ICG的吸收峰(805 nm)与810 nm半导体激光波长相近,使其可成为治疗ICNV的光敏剂,该方法被称为吲哚青绿介导的光栓疗法(indocyanine green mediated photothrombosis,IMP),研究结果显示,IMP对ICNV有一定治疗效果,该方法安全、经济。但IMP的治疗参数、远期疗效及并发症需更大样本的长期临床观察。此外,对IMP确切的作用机制也需进一步探讨。

(4)其他:国外学者研究认为曲安奈德仍是一种辅助和联合治疗CNV的有效方法。有病例报告利用玻璃体腔注射甲氨蝶呤治疗CNV,特别是对抗VEGF治疗耐受的难治病例。放疗能够破坏快速增长的新生血管组织,关于这一方法是否有效的研究结果缺乏一致性。

三、黄斑水肿

黄斑水肿是一种严重威胁视功能的常见眼底表现,而非一种独立的眼病。它是液体在黄斑区视网膜内异常聚集,即黄斑区的视网膜水肿。当液体积聚在外丛状层和内核层之间的蜂房样空隙时,呈放射状排列的黄斑区外丛状层Henle纤维将积液分隔成多个特征性的囊样小腔,称为黄斑囊样水肿(cystoid macular edema,CME)。黄斑水肿主要表现为中心视力下降、黄斑区视网膜神经上皮层增厚,长期不愈可以造成光感受器的凋亡、视力不可逆的丧失。

(一)病因与发病机制

多种原因可以导致黄斑水肿,如视网膜血管病变、眼内炎症、眼内手术、视网膜变性、外伤、药物、黄斑前膜等。不同病因所致的黄斑水肿的发病机制各有不同,目前尚无定论。黄斑水肿的病因与发病机制如下。

1.血视网膜屏障破坏

视网膜和血液循环系统之间有两种屏障:外屏障(视网膜与脉络膜之间,由RPE细胞间的紧密连接构成)和内屏障(由视网膜毛细血管壁内皮细胞间的闭锁小带构成)。正常时内、外屏障可以通过主动转运和被动转运过程阻止血浆成分自由进入视网膜。当缺血、缺氧、炎症、变性、外伤、手术等原因损伤血视网膜屏障时,VEGF和炎症相关因子生成增多,致使血管通透性改变,大分子物质及大量水分子从血管内渗出到管外,最终导致黄斑水肿,如糖尿病性视网膜病变黄斑水肿、视网膜静脉阻塞引起黄斑水肿等。

2.Starling 组织水肿理论

Starling 理论是指静水压和渗透压共同作用下液体流动方向发生改变而导致组织水肿形成的理论。血管阻塞引起血管内压力增高,加上视网膜组织处于缺血状态,血管发生自身调节性扩张。根据 Poiseuille 理论,动脉扩张、动脉压下降使静脉和毛细血管内静水压增加,从而导致血液成分渗漏到血管外。

3.Müller 细胞活性改变

Müller 细胞是视网膜的主要胶质细胞,其突起包绕毛细血管周围,可以将血液中的营养物质传递到神经元,排出代谢废物,维持包括离子渗透压、pH 等细胞外微环境的稳定。在缺氧、炎症、高血糖等病理情况下 Müller 细胞活性改变,VEGF、基质金属蛋白酶合成增加,使紧密连接蛋白降解,血视网膜屏障通透性增加,视网膜内液体清除减少,导致黄斑水肿。

4.机械牵拉作用

黄斑前膜或玻璃体对黄斑及其周围视网膜血管的牵拉可导致视网膜毛细血管扭曲、血视网膜屏障受损,从而引起黄斑水肿。

5.内界膜增厚

内界膜(internal limiting membrane,ILM)是 Müller 细胞的基膜,是视网膜与玻璃体之间的屏障。而内界膜的增厚之所以能参与黄斑水肿的形成,是因为多种原因引起的内界膜增厚可以阻止视网膜内的大分子物质从视网膜进入到玻璃体腔,造成视网膜内高渗透压,从而减缓黄斑水肿的消退。

(二)临床表现

1.症状

视物变形、变暗及视力下降,部分患者可能出现中心暗点。

2.体征

黄斑区视网膜增厚,中心凹反光不规则且模糊,大部分反光消失。当中心凹区视网膜内囊腔形成,中心凹颜色可加深或有蜂窝状外观。严重者出现视盘水肿和点状出血,甚至发生黄斑板层裂孔。黄斑水肿常由眼部其他疾病引起,因此,应注意检查眼部的原发疾病表现,进行相应的描述和诊断。

(三)辅助检查

1.FFA

可以很好地评估难治性黄斑水肿的渗漏程度,作为诊断的金标准广泛运用于临床。不同病因导致的黄斑水肿,除各自相应体征外,还可见黄斑部弥漫性的深层荧光渗漏或呈花瓣样强荧光。如糖尿病黄斑水肿(DME)中可见由微血管瘤、小血管及毛细血管异常导致与病变部位及疾病进展有关的弥漫性深层荧光渗漏;视网膜静脉阻塞(RVO)引起的黄斑水肿则为静脉扩张迂曲,晚期静脉管壁着染;葡萄膜炎表现为后极部静脉广泛渗漏如圣诞树状,伴有视盘渗漏。

2.ICGA

单纯黄斑水肿只影响视网膜层,除了黄斑水肿增厚的遮蔽荧光斑外,一般脉络膜血管造影为正常表现。在葡萄膜炎患者,可出现脉络膜弱荧光和强荧光等改变。

3.OCT

黄斑水肿表现中心凹消失,严重可隆起,神经上皮层较正常明显增厚,节细胞层、内外丛状层以及光感受细胞层的光反射下降。CME 可见有数个反射均匀的囊样暗区。

4.视野检查

中心相对或绝对暗点,Amsler 表中心暗点和变形更明显。

5.多焦 ERG(mfERG)

在黄斑水肿时可以发现波幅下降及变宽,显示潜伏期延长的电生理反应刺激。

(四)诊断和鉴别诊断

1.诊断

有视力下降和/或视物变形,眼底检查中心凹反光消失或有蜂窝状改变,可诊断疑似黄斑水肿。OCT 检查有典型黄斑区视网膜增厚或出现液性囊腔、FFA 检查显示晚期黄斑区荧光染色或出现花瓣状荧光素沉积,可确诊黄斑水肿或黄斑囊样水肿。

2.病因诊断

黄斑水肿不是一个独立的疾病,它是多种疾病引起的一种相同的临床表现,因此,在诊断黄斑水肿时,一定要找出原发疾病,也就是病因诊断。一定要进行仔细的眼底检查和辅助检查,鉴别出引起黄斑水肿的病因诊断,为针对病因治疗提供确实的依据。

3.鉴别诊断

(1)先天性视网膜劈裂:一种 X 连锁遗传疾病,由于视网膜劈裂基因(RS1 基因)发生突变而导致的一种遗传性眼底疾病,是引起男性青少年黄斑变性的主要原因。常为年幼时起病,眼底彩照可发现黄斑区存在囊样微隙(蜂窝状),纤细的微褶皱,黄斑色素紊乱;周边型则多在颞下出现光滑视网膜扁平或球形隆起,部分患者可见到萎缩形内层卵圆形裂孔或大的视网膜裂孔,因劈裂的内层含有视网膜血管而呈血管幕帘状。大多数患者黄斑和周边部病变同时存在。OCT 显示黄斑区外丛状层出现许多纵向空腔,空腔之间被纵隔分开,劈裂的范围可超过黄斑旁达周边黄斑区。mfERG 可发现 b 波降低、a 波正常。而黄斑水肿多由其他眼部疾病引起,患者发病年纪较大。

(2)特发性黄斑裂孔:中心视力下降,视物变形、变色、变暗。临床特征为黄斑中心凹全层裂孔,孔周有积液环。多由玻璃体对视网膜的切线牵拉导致。OCT 显示特发性黄斑裂孔呈黄斑区视网膜神经上皮全层缺损。

(五)治疗

黄斑水肿分为病因治疗和对症治疗两个方面,后者是通过药物、激光和手术来减轻黄斑水肿或促进黄斑水肿消失。这里主要介绍治疗黄斑水肿新进展。

1.曲安奈德

曲安奈德(TA)能显著减低细胞间的通透性,同时下调细胞间黏附分子-1 的表达,还可以抑制花生四烯酸和前列腺素的生成,减少血管内皮生长因子基因的表达,并且通过稳定细胞膜和增强紧密连接,从而加强血视网膜屏障功能。

(1)适应证:用于治疗糖尿病性视网膜病变(DR)、RVO、葡萄膜炎或内眼手术引起的黄斑水肿。

(2)方法:在无菌条件下表面麻醉后进行,向玻璃体腔中央注入 TA 2～4 mg,必要时经 3～6 个月重复 1 次。

2.地塞米松缓释植入物

近年研制的一种可降解的地塞米松缓释植入物(Ozurdex,0.7 mg)植入玻璃体腔内,可长时间保持玻璃体腔内地塞米松的有效浓度,有效提高了继发于 DR、RVO、非感染性葡萄膜炎和放射性黄斑水肿的治疗水平,改善视力。Ahmad 研究表明,对继发于 RVO 的黄斑水肿患者,地塞米松缓释剂的剂量对视力提高无明显差异,最好矫正视力(BCVA)提高大于 15 个字母。植入后随访 6 个月发现,植入缓释剂的 BCVA 提高速度在 30～90 d 时明显快于对照组,但无论是0.35 mg 还是 0.7 mg,BCVA 很难维持到 180 d。而且反复植入地塞米松缓释物是否对水肿的消退更加有效,还有赖于进一步长期随访。在国内目前还处于Ⅲ期临床试验阶段。

(1)适应证:用于治疗 DR、RVO、葡萄膜炎、放射性治疗后或内眼手术引起的黄斑水肿。

(2)注入方法:结膜表面麻醉后,注入物通过一个特制的仪器连接 22G 注射管将其注入玻璃体中。

(3)并发症:与 TA 类似,但青光眼、白内障的发生率较 TA 低。有极少数的病例报道称注入植入物后眼压降低。

(4)禁忌证:眼部或邻近部位有感染灶(如疱疹病毒、水痘、牛痘或真菌),进展性青光眼,对类固醇或植入物上的载体过敏的患者禁用。

3.碳酸酐酶抑制剂

碳酸酐酶Ⅱ在睫状体和视网膜分布较多,调控水、电解质平衡。各种病因导致血视网膜屏障破坏,水电平衡紊乱,内皮细胞受损,VEGF 表达增加,视网膜血管通透性改变,最终引起黄斑水肿。通过抑制碳酸酐酶活性除改善细胞内外的离子分布以外,还可以减低激肽系统活性,导致细胞外基质的 pH 恢复,改变视网膜血管通透性,促使液体从视网膜主动转运到脉络膜血管。

(1)适应证:可用于 DR、RVO、视网膜色素变性、内眼手术等引起的非难治性黄斑水肿。

(2)方法:可口服用药醋甲唑胺,每次 50 mg,2 次/天,通常连续使用不超过 3 d。也有眼部局部滴用多佐胺滴眼液,每次 1～2 滴,每天 2 次,持续用药 1 月,后根据病情需要调整用药时间。

(3)并发症:长期口服使用可引起水、电解质紊乱,对肝肾功能有所损害。

(4)不良反应:滴眼剂最常见的报道为雾视和味觉异常,少部分患者称使用后可出现视物模糊、异物感、眼干燥等不适。

4.VEGF 抑制剂

VEGF 能通过促进细胞紧密连接中角蛋白磷酸化,破坏毛细血管内皮细胞的转运功能,从而增加视网膜血管的通透性,引起黄斑水肿。基于此机制,VEGF 抑制剂越来越广泛的应用于临床。VEGF 抑制剂与 VEGF 分子结合后能够阻断 VEGF 与受体结合,使 VEGF 的作用下降,从而降低视网膜血管通透性,改善血视网膜屏障功能。

(1)适应证:临床上多用于治疗由 DR 和视网膜静脉阻塞引起的黄斑水肿及其他眼部疾病引起的黄斑水肿。

(2)方法:玻璃体腔内注射方法同 TA 注入法,所用注射剂量根据具体药物不同而异,如贝伐单珠抗为1.5 mg,雷珠单抗为 0.5 mg。

5.激光治疗

通过激光直接封闭渗漏的视网膜血管和脉络膜毛细血管,封闭渗漏点。在血管闭塞和新生血管性疾病,通过光凝这些部位,减少视网膜的耗氧量和促进组织修复,从而减轻渗漏。常用氩绿激光(514.5 nm),近年也有提倡采用黄色激光。目前主要用于治疗 DR 及 RVO 引起的黄斑水肿。

6.手术治疗

手术治疗是通过手术解除玻璃体对黄斑的机械性牵拉,还有去除了原玻璃体腔内积聚的一些促进视网膜微血管渗漏的相关因子(如 VEGF 等)及术中使用的富含氧的灌注液提高了眼内视网膜面的氧含量,促进微血管收缩,缓解了渗漏的发生,并且增加了黄斑旁毛细血管的血流量。玻璃体切除联合视网膜内界膜剥除,不但消除了内界膜对黄斑部的机械性牵引,还去除了作为 Müller 细胞基膜的内界膜,理论上可导致视网膜原生质构架改变,进而加快弥漫性黄斑水肿的吸收。最近有文献提出,弥漫性 DME 的内界膜增厚并与大量炎性细胞黏附,如 VEGF,剥除内界膜可以缓解血视网膜屏障的炎症反应。有研究证明玻璃体切割联合内界膜剥除术后,黄斑水肿明显减退,视力提高,但长期随访发现,进行内界膜剥除的疗效与单纯玻璃体切除的疗效相似。

(1)适应证:由玻璃体或前膜牵拉引起的黄斑水肿和一些药物治疗经久不愈或对激光光凝等非手术治疗无反应的黄斑水肿。

(2)手术时机:对于手术时机的选择,目前尚无定论,但需符合以下特点。①美国糖尿病视网膜病变早期治疗研究组(ETDRS)定义的有临床意义的黄斑水肿(clinical significant macular edema,CSME);②对光凝治疗没有反应的弥漫性黄斑水肿;③OCT 检查无玻璃体后脱离,有后部玻璃体皮质增厚并对黄斑区产生牵拉。

(3)手术方式的选择:①静脉分叉处鞘膜切开术适应分支静脉阻塞引起的黄斑水肿;②视盘放射状切开术适应视网膜中央静脉阻塞引起的黄斑水肿,其实际效果需要进一步证实;③玻璃体切除联合眼内光凝和 TA 玻璃体腔注入适应血管性疾病和视网膜血管炎性疾病;④联合内界膜剥除适应弥漫性 DME 患者对光凝没有反应的黄斑水肿;⑤单纯玻璃体切除适应黄斑前膜、玻璃体黄斑牵拉综合征和格栅样光凝治疗无效的 DME。

四、遗传性黄斑变性

遗传性黄斑变性又称为黄斑营养不良,是一组由遗传因素引起的主要累及黄斑部的视网膜脉络膜退行性病变。此类病变的共同特点为:发病时间较早,一般双眼对称性受累,并呈慢性进行性发展,同时中心视力逐渐下降。大部分该类疾病已找到致病基因。包括卵黄状黄斑营养不良、Stargardt 病、视锥细胞营养不良等 20 余种。

(一)卵黄状黄斑营养不良

卵黄状黄斑营养不良又称 Best 病,是一种常染色体显性遗传黄斑变性,常在幼年及青年时期发病。患者双眼黄斑区常有对称性鸡蛋黄样特征性的损害,位于 RPE 水平,其黄斑病变呈进行性的动态发展过程,晚期可形成瘢痕或萎缩。

1.病因与发病机制

此病为不规则的常染色体显性遗传性疾病,但亦有散发病例。致病基因位于 11 号染色体的 q13 上,此基因表达 RPE 上的一种功能未定的跨膜蛋白。男女发病概率相等,患者或基因携带者的后代有 50% 的发病概率。

有报道认为 Best 病是由于遗传导致的部分酶代谢障碍引起的,原发病变在 RPE 层,是由于异常物质(如脂褐质)等堆积于 RPE 和视网膜下吞噬细胞中,但目前对于脂褐质在该病中出现并造成卵黄样损伤的机制尚不清楚。

2.临床表现

(1)症状:发病人群常为幼年及青年,早期视力正常,可稳定于 0.4~0.6 多年,直至卵黄病灶内出血或破碎,可导致突发性视力显著下降。

(2)体征:常为双眼对称性发病,部分先后发病。根据病情进展分 4 个阶段,各阶段特点如下。①卵黄病变前期:中心凹处可见黄色小点,似微小蜂窝状结构。②卵黄病变期:该期为典型表现,黄斑中央有橘黄色类圆形或椭圆形轻微隆起,0.5~3.0 DD 大小,边界清楚,呈半透明状,周围一圈黑色镶边,视网膜血管横跨其上。形态类似煎鸡蛋时中央的蛋黄。病灶常单个出现,但部分患者在后极部会看到多个大小不一呈卵黄样损伤的病灶。此期因病变位于 RPE 下,感光细胞尚未受损,视力多正常或轻度异常。③卵黄破碎期:似蛋黄打碎的形状,由于黄色损害突破RPE 进入视网膜下腔,部分形成假性蓄脓外观(病灶内物质脱水沉降在囊下部,上方为液体,并可见液平面)。另外部分患者可伴有视网膜下新生血管形成,出现渗出、出血。此期视力可突然下降。④萎缩期:后期病变吸收,在黄斑区形成脉络膜视网膜萎缩灶,可见新生血管的纤维瘢痕及色素增生形成。视力中度到重度减退。

3.辅助检查

(1)FFA:早期卵黄完整时,呈遮蔽荧光。卵黄破裂时,可见不规则的透见荧光和遮蔽荧光相混杂的状态,假性蓄脓液平下方呈遮蔽荧光,上方呈透见荧光。若已有视网膜下新生血管形成,则呈现新生血管造影表现。萎缩期为透见荧光,其中可夹杂斑点、斑片状遮蔽荧光,如有瘢痕形成,晚期纤维团块染色呈强荧光,甚至萎缩致脉络膜中大血管清晰可见。

(2)OCT:表现为黄斑区光感受器层和 RPE 之间中度密度反射区域,大小与眼底检查所示淡黄色隆起病灶相近。随病情进展,该中度密度反射区域变厚,使其上的神经视网膜层抬高,中心凹结构消失。卵黄破碎期可见感受器层和 RPE 之间形成空腔,内可见散在高反射物质。萎缩期可见 RPE 与脉络膜复合体萎缩变薄,神经视网膜层变薄,若并发 CNV 时可见高反射的新生血管膜,RPE 连续性中断。

(3)眼电图(EOG):特征性改变常早于临床症状出现,所有本病患者及携带者的 EOG 均异常,光峰/暗谷比(Arden 比)常低于 1.5。

(4)ERG 和暗适应:一般完全正常。

(5)视野:视敏度不同程度下降,病变严重者视野可出现绝对中心暗点。

(6)色觉:轻微的红绿色觉障碍。

4.诊断

根据本病的临床表现:①有明显的家族史;②黄斑区典型的卵黄样损伤,但视功能良好;③典型的 FFA 改变;④ERG 正常而 EOG 异常。本病的诊断并不困难。

5.鉴别诊断

主要与成年型 Best 病鉴别。

(1)年龄相关性黄斑变性:当年龄较大的卵黄状黄斑营养不良患者眼底出现 RPE 萎缩或脉络膜新生血管膜及脉络膜视网膜萎缩斑时,眼底病变易与老年性黄斑变性相混淆,结合患者是否有家族史及电生理检查异常可以鉴别。

(2)黄斑区炎症性病变:如由弓形虫引起的视网膜脉络膜炎。当卵黄样物质破碎后,黄色物质分布在黄斑区呈大小不等的片块,与黄斑区炎症非常相似,但炎症病变在前房及玻璃体中有细胞,无家族史,EOG 正常。

(3)眼底陈旧性出血:眼外伤或脉络膜新生血管膜可引起黄斑中心凹下出血,血红蛋白分解后表现为黄色,类似于卵黄状黄斑营养不良的卵黄样病变,但根据后者有家族史、病变累及双眼、ERG 正常但 EOG 异常,而前者有外伤史或其他易并发脉络膜新生血管病变史等可资鉴别。

(4)玻璃膜疣:多发的小卵黄样病变与玻璃膜疣相似,但后者一般较小,FFA 呈透见荧光,EOG 正常。而卵黄样病变较大,荧光造影呈弱荧光,EOG 异常。

6.治疗

Best 病的视力预后一般较好,本病无特殊治疗。当并发 CNV 时,可考虑行 PDT 或抗VEGF 治疗。

(二)Stargardt 病

Stargardt 病是一种遗传性黄斑萎缩性变性类疾病,常双眼对称发病,为常染色体隐性遗传,少数为常染色体显性遗传,但临床常见散发病例。具有 2 种特殊表现:黄斑椭圆形萎缩区和其周围视网膜的黄色斑点。根据眼底改变可将 Stargardt 病分为 4 型:①无黄色斑点的黄斑变性;②中心凹周围有黄色斑点的黄斑变性;③后极部有弥散性黄色斑点的黄斑变性;④无黄斑变性的后极部弥散性黄色斑点。

1.病因与发病机制

主要为常染色体隐性遗传,常发生于近亲结婚的后代,也有显性遗传的报道。受累基因是ATP 结合转运基因(*ABCA*4 基因)。Stargardt 病的发病过程可归纳如下:首先由于 *ABCR*4 基因的突变导致其编码产物 Rim 蛋白的缺陷,而视杆细胞外节膜盘上 Rim 蛋白的缺陷又可导致外节中 N-亚视黄基磷脂酰乙醇胺(N-RPE)的积聚,含 N-RPE 的膜盘被 RPE 细胞吞噬后,N-RPE的副产物 A2E 在 RPE 细胞中积聚引起 RPE 细胞的功能障碍或死亡,该产物为一种酸性黏多糖堆积在 RPE 细胞内侧面,可诱发黄斑区光感受器细胞(视锥和视杆细胞)的变性及萎缩。

2.临床表现

Stargardt 病占所有视网膜变性疾病的 7%,在人群中的发病率是 1/10 000。常在儿童或青少期发病,也有晚期发病报告。男女发病相同,没有种族特异性。

(1)症状:可没有症状,但最常见的是双眼视力对称性进行性下降,大部分视力逐渐下降至0.1,无法矫正,部分下降至指数。伴有畏光、色觉异常、中心暗点和暗适应缓慢。视觉预后与发病年龄相关,发病越早预后越差。

(2)体征:①早期眼底完全正常,易被误诊为癔症性弱视、球后视神经炎或伪盲。②进展期最早出现中心凹反光消失,继而黄斑区出现颗粒状色素及黄色斑点,中心凹似乎蒙上一层透明漆或蜗牛黏液。斑点是 RPE 细胞内脂褐质的聚积,也可是局部脱色素和萎缩区域。分布的区域随着时间而变化,与视力下降无关。斑点呈颗粒状或融合状,分布于中心位置,可表现中央深棕色,外面是环形灰黄色颗粒,状如牛眼样。逐渐形成双眼对称横椭圆形境界清楚的萎缩区,横径约为2 DD,纵径为 1.5 DD 豌豆状,如同被锤击过的青铜片样外观,眼底检查时呈灰黄色或金箔样反光。③晚期后极部 RPE、视网膜神经上皮及脉络膜毛细血管层进一步萎缩,裸露脉络膜大中血管及白色巩膜。

3.眼底黄色斑点

眼底黄色斑点是从后极部到周边部视网膜深层的灰黄色斑点,形态可呈圈点状、鱼尾状等,大小在 100~200 μm。在病情发展过程中,常不断吸收又不断出现。该病曾经被描绘成一种与 Stargardt 病完全不同的疾病,现在一致认为眼底黄色斑点和 Stargardt 病在基因上相连,前者代表了

Stargardt病临床上的一个亚型。然而,眼底黄色斑点与Stargardt病有着很多不同,眼底黄色斑点患者发病较晚和视力下降较慢,病情较轻;眼底表现为广泛视网膜受累及,斑点密集散布在后极部并一直达中周部眼底,但很少累及黄斑,所以患者的视力较好。

4.辅助检查

(1)FFA:FFA在诊断Stargardt病的作用有限,不作为常规检查。然而,当眼底改变不明显时,FFA可提供有意义的线索。①早期:当眼底表现正常时,FFA可显示斑点状透见荧光,由中央区RPE早期萎缩引起。因此,此阶段FFA敏感性较高,对早期病例的诊断起较大作用。②进展期:双眼黄斑部对称性椭圆形斑驳状透见荧光,病程较久者双眼黄斑区可见典型的对称性"牛眼"(靶心)状色素上皮萎缩区,呈斑点状透见荧光杂以斑点状遮蔽荧光。脉络膜背景荧光减弱或消失,这是由于RPE细胞内脂褐质沉积,使得脉络膜荧光遮蔽,导致背景荧光普遍减弱,此时可见视网膜毛细血管更为清晰,称为脉络膜湮灭,大约62%的患者有这个表现。周围视网膜黄色斑点呈透见荧光。③晚期:原有的椭圆形透见荧光边界更清楚,在其内出现类圆形或不规则的RPE合并脉络膜毛细血管萎缩,其下脉络膜中大血管清晰可见。

(2)FAF:FAF异常增加代表了RPE内脂褐质的过度聚积,相反,FAF减少与RPE代谢活性降低相关,常有局部萎缩伴继发光感受器丧失。异常的FAF强度是ABCA4相关疾病的早期表现,并与严重性相关。

(3)OCT:可早期发现RPE内的脂褐质沉积和光感受器缺损,比FAF能更精确地发现局部病变的严重性,当FFA尚未显示黄斑有病变时,OCT能发现光感受器缺损的程度。这些发现提示光感受器丧失发生在RPE死亡之前,为探讨Stargardt病的病理生理提供了新的理论基础。晚期,视网膜外层完全萎缩,视网膜和脉络膜均变薄。

(4)视野:早期视野正常,病情发展,出现相对性中心暗点,晚期有绝对性中心暗点。周边视野一般正常,在广泛视网膜萎缩的严重病例,可出现视野缩小。另外,当发生绝对中心暗点时,患者出现旁中心固视,多位于在黄斑上方。

(5)色觉:在病变的早期色觉损害较轻,主要是轻微的红绿色觉障碍,在较晚期阶段则以后天获得性色觉障碍为主,法-孟二氏100色度试验检查主要表现为蓝色盲。

(6)ERG:早期患者眼底仅表现为黄斑变性,但已有广泛的视锥、视杆细胞受损,ERG表现为明视ERG的b波振幅下降,但峰时正常,因此ERG检测比检眼镜检查能较早且更好反映视网膜功能的变化。

(7)EOG:多数患者EOG略低于正常。因本病的损害主要位于RPE,故大部分患者的EOG检查有异常,主要表现为P-T曲线平坦、基值电位严重下降。

(8)基因筛查:为了克服筛查ABCA4基因的困难,已发展了一种ABCE400扩大排列,包含了当今所有与已知疾病相关基因变异和许多常见的ABCA4多态性。阳性筛查率为65%~75%。

5.诊断和鉴别诊断

根据本病的视功能检查,以及特征性的眼底表现及FFA所见不难作出诊断。本病应与下列遗传性疾病相鉴别。

(1)视锥细胞营养不良:多为常染色体显性遗传,起病年龄分布较广。中心视力下降,伴有明显的畏光、昼盲及眼球震颤。电生理检查可见明视ERG异常或不能记录,暗视ERG正常,EOG正常或轻度异常。暗适应视锥部分异常,视杆细胞大部分正常。色觉表现为严重的红蓝色觉损害或全色盲。

(2)视网膜色素变性:常染色体显性、常染色体隐性及性连锁隐性遗传方式均有报道。以夜盲、视野缩小、眼底骨细胞样色素沉着和光感受器功能不良为特征。FFA 表现为斑驳状强荧光，病变发展明显时有大面积强烈的透见荧光,色素沉着处为遮蔽。视野检查有中周部暗点或环形暗点,ERG 表现为 a、b 波波峰重度降低或熄灭。EOG 光峰/暗谷明显降低或熄灭。

(3)卵黄状黄斑营养不良:常染色体显性遗传,有明显家族史。多发生于 5～15 岁的幼儿及少年。黄斑区有对称的圆形或卵圆形黄色或橘黄色囊性隆起,边界较清,大小 0.2～2.0 DD。ERG 正常,EOG 光峰/暗谷降低。

(4)先天性视网膜劈裂:X 性连锁隐性遗传,患者几乎全为男性儿童。劈裂多见于黄斑区及颞下方中周部及周边部视网膜上,可见银灰色闪光的斑状区域,还可见灰白色树枝或网状结构。FFA 可见黄斑区放射状皱褶,周围绕以许多小囊肿,形成花瓣样外观。ERG 表现 b 波下降。EOG 无异常。OCT 黄斑区呈囊性改变,神经纤维层分离。

6.治疗

目前尚无有效治疗方法。病变呈进行性发展,出现黄斑变性者视力预后较差。嘱患者避免长时间的户外日光直射,可通过戴防蓝光眼镜来避免强光对黄斑的损伤。

因为维生素 A 促进 RPE 沉积脂褐质,长期补充维生素 A 有增加维生素二聚体形成,有利于脂褐质合成和沉淀。因此,Stargardt 病患者应避免补充维生素 A。可给予叶黄素、玉米黄质、血管扩张剂,B 族维生素、维生素 C 等支持药物。基因治疗是一个方向,但还没有在人类应用的报告。

(三)视锥细胞营养不良

先天性视锥细胞营养不良是一组累及视锥细胞功能的遗传性视网膜变性类疾病,表现为视力进行性减退、色觉、光觉异常及视网膜电图异常降低等。按病程的发展和疾病特点可分为静止型和进展型两类,晚期可出现黄斑区萎缩表现。视锥细胞营养不良的遗传方式不尽相同,可见常染色体显性、隐性或 X 性连锁隐性遗传。

1.病因与发病机制

本病选择性地损害视锥细胞,伴不同程度视杆细胞损害,现认为与视锥细胞自身结构或酶异常有关,发现与鸟苷酸环化酶激活剂 1A(GUCA1A)基因的突变密切相关。临床和病理检查均证实病变主要累及视网膜黄斑部,表现为视锥细胞萎缩、黄斑部 RPE 萎缩、色素脱失和细胞内积聚大量的脂褐质颗粒,部分病例可有视网膜血管变细或脉络膜毛细血管萎缩。

2.临床表现

(1)症状:20 岁前发生视力下降或色觉障碍、白天畏光、视物模糊,而夜间好转的现象等。视力进行性下降,也可迅速降至 0.1,甚至指数或手动,视力低下时可出现眼球震颤。

视锥细胞营养不良分为静止型和进展型两类。前者主要表现为色觉障碍,视力下降不明显,偶有弱视和眼球震颤;后者常在 20 岁前发生进行性色觉和视力下降,伴有昼盲或畏光,极少发生夜盲。

(2)体征:①静止型视锥营养不良,黄斑区多表现正常。②进展型视锥营养不良,眼底病变双眼对称,早期眼底基本正常或双眼黄斑区对称性的靶心样脱色素改变,中心凹反光消失。随着病情进展,黄斑部可见青灰色或金箔样反光,RPE 萎缩,呈牛眼状或圆形变性灶。部分为弥漫性色素脱失,边界不清。晚期可见脉络膜毛细血管萎缩。周边部偶可见局灶性色素沉着。

3.辅助检查

(1)FFA:常可有 4 种眼底表现,造影过程中均无荧光素渗漏。①牛眼征:最典型且常见,横椭圆形强荧光区域,环绕着呈弱荧光的靶心。②后极部大片状强荧光区,与无荧光区分界清楚。③黄斑区弱荧光灶,并可透见其下萎缩的脉络膜中大血管。④类似于 Stargardt 病及眼底黄色斑点表现。

(2)OCT:可早期发现 RPE 内的脂褐质沉积和光感受器缺损,主要表现为黄斑区光感受器层消失,RPE 萎缩变薄,其上可见散在高反射颗粒样沉积物,中心凹的外层视网膜变薄。

(3)视野检查:进展型可见中心暗点。

(4)色觉:一般于视力下降到 0.3 的时候才出现色觉异常,早期为红绿色盲,晚期为全色盲,呈全色盲是本病的重要特征之一。

(5)电生理检查:EOG 正常或轻微改变。ERG 明适应和闪光反应无波形或波形很低,暗适应基本正常。

4.诊断和鉴别诊断

根据本病的临床表现和各项检查所出现的特征性现象很容易诊断。但本病应与下列疾病相鉴别。

(1)Stargardt 病:除黄斑区有对称的靶心状色素上皮萎缩区外,萎缩区边界不清,周围还有散在的眼底黄色斑点,萎缩区边界不清,ERG 明适应不会出现无波形或波形很低。

(2)中心性晕轮状脉络膜营养不良:视盘周围常有环状萎缩,黄斑部见对称性界限清楚的脉络膜萎缩。

5.治疗

暂无特殊治疗。但在疾病早期给予改善血液循环药物、脑源性神经营养因子或维生素 E,或可延缓疾病的进展。随着基因诊断和治疗水平的不断提高,从基因水平治疗本病的前景较乐观。

(四)其他遗传性黄斑变性

1.Haab 病

Haab 病又称为老年性遗传性黄斑营养不良症,病理可见病灶区色素上皮、感光细胞及外核层完全消失,仅见内核层和神经节细胞,视网膜和脉络膜非炎性融合一起。

(1)症状:此病患者在 50 岁开始出现中心视力下降,但眼底无明显改变,常在 70 岁及以后才出现明显眼底改变。

(2)体征:早期黄斑区色素点状沉着,其后色素呈团块状,散在分布,后期形成瘢痕与老年黄斑变性相似,但无出血、脉络膜血管硬化等表现。

(3)治疗:暂无特殊治疗。

2.中心凹蝶形样色素上皮营养不良

中心凹蝶形样色素上皮营养不良是一种常染色体显性遗传病。原发功能损害主要位于 RPE 层。人类外周蛋白/RDS 基因上的几种基因突变已被发现与该病有关。属于图案状色素上皮营养不良,两侧呈对称性改变。

(1)症状:大部分视力无明显下降,部分患者可伴有视力下降,也可有视物变形。但是,几乎所有的病例,都只是体检发现病变。

(2)体征:双眼后极部对称性 RPE 色素沉着,中心呈斑块状,由此向外延伸出色素条纹,呈蝴蝶形或其他形状。色素堆积基本上不累及 RPE 层以内或以外的层。其旁有脱色素区镶边。视网膜血管保持原有形态走形其上,视盘、视网膜和脉络膜组织均正常。

(3)辅助检查:①FFA 中心凹处蝴蝶状色素遮蔽荧光,周围常有强荧光环绕(脱色素区),眼底未见荧光素渗漏和着色。②EOG 异常,说明色素上皮弥漫性损害。③ERG 正常。④除了有轻度的中心敏感度降低外,视野基本正常。⑤暗适应及色觉正常。

(4)诊断和鉴别诊断:由于本病特殊的蝶形眼底变化,诊断与鉴别诊断不难。

(5)治疗:暂无特殊治疗。

3.视网膜色素上皮网状营养不良

视网膜色素上皮网状营养不良由 Sjögren 于 1950 年首次报道,是一种常染色体隐性或显性遗传病。眼底特点是黄斑中心凹见色素堆积,周围可见细小的多边形网眼状结构包绕。网状结构可能在婴儿时期就出现。

(1)症状:视力早期无影响,进展期轻度受损。一般为常规眼底检查才发现眼底异常。

(2)体征:①初期黄斑中心凹处可见色素颗粒聚集,逐渐形成网状结构,并且向外延伸,网状结构可延伸 4~5 DD。②进展期网状结构呈不规则形,颜色稍变淡。③晚期病灶色素逐渐脱失,网状结构的网眼存在于色素沉着周围,一般小于 1 DD,形状不规则。

(3)FFA:造影期间在黄斑网状结构网眼区可见强荧光,色素沉着区呈遮蔽荧光,视网膜血管正常,造影期间未见明显渗漏灶。

(4)视功能检查:视野、色觉、暗适应、ERG 正常,EOG 一般在正常值的低限。

(5)诊断和鉴别诊断:根据特殊的眼底特点——黄斑中心凹色素堆积及周围细小的多边形网眼结构包绕可诊断。鉴别诊断不难,偶尔眼底黄色斑点征、眼底血管样条纹的患者也可见这样的网状结构,需注意鉴别。

(6)治疗:暂无特殊治疗。

4.北卡罗来纳黄斑营养不良

北卡罗来纳黄斑营养不良(North Carolina macular dystrophy,NCMD)是一种极少见的常染色体显性遗传病,病情严重且表现多样,位于 6q14-q16.2,但具体致病基因尚不清楚。有时患者会出现严重的眼底表现而视力仍较好,部分出现视网膜下新生血管、纤维瘢痕化而导致视力严重下降。

(1)症状:常发生在 20 多岁,无明显症状时已出现眼底改变。

(2)体征:根据 1989 年 Small 观察对其进行的分级。①1 级(Grade 1):黄斑区和周边部视网膜可见散在黄白色、玻璃膜疣样沉着物,偶尔排成线状,此时患者往往无症状。②2 级(Grade 2):黄斑区沉着病灶渐融合,部分患者伴有渗出及视网膜下新生血管形成,患者视力稍有下降。③3 级(Grade 3):双眼黄斑区对称性、边界清楚的缺损样病灶,可见下方的脉络膜中大血管,病灶周围可见色素沉着,此时视力有中到重度的损害。

(3)辅助检查:周边视野、ERG 和 EOG 往往正常。而多焦 ERG 则会出现中心反应峰值下降。

(4)诊断和鉴别诊断:本病最特征性的眼底表现为双眼对称性玻璃膜疣样沉着物,渐融合成片,甚至出现萎缩或瘢痕,部分出现新生血管。

由于出现中心视力的损害、玻璃膜疣样沉着物、RPE 萎缩及 CNV,这些临床表现与年龄相关性黄斑变性(AMD)极其相似,因此两者需要鉴别。鉴别要点:NCMD 为常染色体显性遗传,常发生于年轻人,有很强的遗传倾向和家族聚集性,而 AMD 则发生于老年人,且无明显的家族聚集性。

(5)治疗:暂无特殊治疗。若出现脉络膜新生血管,则可使用 PDT 联合玻璃体腔注射抗 VEGF 治疗。

5.Sorsby 眼底营养不良

Sorsby 眼底营养不良(Sorsby's fundus dystrophy,SFD)是一种少见的常染色体显性遗传病,又有人曾称为"假性炎症性黄斑营养不良"。由 Sorsby 等人于 1949 年首次报道,主要特征为 50 岁以后由于黄斑部 CNV 及周边部视网膜脉络膜萎缩而出现严重的视力下降,部分患者在视力下降之前出现夜盲和黄蓝色觉异常。现已发现数个不同的 *TIMP*-3 基因与 SFD 相关。SFD 最显著的病理学特点为与视网膜上黄白色沉积对应的是 Bruch 膜上大量的嗜酸性聚集体。

(1)症状:患者在 40～50 岁时,出现明显中心视力下降,往往在数月内降低至极低水平。

(2)体征:①早期后极部视网膜可见黄白色玻璃膜疣样沉积,为本病特征性改变。②进展期玻璃膜疣样沉积逐渐向周边部扩展,并可见黄斑水肿、出血、渗出和由于 CNV 形成的大片蝶形斑。病变将进行性向周边部发展。③晚期出现瘢痕及大片状视网膜脉络膜萎缩,部分透见脉络膜中大血管。

(3)辅助检查:①FFA 早期黄白色沉积为遮蔽荧光,或表现为斑驳状强弱不等荧光。进展期可见典型的 CNV 形成伴荧光素渗漏。而周边萎缩的视网膜脉络膜则出现弱荧光表现,部分透见脉络膜中大血管。②ICGA 于脉络膜萎缩区相邻处可见斑片状强荧光区。眼底黄白色沉积表现为染色。③中心暗点很快出现,暗点的大小和程度进行性加重,最后大部分中心视野受累。④同其他多数黄斑疾病一样,色觉受到影响。⑤有明确黄白色沉积的部位暗适应时间延长。⑥ERG 最初正常,但在晚期,大片视网膜受累时,低于正常。⑦尚未见 EOG 变化的报道,推测在初期,EOG 应为正常,晚期将低于正常。

(4)诊断与鉴别诊断:此病表现为中年以后的中心视力进行性下降,病情进展使得周边视力也下降,部分患者伴有色盲和色觉异常。为单基因遗传病,公认致病基因为 *TIMP*-3,而在临床诊断缺乏统一标准,因此基因诊断尤为重要。主要鉴别诊断为渗出性 AMD;而 SFD 发病年龄比渗出性 AMD 要早约 20 年,且病程进展期周边视力持续下降,并且有很强的遗传倾向,致病基因为 *TIMP*-3,而渗出性 AMD 少有累及周边视力,且无如此明显的家族聚集性。

(5)治疗:①若出现脉络膜新生血管,则可使用 PDT 治疗联合玻璃体腔注射抗 VEGF 治疗。②部分学者提出早期使用类固醇激素干预有一定效果。眼内较高水平的地塞米松可减弱基质金属蛋白酶的表达,从而刺激 *TIMP*-3 的表达,以干预细胞外基质的分解及新生血管生成。③部分学者报道了使用维生素 A 成功治疗 SFD 早期的夜盲。④重组 *TIMP*-3 基因或合成基质金属蛋白酶抑制剂为治疗该病提供了新的思路。

五、急性特发性黄斑病变

急性特发性黄斑病变(acute idiopathic maculopathy,AIM)是一种原因不明以黄斑区损害为特征的急性自限性视网膜疾病,1991 年由 Yannuzzi 等最早报道,患者在出现流感样症状后突然发生一侧眼视力减退和渗出性黄斑病变。最初把这种疾病命名为单眼急性特发性黄斑病变,后来临床上发现可表现为双眼病变,因此,这种病现在被称为急性特发性黄斑病变。

(一)病因与发病机制

AIM 准确发病机制不明,是一种 RPE 的炎症过程和较小的程度的视神经炎症。OCT 显示是一种黄斑感光细胞外层缺损和 RPE 细胞损伤和增生的表现。有报告发现疾病经过 RPE 层增厚和恢复后增厚消失,故认为 RPE 层增厚是水肿而不是 RPE 增生。患者发病前多有上呼吸道感染症状,因此 AIM 的发病可能与柯萨奇病毒感染有关。急性期视力下降与黄斑区视网膜外层损伤有关,随着视网膜外层恢复,患者视力也逐渐提高。

(二)临床表现

急性特发性黄斑病变多发生于 15～45 岁,平均年龄为 32 岁,无性别差异。报告的病例当中,以白种人多见。

1.症状

发病前有流感样或高烧等前驱症状,在发热同时或高烧退却后突然发生单眼严重的视力下降至0.1 或更低的水平,伴中央暗点及视物变形。视力下降与病灶的位置有关,位于黄斑中心凹者视力下降明显,位于偏中心凹者可以没有或视力下降为0.2～0.3。不会出现眼红痛、闪光和黑影飘动。

2.体征

单眼或双眼发病,患眼无充血,眼球前段检查正常。玻璃体多正常或通过接触镜才能见到的少量玻璃体细胞。典型表现是黄斑区约 1 DD 大小圆形浅黄色区,边界清楚,病变内可见到金黄色细点或环形带。有浆液性视网膜神经上皮层脱离者,可见到病变不规则隆起,在色素上皮层可见小的灰色斑。病变一般位于黄斑的中心位置,也可是偏中心,偏中心患者的视力相对好些,在0.2～0.3。某些病例可有视网膜下渗出,呈绒毛状,白色的外观显示为炎性细胞或碎屑。还可能出现其他的炎症表现,如视盘炎、静脉炎、视网膜内出血等。

大多数 AIM 患者的自然病程是在几周内渗出性改变完全吸收和视力几乎完全恢复正常(视力到0.8 或更好),遗留下病变区色素上皮萎缩性改变和中央不规则的多色素沉着,表现为"牛眼样外观"。如果并发有视盘炎,随着黄斑病变恢复正常而视盘炎也消失。

3.辅助检查

(1)FFA:在 AIM 急性期,FFA 早期阶段,RPE 病变部位出现不规则强荧光;在晚期,黄斑区湖泊状强荧光,中央可有不规则斑状弱荧光。有神经上皮层脱离者,视网膜下染料聚积和达到神经上皮脱离区 RPE 以外的区域,也会发生强荧光,类似于浆液性色素上皮脱离的表现。在恢复期,中央弱荧光(遮蔽荧光)和环形强荧光(窗样缺损)的牛眼外观,与典型的 RPE 损伤愈合后改变相一致。在合并视盘炎的病例,视盘荧光染色,极少出现轻微静脉周荧光染色。

(2)ICGA:除了与渗出性脱离相一致的轻微弱荧光和色素增生的遮蔽脉络膜荧光外,没有其他明显表现,弱荧光表现在造影的晚期才最明显。在无渗出性黄斑脱离和色素上皮增生患者,造影早期病灶呈环形弱荧光,中央色素细胞遮蔽荧光。造影中期,中央遮蔽荧光不变,病灶呈环形点状强荧光。造影晚期,脉络膜荧光消退,黄斑环形强荧光也完全消退,仅留下圆形阴影。整个造影过程没有早期血管强荧光和后期渗漏的 CNV 表现。

(3)OCT:急性期黄斑区神经上皮外核层和外丛状层增厚,组织水肿和结构不清,外界膜可见但高低不平,光感受器内外节段均缺失。病变恢复期,RPE 增生而增厚,视网膜外层增厚可消失,光感受器内外节段层可恢复。长期随访,高清晰 OCT 仍可见到光感受器外节不完整,增厚的 RPE 层可逐步回退到接近正常厚度,可遗留局部隆起。

(三)诊断和鉴别诊断

1.诊断

有感冒、发热病史,突然出现单眼或双眼视力模糊伴中心黑影,黄斑区出现盘状色素紊乱和恢复后表现牛眼样外观。OCT 显示早期黄斑区外层视网膜水肿增厚,感光细胞内外节段缺失,恢复期色素上皮层增生增厚。FFA 显示早期病变区弱荧光,晚期呈"湖泊状"染色。

2.鉴别诊断

(1)中浆:AIM 在黄斑区形成圆形病灶和浆液性神经上皮脱离,容易和中浆相混淆。OCT和 FFA 可用于区别两者。①OCT 检查:AIM 表现黄斑区视网膜光感受器内外节段缺失和色素上皮增厚,中浆表现是神经上皮和/或色素上皮脱离。②FFA 检查:AIM 表现是早期弱荧光和晚期湖泊状强荧光,中浆是墨迹样或炊烟样荧光渗漏。

(2)特发性脉络膜新生血管:AIM 患者的 ICGA 不会出现与 CNV 相一致的早期新生血管强荧光和晚期的荧光渗漏表现;OCT 表现早期光感受器内外节段缺失和恢复期色素上皮增生可与特发性脉络膜新生血管相区别。

(3)葡萄膜大脑炎:单个眼底病灶类似 AIM,但葡萄膜大脑炎伴有全身表现,如头痛、听力下降和白癜风;FFA 表现多个点状强荧光渗漏呈"葫芦形"视网膜脱离,可与 AIM 相鉴别。

(4)急性后极部多灶性鳞状色素上皮病变(APMPPE):AIM 和 APMPPE 临床表现上有很多相似之处,都是 RPE 改变。APMPPE 病灶位于后极部,多个灰白色病灶,边界欠清晰,产生色素上皮斑驳状改变、萎缩和色素增生;大多数患者视力恢复到 0.6 以上;病灶 FFA 表现早期弱荧光,晚期边界不清的强荧光。AIM 病灶位于黄斑,边界清楚,呈黄色或浅棕色,急性期 FFA 表现早期不规则强荧光,晚期呈湖泊状边界清楚的强荧光,这些特点不出现在 APMPPE 病例中。

(5)梅毒性后极部鳞状脉络膜视网膜炎:该病在视网膜后极部形成黄白色片状病灶,中央颜色稍浅,病灶内有点状色素沉着;FFA 显示早期病灶弱荧光,晚期强荧光,很容易和 AIM 相混淆。但梅毒性鳞状脉络膜视网膜炎一般玻璃体炎症较重,梅毒反应素抗体滴度明显增高,用青霉素治疗效果良好,可与 AIM 相鉴别。

(6)其他疾病:鉴别诊断还应包括匐行性脉络膜病变、后巩膜炎和急性弓形体性视网膜炎。

(四)治疗

1.观察

国外学者认为这种疾病的是自限性的,并且多数患者最终视力恢复良好,没有必要治疗急性期病变。

2.肾上腺糖皮质激素治疗

因 AIM 是一种炎症过程,早期全身使用肾上腺糖皮质激素,可抑制视网膜炎症反应,加快黄斑功能恢复。

(五)治疗效果

文献报告 AIM 是一种自限性疾病,大多数患者在 3 周至 6 个月内视力几乎完全恢复正常(视力到 0.8 或更好)。到目前为止,仅报告 1 例复发。发病后会留下色素上皮萎缩性改变痕迹,表现为不规则的色素沉着。有个别报告 AIM 会并发脉络膜新生血管和继发于 RPE 紊乱的盘状瘢痕,视力长期受到影响。

(樊洪涛)

第二节　视网膜脱离

视网膜脱离(retinal detachment,RD)是指视网膜神经上皮层与视网膜色素上皮(RPE)层的分离。根据发病机制,RD被分为3种主要类型:裂孔性视网膜脱离、牵拉性视网膜脱离和渗出性视网膜脱离。它们的共同特征是视网膜下腔聚积了异常的液体。近年来,由脉络膜病变引起的出血病例剧增,大量出血进入视网膜下腔,引起视网膜"实性"脱离。这种视网膜脱离在发病机制、临床表现和处理上均有其独特性。因此,在RD的新分类中,增加了第四种类型"出血性RD"。本节将简要介绍各种类型RD的发生机制、临床表现、诊断和鉴别诊断及处理。

一、裂孔性视网膜脱离

裂孔性视网膜脱离(rhegmatogenous retinal detachment,RRD)又称孔源性视网膜脱离,是因为视网膜产生了破孔,玻璃体腔内的液体进入视网膜下腔引起。在本书内,裂孔性RD是特指原发性RRD,是原因不明的RRD;而有着明显原因引起的RRD,称继发性RRD或简称孔源性RD。继发性RRD包括了一大类疾病,如外伤性、炎症性、牵拉性、先天性和手术引起的RRD等,在处理孔源性RD的同时,还要处理原发疾病。在本部分仅以原发性RRD为例进行讨论,继发性孔源性视网膜脱离在其他原发疾病内均有论述。

(一)病因与发病机制

发生RRD的三要素:玻璃体变性、视网膜受到牵拉和存在视网膜裂孔,引起RRD必须包括这3种因素。临床上常见到单发视网膜裂孔不一定导致视网膜脱离,即使玻璃体液化,在没有牵拉也不会发生视网膜脱离。RRD的易感人群为高度近视眼、白内障手术后、老年人及眼外伤。

1.玻璃体变性

表现为玻璃体液化、凝缩、脱离和膜形成等彼此相互联系的病理性改变。玻璃体变性的症状包括闪光感和眼前漂浮物,闪光感是因为玻璃体牵拉周边部视网膜引起。眼前漂浮物则是由于玻璃体积血、玻璃体胶原的浓缩,特别是神经胶原组织从视盘上或视盘旁撕脱所致。

2.玻璃体视网膜牵拉

玻璃体视网膜牵拉是一种力量,通常发生在玻璃体和视网膜牢固粘连处。

(1)动态牵拉:是由眼球转动带动玻璃体的一种惯性运动、玻璃体后脱离朝前移和重心引力玻璃体向下坠的力量。在临床上见到的马蹄形裂孔均是由后向前的撕裂和上半视网膜裂孔多见就说明这种动态牵拉力的存在,它在RRD形成中起着重要的作用。

(2)静态牵拉:是不依赖眼球运动,而是玻璃体本身收缩。玻璃体皮质收缩在圆形裂孔发生机制中起着作用;玻璃体增生机化膜收缩产生牵拉,在牵拉性视网膜脱离和增生性玻璃体视网膜病变(PVR)的致病机制中起到重要的作用。

3.视网膜裂孔形成

与视网膜原已存在的格子样变性、囊性视网膜突起和玻璃体斑有关,这些可能引起视网膜裂孔的早期视网膜病变统称为"裂孔前期病变"。

(1)视网膜格子样变性:是视网膜本身原因不明的变薄,变薄的视网膜很容易出现圆孔,或在玻璃体的牵拉下出现马蹄样裂孔。

(2)囊性视网膜突起:是周边视网膜表面的颗粒状或束状病灶,常有色素沉着。可引起马蹄形视网膜裂孔。

(3)玻璃体斑:是在视网膜表面形成的边界清楚、白色不透明的突起组织,圆形或椭圆形,一般直径为 0.5～1.5 mm,与视网膜牢固粘连,长期对视网膜的牵拉引起视网膜萎缩性圆孔。

4.裂孔性视网膜脱离的易感因素

(1)近视眼:近视眼的患者有较高发生 RRD 风险。屈光度越高,视网膜脱离的风险越高。近视眼患者一生发生视网膜脱离的风险为 0.7%～6.0%,而正视眼的人仅为 0.06%。超过 40% 的视网膜脱离发生在近视眼。近视眼容易发生 RRD 的准确发病机制还不清楚,比较合理的解释是近视眼的眼轴前后径变长,视网膜受到前后方向的牵拉,容易在视网膜比较薄弱的周边部形成裂孔。另外,高度近视眼的玻璃体液化和后脱离均较正常人出现的早和更严重,视网膜容易受到玻璃体的牵拉而出现裂孔。

(2)白内障手术:白内障术后发生 RRD 的危险性为 1%～5%,是有晶体眼对照组的 6～7 倍。白内障摘除和/或人工晶状体植入术后,眼内容积发生变化,玻璃体前移和活动度增加,容易对周边视网膜和基底部视网膜产生牵拉,在玻璃体与视网膜牢固粘连的部位引起视网膜裂孔。Nd:YAG 激光晶状体后囊切开后发生 RRD 危险性也增加。

(3)眼外伤:外力作用眼球,瞬间引起眼球剧烈变形,将视网膜撕破。开放性眼外伤,异物和锐器直接刺破视网膜或眼球破裂伤视网膜直接脱出眼外,均可引起外伤性视网膜脱离。眼球穿通伤口玻璃体脱出到伤口外,导致增生机化而牵拉视网膜,也是外伤后视网膜脱离的原因之一。

(4)裂孔性视网膜脱离的对侧眼:一眼有非外伤性视网膜脱离史患者的对侧眼发生 RRD 的危险性增加 9%～40%,这是由于病理性的玻璃体视网膜改变通常是双侧性的。

(5)其他:还有一些少见的原因也可引起孔源性视网膜脱离,如视网膜劈裂、视网膜坏死等。

(二)症状

视网膜脱离是一种无痛性视力下降,出现的症状可以是急性、也可以是慢性过程。部分患者可没有任何症状,只是偶尔遮住健眼或常规检查时被发现有视网膜脱离。

1.眼前黑影

眼前黑影是眼内玻璃体失去无色透明性引起的一种内视现象(患者见到自己的眼内结构),当眼前黑影突然增多时,有时像"下雨"或"烟雾"一样,影响视力,可能是视网膜裂孔形成时撕裂血管引起的出血,应考虑为视网膜脱离的前驱症状。

2.闪光感

闪光感是玻璃体牵拉视网膜引起的闪光感,在与视网膜牢固粘连部位刺激感受器或视网膜撕裂引起。

3.视野缺损

在视野范围内出现黑幕遮挡,逐渐扩大。引起黑幕的病变在视网膜上的位置正好与人感觉到的方向相反,如下方黑影,病变在视网膜的上方,左边黑影,病变在视网膜的右边,如此类推。

4.视力下降

当视网膜脱离累及黄斑,出现视力下降,少数情况是泡状视网膜脱离遮盖黄斑区造成。根据视网膜脱离的速度不同,可表现不同类型的视力下降。视网膜脱离缓慢,可感觉不到视力下降,仅当遮盖健眼时才发现。在极浅的黄斑区脱离,仅出现视物变形,不散瞳检查,易误诊为"中心性浆液性脉络膜视网膜病变"。大的马蹄形裂孔或巨大 RRD,往往在数小时或几天内患者视力就下降到手动或光感。

(三)体征

1.眼前段改变

一般眼部无充血。

(1)虹膜睫状体炎:大部分患者房水闪辉和浮游细胞中度阳性(++),与裂孔引起的血视网膜屏障功能损害有关。伴有脉络膜脱离患者,可出现前房和瞳孔区纤维素样渗出物。长期慢性视网膜脱离患者,可出现瞳孔后粘连。

(2)眼压降低:RRD 形成以后,房水流出路径增加,跟正常眼相比通常降低 0.7 kPa(5 mmHg)左右。如果眼内压低于正常,就要考虑有脉络膜脱离。如果患者原有青光眼,眼内压突然降低,可能是发生了视网膜脱离。相反,视网膜脱离有正常或偏高的眼内压,可能原来就患有青光眼。

(3)晶状体震颤:是眼球运动时出现的晶状体晃动,可同时伴有虹膜震颤和前房加深。多发生在 RRD 合并脉络膜脱离患者,因睫状体脱离,晶状体悬韧带松弛,晶状体活动度增加引起。脉络膜脱离引起后房压力低于前房时,晶状体和虹膜后退,前房就加深,虹膜失去晶状体的支撑而出现震颤。

(4)烟草尘:用裂隙灯可见到玻璃体前段有棕色的色素颗粒,类似烟草颗粒散布在玻璃体内,是视网膜裂孔形成后,视网膜色素上皮细胞游走到玻璃体腔引起。

2.眼后段改变

(1)玻璃体改变:年轻人玻璃体多透明无液化,在高度近视和年纪稍大的患者,玻璃体多有液化腔隙,玻璃体浑浊多在"++"内;部分患者可见到玻璃体完全后脱离的 Weiss 环。

在伴有玻璃体内积血的患者,早期可见到红色尘状或块状浑浊,越往下方越明显。时间稍久,血色素吸收后变成黄白色幕布状,位于下方玻璃体腔内,影响观察下方周边眼底。

(2)视网膜裂孔:在视网膜脱离范围内,可见到圆形、马蹄形或长条形裂孔。由于脱离的视网膜显灰白,裂孔透过脉络膜颜色呈红色。圆形裂孔多位于格子样变性内或两端,也可是孤立存在,由马蹄形裂孔转变而来的圆形裂孔带有游离盖,游离盖的位置随玻璃体运动而改变。马蹄形裂孔的开口朝前,尖端朝后,形如马蹄掌,是玻璃体牢固粘连点撕裂视网膜引起。前瓣因有玻璃体牵拉而翘起,后瓣因很快有纤维增生出现向眼内的卷边。少数马蹄形裂孔可见到骑跨的裂孔前后缘之间的视网膜血管,叫视网膜血管撕脱。马蹄形裂孔可位于视网膜格子样变性内或孤立存在。长条形裂孔多是大于一个钟点或巨大裂孔患者,呈环形方向的撕裂孔,很少是前后方向的裂孔。

视网膜裂孔可位于视网膜任何部位,但以赤道部以前的裂孔多见。后极部裂孔最多见是黄斑圆孔,其次是位于血管旁或脉络膜萎缩变性的边缘处的裂隙状孔(条状孔)。裂孔可是单个或多发,位于眼内不同位置,既可是在视网膜脱离范围,也可是远离视网膜脱离区域。大的裂孔很容易观察到,小裂孔和靠近锯齿缘的裂孔不容易观察到。还应注意玻璃体基底部内、睫状体平坦部和甚至睫状突上皮裂孔。可通过压陷单面镜来检查这些基底部以前的裂孔。

(3)视网膜脱离:是视网膜隆起于眼球壁,早期可位于眼底某个象限,逐渐累及到全眼底,黄斑裂孔引起的视网膜脱离从后极部开始。新鲜脱离的视网膜呈灰白色不透明,表面平滑和起皱的外观,有些可有脱离的视网膜内白色点状物。浅脱离不会随眼球运动而飘浮,中度和高度脱离随着眼球的运动有漂浮。当视网膜前的玻璃体增生牵拉,将视网膜拉在一起形成"星形"和环形固定皱褶状,视网膜漂浮随之消失。进一步发展,脱离的视网膜以视盘为顶点,向前呈喇叭形,表现为宽漏斗形、窄漏斗形或闭斗形。在闭斗形,视网膜粘在一起呈索状,看不到视盘。此时的玻璃体增生机化明显浑浊,视网膜形成粗大的放射状固定皱褶,在赤道部或周边部形成环形皱褶。基底部玻璃体的牵拉,可拉周边视网膜向前移位,甚至可和睫状体平坦部粘连。

慢性视网膜脱离具体时间界限尚无准确定义,但在临床上具备视网膜表面增生不明显、伴有视网膜下水渍线或有视网膜内巨大囊肿。多见于年轻人,或下方小裂孔、基底部内裂孔或睫状体上皮裂孔。视网膜脱离多位于下方,视网膜变薄,呈轻度或中度隆起。视网膜下水渍线呈黄白色或带有色素,同心圆排列,即以裂孔为中心逐步向上方扩展。形成一条水渍线的时间大约是 3 个月,当视网膜脱离突破老的水渍线后,在新的脱离边缘处再形成一条。也有一些慢性视网膜脱离患者,视网膜下增生条索没有这种规律。在脱离半年以上的病例,可出现继发性视网膜内囊肿,可单个或多个,多位于裂孔附近,其他部位也可见到。

(四)视网膜脱离的自然病程

1.进展型

发生在绝大多数病例,视网膜脱离没有经过治疗常继发白内障、葡萄膜炎、虹膜红变、低眼压和最终的眼球萎缩。

2.缓慢型

不进展发生在少量病例,视网膜脱离的状态可以保持很多年,或者不明确,或者有固定的水渍线。

3.恢复型

非常罕见,但也确实有少量的视网膜脱离可以自发复位,特别是患者接受长期的卧床休息。

(五)辅助检查

1.超声检查

对屈光间质不清和/或低眼压患者,必须做 B 超检查,了解有无视网膜脱离和是否有脉络膜脱离及其脱离性质。活体超声显微镜检查(UBM)的分辨率较 B 超高,有条件的单位要做 UBM 检查,可发现 B 超不能发现的极浅的视网膜脱离和周边部视网膜脱离。根据睫状体的 UBM 图形,可分为睫状体水肿、睫状体脱离和睫状体上腔出血。

2.光学相干断层扫描(OCT)

OCT 主要用于黄斑部检查,可清楚地显示黄斑裂孔、黄斑板层裂孔、黄斑囊样水肿、黄斑劈裂和黄斑前膜等。

(六)诊断和鉴别诊断

眼底检查发现视网膜裂孔和视网膜脱离,可确诊 RRD 或孔源性视网膜脱离。在屈光间质不清患者,可通过典型的 B 超图形确诊视网膜脱离,但必须和视网膜劈裂症、中心性浆液性脉络膜视网膜病变、葡萄膜渗漏综合征、大泡状视网膜脱离等疾病相鉴别。

(七)治疗

迄今为止,RRD 仍以手术治疗为唯一手段,简单 RRD 成功复位率 95% 以上,有时需要不止一次治疗。

(八)预防

据统计,视网膜脱离手术后首次手术失败率为 10%～20%,再次手术失败率占 5%。即使手术成功和视网膜解剖复位,最好视力恢复≥0.4 者大约只占 50%。因此,RRD 的预防就显得意义重大。RRD 的预防就是通过常规临床检查,对患有玻璃体后脱离、视网膜格子样变性、视网膜裂孔或具有其他引起 RRD 的危险因素进行评估、诊断和治疗,以达到预防由于视网膜脱离引起的视力下降和视功能障碍。

引起 RRD 的危险因素包括裂孔前期病变、玻璃体对视网膜的牵拉和视网膜干孔,对正常眼(或患眼的对侧眼)进行常规散瞳检查眼底,是发现这些危险因素的唯一途径。一旦发现眼底存在这些病变,应立即用激光封闭这些病变,用两排连续激光斑围住这些病变。在没有眼底激光机的单位,可在显微镜直视下冷凝这些部位。

即使进行了恰当的激光治疗,视网膜脱离仍有可能发生。牵拉的持续存在和出现新的牵拉,甚至出现新的格子样变性,仍然有发生 RRD 的可能,因此,患者应按照医师的嘱咐,定期到医院复诊。一般来说,光凝后眼底白色激光斑在 5～7 d 完全消失,以后出现色素沉着,需要半月到 1 个月。见到明显围绕病变的激光斑色素沉着后,可延长到半年到 1 年复诊 1 次。

二、牵拉性视网膜脱离

牵拉性视网膜脱离(tractional retinal detachment,TDR)是玻璃体增生性病变对视网膜拖曳引起的视网膜神经上皮层与 RPE 分离。TDR 病程缓慢,早期患者可无任何症状,当牵拉达一定程度或一定范围导致视网膜脱离时,才会出现视力下降或视野缺损。

(一)病因与发病机制

1.病因

TDR 由多种原因引起,最常见是血管性疾病,其他原因包括眼外伤和手术、炎症和肿瘤性疾病等。他们的共同表现是在玻璃体内形成白色机化膜和与视网膜牢固粘连,膜的收缩,牵拉视网膜脱离呈帐篷状外观和局限性视网膜脱离。有些眼,增生纤维膜的牵拉导致了视网膜裂孔(通常是小的和位于后极到赤道之间)。在这种情况下,TDR 的典型的形状呈现 RRD 的典型外观,称为牵拉 RRD(tractional rhegmatogenous retinal detachment,TRRD)。

2.发病机制

(1)血视网膜屏障功能被破坏:是血管性、炎症性、肿瘤性、外伤和内眼手术发生 TDR 的发病机制。血视网膜屏障被破坏的表现可是血管阻塞、扩张和/或渗漏增加,大量血管内的各种成分进入到视网膜内、玻璃体腔和/或视网膜下腔,就触发了组织修复反应。有大量的各种细胞、炎症因子和生长因子参与。这种组织修复的病理生理过程与身体其他部位损伤后修复完全一样,只不过发生在眼内的组织结构特殊,最终的纤维修复(瘢痕修复)收缩,导致 TDR。

(2)玻璃体伤口嵌顿:开放性眼外伤、白内障手术和玻璃体手术均能产生玻璃体伤口嵌顿并发症。在巩膜伤口修复过程中,嵌顿在巩膜伤口的玻璃体成为纤维组织进入眼内的通道,导致伤口附近的基底部玻璃体完全机化成白色纤维膜,紧密粘连在基底部和睫状体表面。膜的收缩,对与玻璃体牢固粘连的基底部或周边部视网膜产生牵拉,导致视网膜向前移位的视网膜脱离。

(3)玻璃体异常增生或粘连:永存原始玻璃体增生症是原始玻璃体残留引起的 TDR,在玻璃体基底部形成环形白色机化膜,一般中心部位较厚和较宽,达晶状体后,位于眼球下半部任何方位,向两边逐步变薄变细,也可与后面机化玻璃体相连续,牵拉视网膜放射状隆起。玻璃体的变性,由凝胶样转变成纤维样,具有了一定的收缩功能,与视网膜牢固粘连的部位产生牵拉,刺激视网膜内的胶质细胞移行到视网膜表面和玻璃体内,增生并收缩,导致 TDR。

3.牵拉视网膜的类型

(1)环形收缩牵拉:是增生的纤维膜在视网膜表面沿赤道方向收缩引起放射状视网膜脱离皱褶。最常见于赤道部和基底部两个区域,赤道部环形收缩在收缩嵴的前后均形成放射状视网膜皱褶,基底部收缩仅在周边部视网膜形成放射状视网膜皱褶。

(2)前后收缩牵拉:是增生纤维膜在视网膜表面前后方向收缩引起的环形视网膜脱离皱褶,一般仅在基底部见到,在基底部形成视网膜凹槽、视网膜睫状体粘连和/或视网膜虹膜粘连。偶尔见到从周边视网膜甚至赤道部视网膜到基底部的视网膜凹槽,如 ROP 第 5 期。

(3)垂直收缩牵拉:是垂直于视网膜平面的牵拉力,可分解成 3 种垂直牵拉力。①跨玻璃体腔牵拉,是玻璃体后皮质向前脱离到赤道部附近并机化收缩,将后皮质绷紧,对视网膜产生向眼球中心的牵拉力;②由于眼球的弧面,视网膜表面膜的收缩均产生一种垂直向眼球中心的合力;③玻璃体皮质与视网膜点状或局灶性紧密粘连,玻璃体后脱离或运动,对视网膜产生一种垂直向内的拉力。这第三种牵拉力最常见于增生性糖尿病视网膜病变(PDR)和黄斑部牵拉性疾病,形成的视网膜脱离成帐篷状,也可是牵拉黄斑区劈裂。

(4)吊床样牵拉:以上 3 种牵拉都是视网膜前的收缩,位于视网膜后(下)的增生膜也可对视网膜产生牵拉,纤维增生组织从视网膜后(下)收缩牵拉,使得视网膜不能复位,脱离视网膜形态呈吊床样。最常见的是索状视网膜下增生,而网状和膜状视网膜下增生就不典型。

这 4 种牵拉视网膜的类型只是增生膜收缩的分解动作。在临床上,真正膜的收缩是全方位的,完全依据当时增生膜附着的位置,可以环形、前后、斜形和垂直收缩都同时存在,视网膜被收缩的表现是各个收缩力综合的结果。偶尔,玻璃体视网膜牵拉引起牵拉性视网膜劈裂而不引起视网膜脱离。

(二)临床表现

1.症状

因为玻璃体牵拉是一个缓慢过程,且没有相关的急性玻璃体后脱离,所以闪光感和漂浮物常常不存在。这种状况一直维持数月到数年。当病变涉及黄斑区时,出现中心视力的下降。有原发疾病者,可很早就影响黄斑功能,视力下降的症状出现较早和严重。

2.体征

(1)玻璃体改变:依眼底疾病的不同,可有部分或全部玻璃体后脱离。玻璃体可是透明,或雾状浑浊,或出血性浑浊,也可是浓缩改变,严重的玻璃体炎症或积血可致眼底窥不清楚。玻璃体腔的机化膜呈白色,可是一层位于视网膜表面的膜,和视网膜紧密粘连,在后极部视网膜前膜周围,脱离的玻璃体皮质向前如同下垂的桌布,称为桌布样视网膜前膜;如果是某个象限和视网膜紧密粘连的视网膜前膜,称为板状视网膜前膜。视网膜前膜也可是条索放射状,既可是位于后极部,也可是位于中周部和基底部。大多数增生膜为新生血管膜,少部分(如 PVR 膜)不含有新生血管。

(2)视网膜脱离:TDR 的血管向牵拉方向移位,形态僵硬,无移动性,无视网膜裂孔。视网膜脱离的形态各异,最典型的是帐篷状脱离,向玻璃体腔牵拉的机化膜与帐篷的顶部粘连,脱离的视网膜表面凹陷。帐篷状视网膜脱离常位于赤道以后,可是一个或是多个孤立存在,也可是多个融合而成。脱离仅限于牵拉附近,常不扩展到锯齿缘。不典型的 TDR 常见周边部增生组织的牵拉引起,表现为黄斑异位、条索状和放射状视网膜皱襞。玻璃体基底部的增生牵拉,可仅表现后极部视网膜浅或中等脱离,而周边部视网膜前移位,甚至和睫状体平坦部粘连。长期慢性的玻璃体牵拉,即可引起视网膜脱离,也可引起视网膜劈裂。

长期的玻璃体牵拉,可在与视网膜牢固粘连处(也可是激光斑处)形成视网膜裂孔,视网膜脱离范围迅速增大,称牵拉 RRD。形成的裂孔多位于后极部,表现为裂隙状或不容易发现的小裂孔。尽管存在视网膜裂孔,但这些脱离通常不是泡状,而呈帐篷样外观。它们倾向保持局限性脱离,少数病情严重者可发展成全视网膜脱离。长期的牵拉 RRD,可在视网膜下形成增生条索。牵拉 RRD 常见于 PDR 和穿通性眼外伤等。

3.辅助检查

(1)荧光素眼底血管造影(FFA):FFA 对 TDR 的病因诊断有帮助,只要屈光间质透明,常规做 FFA,可显示很多具有确诊意义的阳性表现。

(2)超声检查:对屈光间质浑浊患者,B 超检查有利于了解玻璃体浑浊和增生情况、视网膜脱离和收缩情况及是否合并脉络膜脱离有重要的临床意义。

(3)OCT:在黄斑水肿、劈裂、脱离、黄斑前膜及脉络膜新生血管方面,OCT 均能清楚地显示这些病变的部位和范围。

(三)诊断和鉴别诊断

1.诊断

有视网膜脱离,无视网膜裂孔,视网膜前或周边部有白色增生膜与视网膜牢固粘连牵拉,可确诊 TDR。玻璃体内先有白色增生膜牵拉视网膜脱离,后来形成视网膜裂孔,可确诊牵拉 RRD。还应根据眼底的其他病变,进行 TDR 病因诊断。B 超检查见有帐篷状视网膜脱离图形,可确诊。FFA 有助于 TDR 的鉴别诊断。

2.鉴别诊断

临床上具有典型的原发病变引起的 TDR 很容易诊断,但在 RRD 引起的增生性玻璃体视网膜病变和外伤性增生性玻璃体视网膜病变,往往伴有玻璃体腔和视网膜表面白色机化膜形成,对视网膜也产生牵拉,需要同 TDR 进行鉴别诊断。

(1)增生性玻璃体视网膜病变:视网膜脱离达锯齿缘,有星状或弥漫性视网膜前膜,将视网膜牵拉成多个放射状视网膜固定皱褶,仔细检查可见到视网膜裂孔。TDR 多是局限性视网膜脱离,增生前膜与视网膜呈点状或条状粘连,多数视网膜脱离呈帐篷状,常伴有原发疾病表现,如玻璃体积血,视网膜血管改变,视网膜出血和/或渗出等。

(2)外伤性增生性玻璃体视网膜病变:有眼外伤病史,玻璃机化膜与穿通或破裂伤口粘连,牵拉附近的视网膜脱离,可有视网膜裂孔或无视网膜裂孔,很容易和无外伤史的 TDR 相鉴别。

(四)治疗

1.药物治疗

主要是治疗原发疾病。

2.激光治疗

激光治疗是在屈光间质透明和视网膜脱离没有累及黄斑的患者,仍然可以通过激光光凝无血管区和新生血管区,减轻增生组织的牵拉和预防视网膜脱离范围扩大。

3.玻璃体手术治疗

手术适应证:①有黄斑前膜;②TDR 累及黄斑;③伴玻璃体浑浊或积血致眼底窥不清;④牵拉 RRD。通过玻璃体手术,清除浑浊的玻璃体,剥离视网膜前增生膜,解除玻璃体增生膜对视网膜的牵拉,复位视网膜。

三、渗出性视网膜脱离

渗出性视网膜脱离(exudative retinal detachment,ERD)的特征是有视网膜下积液,但缺乏视网膜的裂孔和增生牵拉。多种眼科疾病可引起视网膜下积液。在本部分仅对 ERD 的共同点进行讨论。

(一)病因与发病机制

ERD 是发生在各种血管性,感染性或者肿瘤性眼部疾病及一些全身病的眼部表现。血视网膜屏障功能异常是发生 ERD 的主要原因。包括视网膜血管内皮细胞组成的内屏障功能异常和 RPE 组成的外屏障功能异常,这两种屏障功能的任何一个被损伤就可能发生液体渗透性增加,超过正常的 RPE 泵的功能,液体聚集在视网膜下而发生 ERD。

1.炎症性

视网膜血管炎和葡萄膜炎均可释放大量炎症因子,引起视网膜血管内皮细胞和/或 RPE 功能异常,大量的渗出液进入到视网膜下,形成不同程度的视网膜脱离,轻者仅黄斑区脱离,如视网膜血管炎和视神经视网膜炎等;重者视网膜高度隆起,如葡萄膜大脑炎和后巩膜炎等。炎症病变常伴有玻璃体炎症细胞或玻璃体白色尘样浑浊。视盘常不同程度累及,表现视盘充血和边界不清。

2.血管性

(1)高血压和糖尿病均可损伤视网膜血管内皮细胞,引起血管外渗增加。Coats 病是一种至今原因不明的毛细血管异常扩张和渗出。

(2)脉络膜小动脉循环障碍,引起 RPE 功能异常,大量脉络膜液体进入视网膜下腔,造成局限性视网膜脱离。

(3)视网膜下新生血管形成,新生血管渗漏而导致后极部视网膜下液积聚,造成局限性视网膜脱离。

3.肿瘤性

如脉络膜黑色素瘤、脉络膜血管瘤及脉络膜转移性肿瘤等。因为肿物将视网膜向前推起而形成实体性视网膜脱离。并因局部组织反应,渗出液蓄积在神经上皮层下而形成 ERD。视网膜下液量多时,往往掩盖肿瘤的真实外观,对诊断造成困难。另外,在冷冻治疗肿瘤过程中,如脉络膜血管瘤,长时间反复冻融,术后可出现视网膜下液增多,视网膜脱离加重。

4.眼外伤及内眼手术

穿通性眼外伤或内眼手术引起眼压急剧下降而导致络脉膜脱离时,可伴发 ERD。视网膜脱离手术封闭视网膜裂孔,冷冻过量时,也会发生渗出性视网膜脱离。广泛视网膜激光治疗,损伤大量 RPE,外屏障功能受损,脉络膜液体通过受损 RPE 进入视网膜下,引起视网膜下液体聚集,也可出现 ERD。

5.先天性

如家族渗出性玻璃体视网膜病变,周边视网膜出现新生血管,小量渗漏呈黄白色渗出灶,大量渗出导致局部渗出性网膜脱离。

6.其他

中心性浆液性脉络膜视网膜病变是因为 RPE 发生损伤,脉络膜毛细血管的渗出液通过色素上皮达到视网膜下,形成视网膜脱离。而葡萄膜渗漏综合征因巩膜、脉络膜上腔和视网膜下液富有蛋白,巩膜组织因蛋白多糖的堆积而增厚,使涡静脉回流受阻,并妨碍脉络膜上腔富有蛋白液体透过巩膜向眼外弥散。寄生虫所致视网膜脱离(如猪囊尾蚴)在视网膜神经上皮层下时,可以并发 ERD,脱离位于囊样的虫体之前及其周围。白血病引起视网膜脱离的病因及发病机制尚不清楚,因素可能很多,许多因素又相互联系和影响。血液中白细胞的数量和质量的改变,致血管扩张,血流缓慢,造成血流阻滞和淤积,视网膜发生水肿、出血和渗出。

(二)临床表现

ERD 的临床表现与 RRD 不同。

1.症状

往往伴有原发疾病的症状,视力下降缓慢和隐匿。累计黄斑者,有视物变形、变色或中央黑影,或视力急性下降。有玻璃体浑浊的患者可感觉到有飞蚊症。

2.体征

(1)眼球前段改变:绝大多数患者眼前段无异常,少数后巩膜炎和葡萄膜炎患者,可出现角膜后沉着物、房水浑浊、虹膜后粘连等。

(2)玻璃体改变:玻璃体可有液化和后脱离,但一般透明无增生。在葡萄膜炎症引起的 ERD,常伴有玻璃体白色浑浊和色素颗粒。少数血管病变引起的,可伴有玻璃体内增生,如 Coats 病。

(3)渗出性视网膜脱离的特点:①视网膜呈弧形灰白色隆起,表面光滑无皱纹。病程长也很少发生视网膜表面的皱缩和固定皱襞。②视网膜下液呈游走性,受重力作用,直立时视网膜脱离位于下方,仰卧时脱离位于后极部。然而,量少的视网膜下液并无移动性,常位于原发病部位。较多的视网膜下液,在下方形成两个半球状视网膜脱离,在 6 点形成一放射状的凹折。视网膜脱离可以是极其浅的难以发现(如视盘小凹),可以是大量脱离到晶状体后。有些少量脱离位于下方周边,不仔细检查很容易遗漏。有些视网膜下液较透亮,可透见液内的一些颗粒和脉络膜血管纹理,有些较浑浊,含有结晶物(Coats 病)。绝大多数病变为单眼,有些系统性疾病,如胶原性血管性疾病,葡萄膜大脑炎等,表现为双眼 ERD,且双侧多为对称性病变。

(4)视网膜下增生:视网膜脱离时间长的患者,可出现视网膜下增生,形态无规律,可是长条状,也可是幕状或星状。颜色可是灰白色、淡黄色或带色素。Coats 病还可引起瘤样增生,形成单纯与视网膜或与脉络膜粘连的肿物。

(5)原发疾病表现:有些 ERD 的病因很清楚,在常规眼底检查时就可发现相应体征,如炎症、血管性疾病和肿瘤。然而,大多数病例的体征并不明显,必须借助一些辅助检查来确诊原发疾病。

3.辅助检查

(1)体位试验:在无明显视网膜增生,又没有见到视网膜裂孔的患者,应常规做体位试验,以区别是否为 ERD。检查方法,让患者仰卧 30 min,在床边用间接检眼镜或直接检眼镜检查眼底,如果视网膜脱离变成围绕视盘,试验为阳性;如果原脱离位置变化不大,试验为阴性。大量视网膜下液的 ERD 常为阳性,RRD 和 TDR 常为阴性。

(2)眼底血管造影:FFA 可观察视网膜血管的充盈及渗漏情况,而吲哚青绿脉络膜血管造影(ICGA)可见到脉络膜新生血管的高渗漏情况,在 ERD 诊断和鉴别诊断中具有重要意义。对不明原因的视网膜脱离,应常规做 FFA 和/或 ICGA 检查,可显示很多具有确诊意义的阳性体征。

(3)OCT:可区别黄斑区隆起是神经上皮还是色素上皮脱离,或者是两者均存在。还可用于黄斑部病变的诊断和鉴别诊断,在黄斑水肿、劈裂、脱离、黄斑前膜及脉络膜新生血管方面,OCT均能清楚地显示这些病变的部位和范围。

(4)超声波检查:对病因不明确的视网膜脱离患者应常规做 B 超检查,直立时视网膜下液位于下方,仰卧时位于后极部是 ERD 特征性表现。另外,可发现是否有实体肿瘤或包块,并能确定其部位。还能检测眼球大小和脉络膜是否有脱离,对一些疾病的鉴别诊断有帮助。UBM 的分辨率较 B 超高,可观察极周边网膜和睫状体情况。根据葡萄膜的 UBM 图像,明确有否脉络膜和睫状体炎症、水肿和脱离等。

(5)其他影像学检查:CT 和 MRI 可用于肿瘤引起的 ERD 的鉴别诊断。

(三)诊断和鉴别诊断

1.诊断

临床上,见到位于下方的光滑形状视网膜脱离,较重的呈两个泡状,随着体位变动视网膜下液呈游走性,可确诊为 ERD。ERD 是多种疾病的共同表现,应通过临床表现和辅助检查,确立视网膜脱离的原发疾病,有针对性地进行治疗。

2.鉴别诊断

ERD 除了需要同各种原发疾病相鉴别外,还应同裂孔性、牵拉性和出血性视网膜脱离相鉴别。

(1)裂孔性视网膜脱离:是临床上最容易和 ERD 相混淆的疾病。发现视网膜裂孔和视网膜表面皱纹或皱褶,很容易确诊为 RRD。然而,在一些不典型的小裂孔和裂孔隐藏在不容易观察到的地方(如锯齿缘和睫状体上皮裂孔),长期的视网膜脱离也位于下方,而且视网膜脱离也表现光滑无玻璃体增生,呈两个泡状隆起。在这些病例,应先散大瞳孔,用三面镜仔细检查眼底,没有发现裂孔,再用压陷单面镜检查锯齿缘和睫状体平坦部;如果还没有发现明显裂孔,接着做体位试验,体位试验阳性可基本确诊为 ERD。另外,还有一个体征可间接提示为 RRD。玻璃体内色素颗粒仅见于两种情况,葡萄膜炎和 RRD,色素颗粒来源于视网膜色素上皮层。如果见到玻璃体腔内色素颗粒,无葡萄膜炎表现,可基本确诊为 RRD,应通过各种手段寻找视网膜裂孔。

(2)牵拉性视网膜脱离:TDR 典型临床表现是脱离的视网膜呈帐篷状,很容易和 ERD 相鉴别。牵拉的部位是帐篷的顶,其他部位呈弧形向眼球壁凹陷,与 ERD 的向玻璃体腔弧形隆起不同。即使在见不到眼底的病例,B 超图形也能大致区别牵拉性和渗出性视网膜脱离,前者的视网膜脱离图形呈帐篷状,后者呈弧形向玻璃体腔的半球状。

(3)出血性视网膜脱离:暗红色的出血位于视网膜下,为实性视网膜脱离,B 超检查视网膜下腔充满高回声实体杂波,很容易和 ERD 的游走性视网膜下液相区别。

(四)治疗

主要是针对原发病因治疗,部分 ERD 在原发病因解除后,视网膜可自行复位。原发疾病的治疗包括药物、激光和手术。

四、出血性视网膜脱离

血液进入视网膜神经上皮下间隙,引起视网膜神经上皮层和 RPE 分离,称为出血性视网膜脱离(hemorrhagic retinal detachment,HRD)。视网膜下出血(subretinal hemorrhage,SRH)从本质上讲与 HRD 是一致的,但出血量不同,HRD 更偏重于多量出血,临床上一般将出血范围≥2 个视盘直径(或出血范围≥3 mm)者称之为 HRD,而出血量较小的则称为 SRH。

(一)病因与发病机制

1.病因

多种疾病可引起 HRD,因其既有视网膜脱离,又混杂了出血因素,而且多波及黄斑区,所以视网膜损伤的机制更复杂,更严重。HRD 总体可归纳为外伤性和自发性两种。

(1)外伤性 HRD:多因为穿通性和非穿通性脉络膜破裂、手术刺激、不当眼底激光治疗和手术引起眼压变化等原因,损伤眼部血管系统导致多量血液进入视网膜下即发生 HRD 或以后继发于 CNV 的 HRD。眼球穿通伤引起的 HRD,视网膜下出血量大,视网膜脱离范围广,而且可能同时伴有玻璃体积血,眼内异物,眼内感染等其他并发症,因而视力预后差。

(2)自发性 HRD:病因更复杂,包括脉络膜新生血管、视网膜血管疾病、感染、营养不良、炎症、拟眼组织胞浆菌病综合征、糖尿病视网膜病变、特发因素及全身性血管疾病等病因均可引起。正常眼玻璃膜在脉络膜血管和覆盖其表面的 RPE 之间存在生理屏障。上述疾病使玻璃膜的屏障功能削弱,脉络膜毛细血管束向眼内生长,以后纤维血管组织在视网膜下增生,长入视网膜下腔。这些新生纤维血管组织破裂出血而导致 HRD。年龄相关性黄斑变性(AMD)所致的 HRD 的病理改变除 HRD 导致的改变外,还包括 RPE 的变薄,RPE 细胞基膜间囊样物质增加,颗粒状物沉积,玻璃膜的增厚钙化,光感受器细胞的萎缩,因而 AMD 引起的 HRD 视力预后最差。而高度近视所致 HRD 是因为变薄的脉络膜和 RPE 及漆裂纹使 CNV 进入视网膜下引起视网膜下出血,其出血量一般较少,部分可自行吸收。

2.致病机制

视网膜下出血对视网膜的损害推测有以下因素。

(1)血液的毒性作用和铁离子的毒害:毒性作用主要通过多种不同的物质引起,在血液吸收过程中,红细胞被巨噬细胞、少量 RPE 和 Müller 细胞吞噬后,能产生含铁血黄素,其代谢后,转化为铁蛋白,释放的铁离子对视网膜和脉络膜血管产生毒性作用,促使光感受器和 RPE 细胞的凋亡。数月后的视网膜外层的萎缩也和铁离子有关。此外,铁离子的毒性与时间和剂量有累积效应,视网膜下血液中还包括促 RPE 细胞有丝分裂的物质,这种物质与 CNV 的形成有关。

(2)血凝块的营养阻隔作用:RPE 的一项主要功能就是从脉络膜血管获取营养物质及氧气供应视网膜外层,并转运视网膜和 RPE 的代谢产物,视网膜下的出血组成一种弥散屏障,阻碍营养物质的吸收、转运和干扰光感受器与色素上皮的代谢产物的交换。

(3)血凝块收缩的机械牵拉作用:在血块吸收过程中,纤维蛋白的收缩可对视网膜产生牵拉,在猫的模型中,Toch 等通过组织学证据发现当向视网膜下注射血液 25 min 后,凝血产生的纤维蛋白呈蜂巢状包裹视网膜光感受器外层。1 h 后,这些光感受器外层被从视网膜上撕成小片状,7 d 后,视网膜内层、外层及 RPE 均出现严重的变性。

(4)牵拉视网膜成皱褶:出血可导致纤维组织形成,收缩引起视网膜皱褶。

(5)玻璃体积血:在视网膜下突然大量出血,引起视网膜下腔压力陡然增加,在视网膜最薄弱的中心凹处穿破内界膜,进入玻璃体腔,引起玻璃体积血。视网膜下腔压力释放后,中心凹处内界膜具有再生能力,可自行愈合。这就是手术中见不到黄斑裂孔的原理。

(二)临床表现

最常见的出血性视网膜疾病是 AMD、特发性息肉状脉络膜血管、糖尿病视网膜病变和眼外伤,其他类型的 HRD 少见。

1.症状

多表现为突然视力下降,中心暗点或相应的视野缺损,同时还伴有引起出血的原有疾病的症状。视力一般多在指数及更差。少数出血远离黄斑区时,患者症状不明显,可保持很好的中心视力。

2.体征

(1)眼底表现:典型的眼底表现为没有裂孔的视网膜增厚,隆起,颜色可为鲜红色、暗红色,当出血量很大时,可变为暗绿色,视网膜隆起可为弥散的扁平状或较为局限的边界不清的扇贝形,严重者整个视网膜全部隆起。早期,血细胞下沉,可见到"船形"的视网膜下出血液平面,平面以上是没有血细胞的血清。病程长的患者,视网膜下可有黄白色块状物,为血凝块中的血色素分解后的凝集物,早期是泡沫状,水分被吸收后呈饼干状,边界清楚。

(2)玻璃体积血:视网膜出血量多的患者,血液进入玻璃体腔,玻璃体浑浊和浓缩,早期呈暗红色,以后转变成灰黄色。

3.辅助检查

FFA、ICGA、超声检查和 OCT 对发现病因很有帮助。

(1)FFA:视网膜下出血常遮盖脉络膜背景荧光,视网膜血管过度显影可能是视网膜大动脉瘤。CNV 引起的 HRD,常在造影早期出现一小块不规则的脉络膜荧光增强区,造影晚期渗漏荧光。这种显示只有 CNV 在出血边缘或视网膜出血很少和视网膜隆起不高时才能被发现。

(2)ICGA:用于确定 CNV,可以较好显示被出血和渗出遮盖的隐匿性新生血管,在造影晚期出现不断增强的斑块状强荧光区。

(3)超声波检查:在玻璃体浑浊致眼底不能检查患者,超声波检查有诊断价值。A 超检查时,视网膜下出血表现为峰值(脱离视网膜)后的低回声区,当出现较厚血凝块时,其回声可能超过视网膜。B 超可见视网膜下出血块呈中等回声的视网膜下暗区,有些可在黄斑区出血隆起表面见到放射状高回声,是视网膜下出血进入玻璃体留下的痕迹。当存在漏斗形视网膜脱离时,漏斗尖端将出现强回声,血块溶解时能区分出血块的层次。同时超声波检查还可发现是否有实体肿瘤或包块,并能确定其部位。还能检测眼球大小和排除是否有脉络膜脱离,对一些疾病的鉴别诊断有帮助。

(4)OCT:可用于黄斑部病变的诊断和鉴别诊断,对黄斑区视网膜脱离、黄斑前膜及脉络膜新生血管方面,OCT 能清楚地显示这些病变的部位和范围。

(三)诊断和鉴别诊断

1.诊断

突然出现的视力下降或视物变形及中心暗点,眼底检查发现视网膜隆起,视网膜下鲜红或暗红出血,可确诊。详细询问发病原因和既往史,做相关辅助检查,对明确病因有帮助。

2.鉴别诊断

HRD 需和下列眼底疾病鉴别。

(1)驱逐性脉络膜上腔出血(superachoroidal hemorrhage,SCH):是脉络膜与巩膜的潜在间隙内突然聚积大量血液引起的脉络膜脱离。发生原因与手术中有较大开放切口及术中眼压突然下降有关,术中就见到脉络膜进行性隆起,伴或不伴患者烦躁、剧烈眼痛、头痛、恶心和呕吐,视力突然锐减至手动或光感,严重者立即丧失光感。术后超声波显示脉络膜高度脱离,脉络膜上腔内呈杂乱高回声。很容易和没有手术的 HRD 相鉴别。

（2）脉络膜出血：由于有视 RPE 的遮挡而呈现暗绿色隆起，B 超和 ICGA 造影可以明确出血部位，OCT 检查可显示出血位于 RPE 层下方。

（3）脉络膜黑色素瘤：在眼底形成含黑色素的隆起，肿瘤厚度＞4 mm 时常呈分叶状和半球形隆起，往往伴有 ERD，肿瘤生长厚度＞5 mm 时可突破 RPE，进入视网膜下间隙，进而穿破视网膜偶尔播散至玻璃体腔，引起玻璃体积血。①FFA 检查：早期肿瘤弱荧光，动静脉期肿瘤开始显影，较大的肿瘤有肿瘤内部循环（双循环），广泛的渗漏和强荧光点，晚期肿瘤强荧光。②ICGA检查：早期肿瘤区弱荧光，随后出现肿瘤血管渗漏荧光，晚期肿瘤呈现强荧光。而 HRD 为遮蔽荧光，可与脉络膜黑色素瘤相鉴别。

（四）治疗

1.药物治疗

大多数眼外伤出血或稀薄的黄斑下出血均可在几周内吸收，不产生 HRD，不需手术治疗。可以给予口服或静脉注射活血化瘀药物治疗。

2.抗 VEGF 治疗

对于 CNV 形成病例，给予玻璃体腔注射抗 VEGF 或光动力疗法。

3.手术治疗

手术目的在于清除玻璃体及视网膜下积血，改善 HRD 患者的预后，使视网膜复位，挽救患者的视功能。手术处理 HRD 的指征包括：①累及后极部的大量 HRD；②稠密的出血引起视网膜裂孔；③泡状视网膜脱离。

从报道的手术结果来看，手术清除黄斑下出血的效果一般都不好。除了视网膜下出血的毒性作用外，外伤损伤或手术本身对脆弱的黄斑结构也可能产生损伤，在清除出血时多将 RPE 层带出。所以，必须权衡 HRD 手术的利弊。

（王露兰）

第三节　低灌注视网膜病变

低灌注视网膜病变是指供应眼部血管病变引起的眼球血流量不足而产生视网膜病理改变，包括眼部缺血综合征和大动脉炎等疾病。

一、眼部缺血综合征

眼部缺血综合征指血液供应不足而引起眼部病变。眼缺血性改变可以由不同的病因引起，眼科医师比较熟悉的是医源性或外伤性眼缺血，比如视网膜脱离的巩膜外环扎手术，如果环扎带过紧，就可能导致眼缺血。又比如眼外伤或者眼肌手术同时切断两条以上的眼外肌也可能引起眼部缺血，出现视力下降，角膜、结膜水肿，前房细胞增多，出现房水闪辉、白内障、眼部疼痛、视网膜水肿等一系列改变。本节主要集中在内科疾病引起的眼部缺血性改变并且以眼底改变为讨论重点。

（一）病因与发病机制

90%以上的眼部缺血综合征是同侧颈动脉狭窄或闭塞引起，可以是颈总动脉或颈内动脉，动脉粥样硬化是主要原因。极少的报道还包括颈动脉瘤剥除、巨细胞动脉炎、脑基底异常血管网、纤维肌性发育异常、白塞病、外伤、炎症和放射性疾病,在中国比较常见的是鼻咽癌患者接受放疗之后。颈动脉疾病可以表现为眼部或者非眼部的症状。眼科表现的重要性不仅在于其发生率较高,而且常常是颈动脉疾病的首先表现,其表现形式可以多种多样。一些人表现为短暂性脑缺血发作(transient ischemic attach,TIA),如果这种缺血由颈动脉系统引起,可能出现半侧偏瘫,半侧感觉丧失,一过性黑矇。也有一些人只有眼部表现,比如动脉阻塞引起部分或者完全性的视力丧失,或者仅仅是视力下降,或者由于眼缺血而出现的眼部疼痛。眼科医师需要熟悉一过性黑矇的临床表现,因为它常常是由于身体同侧颈动脉溃疡性动脉粥样硬化栓子脱落引起。大约全部短暂性脑缺血发作的患者中约 1/3 可能发生中风。这一比例大概是同龄人群的 4 倍。并不是所有一过性黑矇都是颈动脉疾病引起,其他可能引起一过性黑矇疾病还包括偏头痛、心脏结构缺陷、眼动脉狭窄、眼动脉血管瘤、血液系统疾病以及高眼压、动脉低压以及一些不明原因的疾病。

(二)临床表现

多见于年纪大患者,平均年龄 65 岁(50～80 岁),没有种族差异,男性多于女性,约 2：1。两眼均可发病,有 20％的患者是双眼发病。每年发病率不详,但 Mueller 估计是 7.5 例/百万。

1.症状

颈动脉狭窄缓慢发展患者,开始时可没有症状。仅仅在偶然发生视网膜动脉微小栓塞和严重动脉狭窄时,才出现眼部症状。

(1)一过性黑矇:是视力短时间丧失几秒或几分钟。大约 10％的患者有此发作史。可以是颈动脉缺血引起短暂性脑缺血发作的表现,也可是栓子引起的视网膜中央动脉栓塞,血管痉挛也可是原因之一,最少见的是眼动脉狭窄引起。

(2)闪辉性暗点:又称暂时性不完全黑矇,是在视野中央或附近的一个闪烁光点(暗点),暗点区不是全黑,但妨碍视觉,暗点以外视觉正常。一般是偏头痛先兆,在脑动脉痉挛和视网膜小动脉痉挛也可出现。

(3)延长光照恢复:是暴露强光后恢复视力时间延长,见于严重颈动脉阻塞患者,同时伴有视觉诱发电位(VEP)降低,与黄斑区视网膜缺血有关。在双侧严重颈动脉阻塞患者,暴露强光后,可发生双眼视力丧失。

(4)视力下降:突然的无痛性的单眼视力消失,患者通常描述为视觉突然变暗或变黑,之后视觉从一个象限开始恢复,然后扩展到全部视野或者表现为由暗变亮的过程,偶尔还有描述像拉开窗帘一样。一般持续 2～10 min,视力都可以恢复到以前的水平。发作频率变化没有太多规律,可以是每周 1～2 次,也可多到每天 10～20 次。多数下降比较快速甚至在几周内视力丧失,除非发生新生血管性青光眼,无光感少见。个别患者表现为突然的视力丧失,出现典型的黄斑樱桃红斑的视网膜中央动脉阻塞表现。

(5)眼部疼痛:是眼缺血的常见表现,多数患者表现为眼眶疼痛,胀痛或者钝痛。部分患者可能是由于继发性新生血管性青光眼导致的眼部疼痛,或者缺血导致角膜水肿进而引起疼痛。

2.体征

(1)眼外表现:偶尔在额部见到显著的侧支循环血管,在额头的一边与颈外动脉系统相沟通。这种侧支血管无触痛,可与扩张有触痛的巨细胞动脉炎相区别。

(2)眼前节改变:房水闪辉和浮游细胞,是缺血性葡萄膜炎的一种表现。大部分患者(2/3)首次就诊时有虹膜新生血管,即使前房角由纤维血管组织全部关闭,也仅约一半人有和发展到眼压轻度增高。眼部缺血对睫状体的血供减少,同时减少了房水生成,可解释高眼压少的这种现象。在虹膜红变患者,角膜后细沉着物、房水闪辉和浮游细胞阳性,瞳孔反应迟钝。在单侧眼部缺血患者,可发现患侧晶状体较健眼浑浊,晚期可发展成完全浑浊。

(3)眼后节改变:早期玻璃体透明,在继发新生血管出血患者,玻璃体积血。视网膜动脉常变细,而视网膜静脉则扩张,伴有出血,但不如糖尿病视网膜病变明显,可能是对血流减少的一种非特异性反应。在某些缺血眼,视网膜动静脉可以都变细。由于缺血损伤视网膜血管内皮细胞,在80%的患者可见到视网膜出血。出血通常位于中周部眼底,但也可扩展到后极部。出血形态以点和片状多见,偶尔见到视网膜表层的神经纤维层内出血。常见到微动脉瘤和毛细血管扩,部分患者可出现棉绒斑、自发性视网膜动脉搏动或视网膜动脉胆固醇栓子;也可出现前段缺血性视神经病变和极少数出现视网膜动静脉吻合。疾病发展,可在视盘和视网膜表面形成新生血管,玻璃体的收缩牵拉可引起玻璃体积血,严重病例发展成纤维血管增生。

黄斑樱桃红斑视网膜水肿仅发生在视网膜中央动脉急性阻塞患者,可以是栓子栓塞视网膜中央动脉,或是眼内压大于灌注压,后者多见于新生血管性青光眼。

(4)全身情况:眼部缺血综合征常常在一个或几个方面与动脉粥样硬化相关,常有动脉高血压病(73%)和同时存在糖尿病(56%)。还有一些患者同时有周边血管性疾病和做过旁路吻合手术病史。少见但非常严重的全身疾病是巨细胞动脉炎,可引起双眼缺血综合征。眼部缺血综合征患者的5年死亡率是40%,排在心血管疾病死亡的首要原因,占疾病的2/3,中风是第二个主要原因。因此,对眼部缺血综合征患者应该请心血管医师会诊,确立治疗方案。

3.辅助检查

(1)荧光素眼底血管造影(FFA):眼部缺血综合征患者臂-脉络膜循环时间和臂-视网膜循环时间延长。注射造影剂后到脉络膜出现充盈是5 s,在眼部缺血患者,出现斑片状和/或延迟脉络膜充盈。延迟充盈脉络膜血管的时间可达一分钟或更长时间,脉络膜充盈时间延迟是眼部缺血综合征最特异的FFA表现。视网膜动静脉过渡时间延长也是最常见的表现(尽管也能在视网膜中央动脉阻塞和中央静脉阻塞见到),视网膜动脉见到荧光素充盈的前锋和视网膜静脉在动脉充盈后长时间不充盈,都是典型的眼部缺血综合征表现。在晚期,出现视网膜血管染色,动脉比静脉更明显,慢性缺氧损伤血管内皮细胞是血管壁染色的原因。而在单纯视网膜中央动脉阻塞,视网膜血管壁不染色。缺氧和继发血管内皮损伤以及微动脉瘤渗漏可引起黄斑渗漏和水肿荧光染色,而视盘是弱荧光染色。FFA还可发现毛细血管无灌注,微血管瘤,一般是在疾病发展一段时间才出现。

(2)视网膜电图(ERG):因为眼部缺血征患者脉络膜和视网膜同时缺血,所以ERG同时出现a波和b波峰值降低,单纯视网膜中央动脉阻塞仅出现明显的b波降低。

(3)颈动脉成像:颈部血管造影常用于可能有手术指征者或诊断不明患者,有≥90%的眼部缺血综合征患者造影发现单侧颈内动脉或颈总动脉阻塞。即使用非侵入式检查,如双超声波检查、视网膜血压测量、眼体积描记法和眼充气体积描记法,也能在大多数患者发现颈动脉狭窄。

(三)诊断和鉴别诊断

1.诊断

(1)视力下降:有一过性黑朦或闪辉性暗点病史,突然无痛性的单眼或双眼视力下降。

(2)眼部疼痛:可表现为眼眶疼痛,胀痛或者钝痛。

(3)眼底改变:视网膜动脉变细,静脉扩张或变细,中周部视网膜内点状和片状出血。FFA

表现脉络膜和视网膜血管充盈时间延长,有动脉血管充盈前锋。

(4)全身疾病:引起颈外血管狭窄的各种疾病病史,比如鼻咽癌放疗之后,动脉粥样硬化等。对颈动脉狭窄患者,可以用手触摸双侧颈动脉的搏动力量,在颈动脉完全或者几乎完全闭塞的情况下,颈动脉的搏动会明显减弱甚至消失。听诊检查有时也有帮助,颈动脉狭窄时可能出现异常的血管杂音,杂音出现可以帮助诊断,但没有杂音并不能肯定排除颈动脉狭窄。而且,如果颈动脉完全性闭塞时,也不再会有杂音出现。

2.鉴别诊断

眼部缺血综合征最容易和视网膜中央静脉阻塞和糖尿病性视网膜病变相混淆,鉴别要点列在表6-1。

表 6-1 眼部缺血综合征与视网膜中央静脉阻塞和糖尿病性视网膜病变鉴别

临床表现	眼部缺血综合征	视网膜中央静脉阻塞	糖尿病性视网膜病变
眼别	80%单眼	通常单眼	双眼
年龄	50～80 岁	50～80 岁	不定
静脉状态	扩张但不扭曲,串珠状	扩张和扭曲	扩张和串珠状
出血	周边,点状和片状	后极部,神经纤维层	后极部,点状和片状
微动脉瘤	中周部	不定	后极部
渗出	缺乏	少见	常见
视盘	正常	肿胀	在视盘病变时有改变
视网膜动脉灌注压	降低	正常	正常
脉络膜充盈	延迟和斑块状充盈	正常	正常
动静脉过渡时间	延长	延长	可以延长
视网膜血管染色	动脉	静脉	常缺乏

(四)治疗

1.内科治疗

因为动脉粥样硬化是眼部缺血综合征最常见的原因,应介绍患者见内科医师,控制引起动脉粥样硬化疾病的危险因素,如高血压、抽烟、糖尿病和高脂血症等。

2.病因治疗

详细的治疗方案需请内科或外科医师会诊后作出,这里只是简单介绍其基本的方法。①颈动脉内膜切除:适应患有溃疡性或者明显影响到血流动力学改变,但又没有完全阻塞的颅外颈动脉病变患者。单纯颈动脉明显狭窄,但没有出现短暂性脑缺血发作(TIA),不是外科手术的指针。②表浅颞侧动脉与中脑动脉搭桥术:适应颈动脉完全闭塞患者。

对于不适合手术的患者,可以考虑使用抗血小板凝集药物,应首选阿司匹林,但阿司匹林的最佳剂量还不能肯定。

3.眼科治疗

主要是针对眼部缺血综合征引起的并发症。当发生虹膜红变和/或视网膜新生血管时,要做全视网膜激光光凝,光凝后大约仅有36%的患者虹膜新生血管会消退。如果发生新生血管性青光眼,可首先使用局部和全身抗青光眼药物。局部点多种抗青光眼滴眼剂仍不能控制眼压,就要做青光眼滤过手术或引流阀植入。如果玻璃体浑浊和眼压难以控制,可做玻璃体和晶状体切除术联合眼内睫状突光凝。在视力恢复无望和难以控制的新生血管性青光眼伴眼部疼痛,可选择经巩膜睫状突光凝或经巩膜冷冻睫状体。同时颈动脉内膜切除手术和外科搭桥手术都有减轻前段缺血,缓解眼疼痛的作用。

(五)治疗效果

眼部缺血综合征患者视力的自然过程尚不清楚,但在完全发展成眼部缺血的患者,视力将长期下降。当发生虹膜红变时,在 1 年内,超过 90% 的眼成为法律意义上的盲。

二、大动脉炎

大动脉炎又称非特异性主动脉炎和无脉病,是一种大血管的肉芽肿性炎症,出现血管内膜大量纤维化和血管狭窄。主动脉弓分支阻塞导致低灌注性视网膜病变,而累及肾动脉或肾下动脉,导致难以控制的高血压,则引起高血压性视网膜病变,两种情况可同时在一个患者身上出现。

(一)病因与发病机制

病因仍然不明确,准确地致病机制也还尚未弄清楚。相关的研究认为与风湿病、类风湿病、动脉粥样硬化、结核、巨细胞动脉炎、结缔组织病、梅毒、内分泌异常、代谢异常和自身免疫等疾病有关。发病机制有以下几种学说。

1.自身免疫因素

该学说认为本病可能与病原体感染后体内发生的免疫过程有关。特点:①血沉快;②血清蛋白电泳常见有 7 种球蛋白、α_1 及 α_2 球蛋白增高;③C 反应蛋白、抗链"O"及抗黏多糖酶异常;④主动脉弓综合征与风湿性和类风湿性主动脉炎相类似;⑤肾上腺糖皮质激素治疗有明显疗效。

2.内分泌异常

本病多见于年轻女性,故认为可能与内分泌因素有关。有研究发现女性大动脉炎患者在卵泡及黄体期 24 h 尿标本检查中发现雌性激素的排泄量较健康妇女明显增高。临床上,大剂量应用雌性激素易损害血管壁,如前列腺癌患者服用此药可使血管疾病及脑卒中的发生率增高。长期服用避孕药可发生血栓形成的并发症。故认为雌性激素分泌过多与营养不良因素(结核)相结合可能为本病发病率高的原因。累及肾动脉,可引起严重的高血压,导致高血压视网膜病变。

3.遗传因素

近几年来,关于大动脉炎与遗传的关系受到重视。有比较典型的家族病例被发现,HLA 分析也发现某些 HLA 抗原出现频率高,有统计学意义,如 B5、B27、B51、Bw60、DR7、DRw10。

(二)临床表现

大动脉炎患者的年龄可是 9～61 岁,但以青年女性(15～30 岁)较为多见,并不是每个大动脉炎患者都出现眼部表现。

1.症状

(1)全身症状:分为急性期(又称炎症期)和慢性期。急性期主要有不适、头痛、发热、盗汗、疲劳、厌食、体重减轻、呼吸困难、心悸、心绞痛、晕厥、偏瘫关节痛、肢体跛行和局部压痛。慢性期的突出表现则是全身各部位血管狭窄或闭塞所造成的一系列相应部位缺血性改变。由于病变部位和血管狭窄程度不同,临床表现非常广泛而不同,其主要的类型有头臂动脉型,胸、腹主动脉型;广泛型和肺动脉型。由于波及的器官和部位不同,因此产生的临床症状也千变万化。

(2)眼部症状:无论是慢性眼部缺血引起的眼部缺血综合征还是高血压引起的视网膜病变,视觉异常占大动脉炎患者的 30%。可表视力缓慢下降或急性下降,可有一过性黑矇,部分患者在转动头部时出现一过性视力丧失。前段缺血性视盘病变可出现视野缺损。发病时,可有眼部痛或无。

2.体征

(1)全身表现:血压升高或各肢体血压不同和下降,常有贫血。由于大动脉炎症部位不同,从升主动脉到腹主动脉和肾动脉及其分支受累及的表现各不相同,出现血管狭窄或阻塞后相应器官的病变体征,病变同侧桡动脉搏动可能消失,出现所谓"无脉症"表现。

(2)眼部表现:一般眼部无充血,前房闪辉和浮游细胞可是阳性,长期病变可发生白内障、虹膜红变和新生血管性青光眼。低灌注视网膜病变的体征主要是眼部缺血综合征表现,视网膜动脉变细,静脉充盈,可见棉绒斑和视网膜血管栓塞;中周部视网膜点片状多灶性出血,出血点大小不等。前段缺血性视神经病变可以是大动脉炎患者的首发症状,应注意检查是否由大动脉炎引起。晚期可能出现视盘萎缩、视网膜新生血管等表现。高血压性视网膜病变可出现长期视盘水肿、黄斑色素改变和渗出性视网膜脱离。

3.分型

Uyama 对大动脉炎视网膜病变分为 4 型(表 6-2)。

表 6-2 大动脉炎视网膜病变分型

分型	临床特征
Ⅰ型	视网膜静脉扩张
Ⅱ型	微动脉瘤形成
Ⅲ型	动静脉吻合
Ⅳ型	眼部并发症(白内障、虹膜红变、视网膜缺血、新生血管化和玻璃体积血)

(三)辅助检查

1.实验室检查

疾病活动时血沉增快,病情稳定血沉恢复正常。C 反应蛋白(一种非特异性炎症标志)增加,其临床意义与血沉相同。抗链球菌溶血素"O"抗体增加,但本病仅少数患者出现阳性反应。结核菌素试验,少数患者在疾病活动期白细胞增高或血小板增高,也为炎症活动的一种反应。

2.影像学检查

(1)数字减影血管造影(DSA):也就是数字图像处理系统,目前检查费用在不断下降,是一种较好的筛选方法。反差分辨率高,对低反差区域病变也可显示,检查时间短。对头颅部动脉,颈动脉,胸腹主动脉,肾动脉,四肢动脉,肺动脉及心腔等均可进行造影,一般可代替肾动脉造影,但是对器官内小动脉,如肾内小动脉分支显示不清,必要时仍需进行选择性动脉造影。

(2)动脉造影:可直接显示受累血管管腔变化,管径的大小,管壁是否光滑,影响血管的范围和受累血管的长度。

(3)电子计算扫描(CT):特别是增强 CT 可显示部分受累血管的病变。其表现包括血管腔管径不一,甚至管腔完全闭塞,管壁密度不均。

3.FFA

在晚期患者,臂-视网膜循环时间延长。造影表现有视盘缺血或水肿、视网膜动脉变细、静脉充盈、动静脉充盈时间延长、血管壁染色、毛细血管闭塞、微动脉瘤和动静脉吻合。

4.视网膜中央动脉压测量

部分患者可低于 4.7 kPa(35 mmHg),即使有高血压,也可出现视网膜中央动脉压降低。

(四)诊断和鉴别诊断

1.诊断主要依据

40 岁以下,特别是女性,出现典型症状和体征 1 个月以上;明确的缺血症状伴肢体和脑部颈动脉搏动减弱或消失或者血管杂音,桡动脉脉搏消失。血压降低或测不出。

2.鉴别诊断

(1)视网膜中央静脉阻塞:多是以视盘为中心的出血,主要表现为火焰状,其出血走行分布是与视网膜 Helen 纤维走行一致。呈放射性分布,视网膜静脉血管迂曲和扩张。而大动脉炎视盘可以正常,充血或者呈现出前段缺血性视神经病变类似的改变。

(2)前段缺血性视神经病变:本病可以是大动脉炎的眼部表现形式之一,因此在追查前段缺血性视神经病变的病因时,需要注意大动脉炎的可能。通过询问全身症状及测量各肢体血压,做心血管系统检查和相关的实验室检查以排除大动脉炎。

(3)眼部缺血综合征:可以是大动脉炎的眼部表现之一,因此重要的是在病因排查时要进行相关的检查,包括血压、动脉血管造影、血沉和 C 反应蛋白。通过相关检查明确眼部缺血综合征。

(五)治疗

1.内科治疗

内科治疗包括控制大动脉炎引起的各种并发症,使用肾上腺糖皮质激素药物改善症状,控制病情,必要时可以使用免疫抑制剂。长期使用肾上腺糖皮质激素应注意激素的并发症,如肾上腺糖皮质激素性白内障和青光眼。对高血压引起的视网膜病变,应及时使用降血压药物控制血压。扩血管抗凝改善血循环药物能部分改善因血管狭窄较明显患者的临床症状。

2.外科治疗

外科治疗包括使用球囊扩张介入治疗,但它与动脉硬化闭塞症不同,有的因全动脉壁炎症纤维增厚而扩张困难甚至数月后弹性回缩,再出现狭窄,这种情况可考虑放置内支架。由于创伤小,方法简单,目前技术比较成熟也可首选。如果仍然不成功或复发可试行手术治疗,手术治疗目的是重建狭窄或阻塞血管的血液循环,从而达到保护重要脏器的功能。

3.眼科治疗

若发生视网膜缺血性改变,做全视网膜光凝,预防新生血管形成和新生血管性青光眼。

(朱俸林)

第四节　视网膜动脉阻塞

视网膜动脉阻塞可导致受累血管供应区视网膜视功能严重损害。虽然视网膜动脉阻塞发生率低,但视功能损害严重,同时提示患者可能患有危及生命的全身性疾病,需进一步治疗。视网膜中央动脉阻塞的平均发病年龄为 60 岁,但动脉阻塞可发生于任何年龄。男性稍多于女性,无种族差异。视网膜动脉阻塞的发病机制复杂,最常见的病因为栓子、血栓形成、血管炎和血管痉挛。

一、视网膜中央动脉阻塞

视网膜中央动脉阻塞(central retinal artery occlusions,CRAO)是眼科急诊疾病之一,临床表现为无痛性单眼视力严重下降。发病起始,90%的患眼视力低于0.05。该病视力下降严重,预后差,临床上需尽早抢救治疗,并注意患者的全身状况。

(一)病因与发病机制

发病率约为万分之一,多见于中老年人,也可见于儿童。平均发病年龄为60岁,男性比女性多见。双眼发病率占1%~2%。当双眼同时发病时,要考虑到其他疾病,如心血管疾病、巨细胞动脉炎和其他血管炎性疾病。

CRAO的主要病因有栓子、腔内血栓、动脉粥样硬化斑下的出血、血管炎、血管痉挛、动脉瘤、循环障碍和高血压动脉病变。CRAO的病因与相关全身病变密切相关。CRAO患者中,2/3有高血压病史,1/4的患者有糖尿病病史。

1.血栓形成

高血压(动脉粥样硬化斑形成)、颈动脉粥样硬化、心血管病(风湿、二尖瓣脱垂等)、左心室肥大、心脏黏液病、心肌梗死后血栓形成、静脉内药物滥用、脂质栓子(胰腺炎)、医学检查与治疗(头颈部皮质类固醇注射、球后注射、血管照相术、淋巴造影术、子宫输卵管X线摄影术)、肿瘤等。眼动脉的分支通过泪腺动脉、额动脉、滑车上动脉和鼻背动脉广泛分布额面部,并与同侧和对侧额面部动脉有着丰富吻合支,在面部注射药物压力过高,导致逆行栓塞机制,可引起CRAO和脑部动脉血管栓塞表现。

心源性视网膜栓子的多中心研究(The Retinal Emboli of Cardiac Origin Study)发现,心脏疾病与急性视网膜动脉阻塞密切相关。CRAO患者中,约50%存在器质性心脏疾病,但这些患者中只有10%的病情严重到需要抗凝治疗或手术。

CRAO患者中,45%会存在同侧颈动脉粥样硬化斑或狭窄。很多多中心研究已表明,颈动脉内膜切除术对治疗明显的颈动脉狭窄具有较好的效果。

2.创伤(挤压、痉挛或直接的血管损害)

眶骨折修复手术、麻醉、穿通伤、鼻部手术、眼睑毛细血管瘤注射、药物或酒精性昏迷等。

3.凝血性疾病

镰状细胞贫血、高胱氨酸尿症、口服避孕药、血小板异常、妊娠、抗血栓形成素缺乏等。

4.眼部相关疾病

视盘玻璃疣、眼压升高、弓形体病、耳神经炎等。

5.胶质-血管性疾病

红斑狼疮、多发性动脉炎性结节、巨细胞动脉炎、韦格纳肉芽肿等。

6.血管炎

毛霉菌病、放射性视网膜病变、贝赫切特综合征(白塞病)。

7.其他相关疾病

心室造影术、偏头痛、低血压、舞蹈病等。

(二)临床表现

1.症状

发病前,部分患者会出现有短暂黑矇(即无光感)发作的先兆症状或无任何先兆,突然发生无痛性视力急剧下降(几秒钟内),完全性表现无光感,不完全性阻塞可残留部分视力,而有先天性睫状视网膜动脉患者,中心视力可保持正常。

2.体征

急性 CRAO 患者的眼前段正常。如果同时伴有眼前段虹膜新生血管,则要考虑是否同时存在颈动脉阻塞。颈动脉阻塞可导致虹膜新生血管,从而引起眼压升高。如果眼压超过视网膜中央动脉的灌注压,则很容易发生视网膜动脉阻塞。

CRAO 发生后的几秒钟,就可出现患眼瞳孔中度散大和相对性瞳孔传入阻滞的体征(直接光反射迟钝或消失,间接光反射灵敏)。在阻塞的早期阶段(2 h 内),眼底看起来是正常的,但相对性瞳孔传入阻滞检查表现为阳性,如果阻塞是一过性或阻塞已自发消除,也可表现阴性。

全视网膜灰白水肿,但以后极部明显,呈弥漫性乳白色,黄斑呈现樱桃红点,是诊断 CRAO 的重要临床体征。视网膜内层的缺血坏死使视网膜呈现乳白色水肿浑浊,黄斑区的视网膜菲薄,很容易透见到视网膜的色素上皮层和脉络膜,因此显示樱桃红点(紫红色)。最初视盘可正常或边界不清,最终表现为视盘苍白。视网膜的浑浊水肿需要 4~6 周才能消失,视网膜血管狭窄和视盘受损区的神经纤维层萎缩缺失。

视网膜动脉血管变细,血管颜色发暗。不完全阻塞的病例可见到节段性红细胞血柱缓慢移动。有睫状视网膜动脉的患者,由于该动脉起自睫状后短动脉,在发生 CRAO 时,该动脉供应血流正常。在大片灰白色视网膜水肿衬托下,视盘颞侧保留一舌状正常视网膜颜色区域。

CRAO 中 20%~40% 的患眼可在视网膜动脉中看到栓子。最常见的是黄色闪光的胆固醇栓子。这种栓子主要来自颈动脉的动脉粥样硬化斑块。除此之外,还可能来自主动脉弓、眼动脉,甚至是视网膜中央动脉。胆固醇栓子通常很小,常不会完全阻塞视网膜动脉,因此常表现无临床表现。还有一种少见的栓子是来自额部皮下注射泼尼松,引起 CRAO。

在有些患眼中,会观察到视盘上的视网膜中央动脉中有不闪光的大栓子,周围视网膜动脉中有很多小的胆固醇栓子。虽然大小栓子在检眼镜下看起来有差异,但其实它们来源一致,只是大栓子周围聚集了大量的纤维蛋白-血小板组织。钙化栓子较胆固醇栓子少见,通常体积较大,阻塞程度更严重,一般来源于心脏瓣膜。视网膜动脉可见栓子的出现率与死亡率相关。可见栓子的病例死亡率为 56%,而无栓子的病例死亡率为 27%。与眼缺血综合征相似,其主要死亡病因为心脏疾病。但急性视网膜动脉阻塞中,发现栓子,并不提示颈动脉具有病理性狭窄或心脏病需要抗凝治疗或手术,需看心血管专科。

约 20% 的急性视网膜动脉阻塞会发展出现虹膜红变。视网膜中央静脉阻塞时,虹膜新生血管平均出现于阻塞后的 5 个月;而 CRAO 时,虹膜新生血管平均出现于阻塞后的 4~5 周,最早为 1 周,最晚为 15 周。阻塞严重且阻塞时间长的患眼更容易发生虹膜红变。如果阻塞在发病的最初几天得到解决,则很少发生虹膜红变。虹膜红变患眼 65% 可通过全视网膜光凝进行治疗。2%~3% 的 CRAO 患眼可发展出现视盘新生血管。与出现虹膜新生血管相似,假如在急性阻塞时同时出现视盘新生血管,要高度怀疑是否存在潜在的颈动脉阻塞。

3.辅助检查

(1)荧光素眼底血管造影(FFA):可表现为视网膜动脉充盈迟缓或可见动脉充盈的前锋(最

具特异性的表现)。但最常见的特征为视网膜动静脉期延长(从视网膜动脉出现荧光素到相应静脉完全充盈的这段时间)。有时会出现视盘晚期染色,但很少看到视网膜血管壁染色。视网膜动脉完全无充盈极少出现(<2%)。

正常眼的脉络膜在视网膜动脉充盈前 1～2 s 开始充盈,5 s 钟即可完成全部充盈。CRAO 患眼的脉络血管床通常可正常充盈,只有 10% 的病例会出现 5 s 以上的充盈延迟。CRAO 患眼检查时,如脉络膜充盈明显延迟,应考虑眼动脉阻塞或颈动脉阻塞的可能性。

视网膜循环在发生急性 CRAO 后,有明显的重建循环倾向。因此,虽然动脉狭窄和视力损害将持续存在,但 FFA 检查可在一定的时间恢复正常。

(2)光学相干断层扫描(OCT):在 CRAO 的急性期,后极部视网膜神经上皮层水肿增厚,内核层以内各层结构不清,外丛状层以内反射增强,内核层反射性减弱,呈一低反射带;光感受器外节不完整,RPE 层正常。在 CRAO 的萎缩期,后极部视网膜神经上皮层均明显变薄且反射性减弱,外界膜以外各层可表现正常。

(3)眼电生理检查:CRAO 发生时,因内层视网膜缺血,视网膜电图(ERG)表现为 b 波波幅下降[b 波对应 Müller 和/或双极细胞的功能]。对应光感受器功能的波通常不受影响。但也有某些患眼视力下降而 ERG 检查正常,可能与视网膜血流重建有关。

(4)视野检查:CRAO 患眼视野,通常残留颞侧视岛,可能因为脉络膜营养其相应的鼻侧视网膜。在拥有睫状视网膜动脉的患眼,可会保留小范围的中心视力。根据阻塞的程度和范围不同,周边视野也会有不同程度的保留。

(三)诊断

突然发生或多次短暂发作黑矇后单侧无痛性视力急剧下降,患眼相对性瞳孔传入阻滞阳性。视网膜动脉变细或有节段性血柱缓慢移动、视网膜苍白水肿和黄斑樱桃红点外观,可确诊 CRAO。辅助检查有助于早期确诊。还应积极寻找发生 CRAO 的原因,做出病因诊断。

(四)治疗

动物试验表明,CRAO 90～100 min 后,视网膜就会造成不可逆的损害。但事实上,在临床上视网膜中央动脉很少发生完全性阻塞。另外,动物模型制作时,是在视网膜中央动脉进入视神经处造成阻塞,而临床上患者发生 CRAO 时不一定都在该部位发生阻塞。临床上,视网膜动脉阻塞发生后的 3 d 内一般都会有视力的恢复。因此,推荐 CRAO 视力损害后的 24 h 内都要给予积极的眼部治疗。

1.按摩眼球

可以应用 Goldmann 接触镜或通过手指按摩完成,持续压迫眼球 10～15 s,然后突然放松,这样不断重复。虽然眼球按摩很难冲走阻塞的栓子,但眼球按摩可扩张视网膜动脉,提高视网膜血流灌注量。眼内压突然升高后又突然下降可以增加 86% 的血流量。

2.吸氧

持续低流量吸入 95% 氧和 5% 二氧化碳混合气体。虽然高浓度氧可使视网膜动脉收缩,但 CRAO 患者吸入 95% 氧后,氧可通过脉络膜扩散在视网膜表面维持正常的氧压力。另外,二氧化碳可使血管舒张,也可提高视网膜的血流量。

3.前房穿刺放液术

也曾在临床应用,原理与眼球按摩相似。但因为有创伤性,且临床效果有限,现在很少应用。

4.溶栓治疗

但疗效有争议,且要注意该治疗的全身并发症,以防脑血管意外。眶上动脉注射溶纤维蛋白剂治疗 CRAO 也有报道,但未见更多的临床应用报告。

5.其他治疗

球后注射或全身应用血管扩张剂,但球后注射存在球后出血的风险,球后血肿可使视网膜动脉的血流进一步减少。舌下应用硝酸甘油(强效血管扩张剂)有时可使视网膜血流恢复正常。全身抗凝剂一般不应用于 CRAO 的治疗。

(五)治疗效果

发病初期,患眼的视力 90% 为指数和光感。如眼底可见栓子,则患眼视力普遍较差。CRAO 患眼中,约有 25% 的患眼会存在睫状视网膜动脉供应黄斑区,其中 80% 患眼在两周后视力可提高至 0.4 以上;即使发病时只有中心视岛的可见视野,但治疗后其周边视野可以明显恢复。

CRAO 患眼的最终视力通常为指数。但是对于存在睫状视网膜血管供应黄斑的患眼,视力可提高至 1.0。受累视网膜对应的视野永久性缺损。CRAO 发生后期,眼底改变包括视神经萎缩、视网膜动静脉变细和视网膜变薄。

二、视网膜分支动脉阻塞

视网膜分支动脉阻塞(branch retinal article occlusion,BRAO)发生于视网膜的分支动脉,表现为阻塞血管供应区视野的无痛性缺损。与 CRAO 相比,范围较小,但同样对视网膜功能损害严重,也需急诊尽早治疗。

(一)病因与发病机制

在急性视网膜动脉阻塞病例中,CRAO 约占 57%,BRAO 约占 38%,睫状视网膜动脉阻塞约占 5%。BRAO 中,90% 以上为颞侧视网膜动脉阻塞。目前尚不清楚原因。

BRAO 的病因与 CRAO 相似。如果阻塞发生在动脉分叉点,一般都是栓子阻塞。

(二)临床表现

1.症状

不累及黄斑患者,可感觉不到视力改变,或仅感到视力模糊或有固定黑影,累及黄斑者,可感到视力急性下降。

2.体征

BRAO 表现为阻塞血管支配区域的视网膜变白(后极部最明显),而缺血区边缘处视网膜的白色更明显。推测与视神经纤维到达缺血区视网膜时轴浆流动受阻有关。30% 的患者可发现动脉栓子。

BRAO 后,病变区有时会出现新生血管,多见于糖尿病患者。也有极少数病例会出现虹膜新生血管。检查时,可见到视网膜动脉侧支循环的形成,这也是 BRAO 后的特征性改变。BRAO 后的数周或数月后眼底外观可恢复正常。

(三)诊断

临床上表现为单眼无痛性视力急剧下降。后极部阻塞血管分布区视网膜明显苍白。FFA 可见受累血管充盈延迟,后期有时可见逆向充盈。

(四)治疗

BRAO 的治疗与 CRAO 相同。因为 BRAO 的视力预后明显好于 CRAO,因此,一般不采用具有创伤性的治疗手段,如前房穿刺,球后注射。

(五)治疗效果

BRAO 发生时,因黄斑区仍有部分正常血供,因此视力通常相对较好。80%以上患眼的最终视力可达到 0.5 以上,但视野缺损会一直存在。视力预后与黄斑受累程度相关,波动于 0.05~1.00,如果黄斑中心凹周围的视网膜全部变白,则视力预后差。

三、睫状视网膜动脉阻塞

睫状视网膜动脉阻塞是指睫状视网膜动脉阻塞引起的眼部损害。大约 35%的眼和 50%的人存在睫状视网膜动脉。

(一)病因与发病机制

睫状视网膜动脉来自睫状后短动脉,一般是与视网膜中央动脉分开,从视盘的颞侧进入视网膜。荧光造影检查中,约 32%的眼底可见到睫状视网膜动脉,它与脉络膜循环同时充盈,比视网膜动脉充盈时间提前 1~2 s。

(二)临床表现

1.症状

典型的临床表现为睫状视网膜血管分布对应区的旁中心暗点,经常不被患者察觉。

2.体征

睫状视网膜动脉阻塞时,表现为其血管支配区域的视网膜变白。一般为以下 3 种情况:①单纯睫状动脉阻塞;②睫状视网膜动脉阻塞合并视网膜中央静脉阻塞(CRVO);③睫状视网膜动脉阻塞合并前段缺血性视神经病变。

(1)单纯睫状动脉阻塞:一般视力预后良好。90%可恢复到 0.5 以上,其中 60%可达到 1.0。

(2)睫状视网膜动脉阻塞合并 CRVO:约 70%的患眼视力预后好于 0.5,视力下降的主要原因可能与 CRVO 有关。CRVO 的患者中约 5%合并睫状视网膜动脉阻塞。目前病因尚不明确,推测可能因为睫状视网膜动脉的流体静力学压力与视网膜中央动脉相比,相对较低,当静脉血管系统压力升高时,睫状视网膜动脉容易发生血流郁积和血栓形成。睫状视网膜动脉阻塞合并 CRVO 时,静脉阻塞一般为非缺血型,因此很少发生虹膜红变和新生血管性青光眼。但是,如果此时 CRVO 为缺血型时,则很难发现同时存在的睫状视网膜动脉阻塞。

(3)睫状视网膜动脉阻塞合并前段缺血性视神经病变:睫状视网膜动脉阻塞合并前段缺血性视神经病变约占睫状视网膜动脉阻塞的 15%。因视神经受损,视力预后很差,一般在无光感到 0.05 之间。检查时,可见睫状视网膜动脉支配区视网膜变白,同时视盘充血水肿或苍白水肿。视盘苍白水肿提示病因为巨细胞动脉炎,视力预后比视盘充血水肿更差。

睫状视网膜动脉阻塞的病因与 CRAO 的病因相似。若合并前段缺血性视神经病变,则需注意是否存在巨细胞动脉炎。

(三)诊断

旁中心暗点,眼底检查可见睫状视网膜动脉供应区的视网膜变白。因阻塞后视网膜受累面积较小,相对性瞳孔传入障碍通常为阴性。

(四)治疗

同 BRVO。

(五)治疗效果

睫状视网膜动脉单独发生时,预后等同甚至好于 BRAO,90％患者视力可恢复到 0.5 以上。睫状视网膜动脉阻塞合并视网膜中央静脉阻塞时,其预后与视网膜中央静脉阻塞的并发症相关,如黄斑水肿、视网膜缺血和出血。

四、毛细血管前小动脉阻塞

视网膜毛细血管前小动脉阻塞表现为棉绒斑,临床中常见的棉绒斑为毛细血管前小动脉阻塞,不单独出现,常合并高血压视网膜病变、糖尿病视网膜病变、白血病等出现。

(一)病因与发病机制

视网膜前毛细血管小动脉急性阻塞可能与血管内皮受损,血栓形成,血管炎症或红细胞阻塞等有关。可见于高血压、糖尿病或放射性视网膜病变或红斑狼疮、白血病、妊娠高血压综合征等全身疾病。

(二)临床表现

1.症状

多无症状,常为其他眼底病变的一个表现,如高血压视网膜病变,糖尿病视网膜病变等。

2.体征

视网膜前小动脉阻塞,导致视网膜局部缺血,视网膜棉绒斑。FFA 表现为斑片状无灌注区,邻近毛细血管扩张,有的呈瘤样扩张,晚期荧光渗漏。前小动脉阻塞的部位和大小不同,视力表现也不同。数天或数周后,小动脉重新灌注,重建的毛细血管床迂曲。晚期受累的视网膜局部变薄,透明度增加,形成局限凹面反光区,表示此处视网膜曾有缺血改变。

(三)诊断和鉴别诊断

1.诊断

眼底可见局部水肿的棉绒斑,走行与视网膜神经纤维走行一致,边界不清。

2.鉴别诊断

需要与有髓神经纤维,硬性渗出等鉴别。有髓神经纤维多位于视盘旁,走行同神经纤维一致,但多数范围较棉绒斑大,有特征性的彗星尾样形态。硬性渗出为视网膜血浆成分,细胞间的水肿,边界清楚,与棉绒斑细胞内水肿不同。

(四)治疗

原则同 CRAO,要注意原发病的治疗。

五、眼动脉阻塞

眼动脉阻塞时,因视网膜循环和脉络膜循环同时被阻断,因此视功能损害非常严重。

(一)病因与发病机制

在颈内动脉阻塞的患者中发病率约为 5％,其发病机制主要为血管闭塞、血管栓塞、眼内压升高或全身低血压、动脉痉挛几方面的原因导致视网膜动脉灌注不足而造成视功能的损害。

另外,由于眼动脉大多来自颈内动脉,少数来自颈外动脉的脑膜中动脉,鼻部有连接颈外和颈内动脉的筛前动脉、筛后动脉、滑车动脉、鼻背动脉,故鼻、眶部注药时,栓子都有逆行进入眼动脉的可能。

(二)临床表现

1.症状

眼动脉阻塞患者主要表现为单侧视力骤然无痛性丧失,视力波动于指数与无光感,无光感多见。部分患者感到眼球和眼眶疼痛以及同侧偏头痛,这种疼痛多是因为缺血,而非高眼压所致。其他少见症状还有结膜血管扩张,突眼等。

2.体征

由于眼内供血减少可以产生类似感染、毒素、免疫反应、外伤等炎症反应,角膜后沉着物和房水闪辉阳性,玻璃体轻度浑浊。视盘水肿,视网膜动脉纤细如线,血管管腔内无血柱而呈银丝状,视网膜苍白水肿。由于脉络膜循环障碍,黄斑部呈黄色或樱桃红斑。眼压常比健眼低约0.5 kPa(4 mmHg)。患眼相对性瞳孔传入阻滞明显。

但对于不完全阻塞的可疑患者,则需要做特殊检查以资鉴别诊断:①FFA 表现为脉络膜弱荧光,臂-脉络膜循环时间和臂-视网膜循环时间明显延长,动脉充盈延迟并可见动脉前锋,静脉回流迟缓与弱荧光;②ERG 见 a 波和 b 波平坦或消失;③经颅彩色多普勒可以测定颈、眼动脉狭窄处管腔的血流频谱低平、血流速度降低;④眼和眶部 MRI 扫描显示眼动脉供血的视神经鞘、眶脂肪、眼外肌的信号增强。

因视网膜内外层均无血液供应,故视网膜乳白色水肿比 CRAO 更严重。因此,视力损害也比 CRAO 严重,常为无光感。有 40%的患者眼底无"樱桃红点"表现,原因为脉络膜与视网膜中央动脉血供同时受阻,脉络膜和视网膜色素上皮层也因缺血而浑浊水肿。晚期可见后极部特别是黄斑区色素紊乱严重。

(三)诊断和鉴别诊断

患者出现单侧视力骤然无痛性丧失,降至指数或无光感。典型的眼底改变为视盘苍白水肿,视网膜血流可呈节段性流动,视网膜广泛变白,呈急性梗死状,无樱桃红点表现。FFA 显示无脉络膜背景充盈或脉络膜背景充盈明显延迟,视网膜血管充盈不足或明显延迟。

主要同 CRAO 相鉴别,眼动脉阻塞时,无黄斑樱桃红表现,ERG 的 a 波和 b 波同时消失,FFA 脉络膜背景荧光异常。而 CRAO 时,因脉络膜循环正常,因此可见黄斑樱桃红改变,a 波存在,FFA 背景荧光正常。

(四)治疗

对于眼动脉阻塞及 CRAO 的患者,要早期发现、早期检查、早期治疗,尽早恢复血循环,抢救患者的视功能。目前采取多种措施进行综合治疗,包括眼球按摩、扩张血管药物等,但收效甚微。

值得注意的是,近年来,随着头面部整形手术、注射胶原蛋白或曲安奈德等治疗的增多,眼动脉阻塞病例偶有发生。因此,眼部、鼻、眶部注药前,首先需排空注射器内空气,其次是注药时必须回抽无血才能注入,以保证患者安全。

(五)治疗效果

治疗后,视力仍然很少提高。眼动脉阻塞的后期眼底表现为视盘苍白,视网膜动静脉变细。因发病时,视网膜色素上皮和脉络膜毛细血管层明显缺血,因此,后期也可表现出视网膜色素上皮异常。

六、视网膜大动脉瘤

视网膜大动脉瘤(retinal arterial macroaneurysm,RAMA)是视网膜动脉管壁局限性纺锤状或梭形膨胀,产生不同程度的视网膜出血、渗出或玻璃体积血,常引起视力下降。

(一)病因与发病机制

RAMA 是特发性获得性视网膜大动脉扩张,主要发生在视网膜动脉第 2 及第 3 分支、分岔点或动静脉交叉处。最常见颞上动脉分支,较少见睫状视网膜动脉或视盘动脉。RAMA 的病理生理还没有完全被了解。假设之一是动脉硬化导致血管壁纤维化,结果减少了管壁的弹性,管内压力升高导致管壁局限扩张。另一假设是栓子栓塞(原已经存在血管巨大动脉瘤)或动脉内血栓形成导致机械损伤内皮细胞或外膜血管壁,使血管壁容易形成血管瘤。高血压是最常见的相关危险因素,慢性静脉血液淤滞和动脉硬化起一定作用,其他危险因素包括高血脂和全身血管性疾病(如:结节性多动脉炎、结节病、糖尿病、类风湿关节炎和雷诺病)。

(二)临床表现

RAMA 最常见 60 岁以上的老年人(平均为 57～71 岁),也有报告发生在 16 岁的年轻人。女性多见,占71％～80％,多是单眼,但有 10％是双眼发病,20％患者是沿着同一条血管或多条血管的多个动脉瘤。

1.症状

典型表现为突然无痛性视力下降,玻璃体腔内积血可引起黑影。很多患者也可无症状,只是在常规检查才发现,尤其是在 RAMA 没有累及黄斑的渗出、水肿或视网膜下出血时。

2.体征

眼球前段检查一般正常。RAMA 多数位于颞侧视网膜动脉的第 2 和第 3 级处,没有并发症的动脉瘤呈橘红色囊样或梭形。有眼底出血表现为多层:视网膜前、内界膜下、视网膜内和视网膜下。玻璃体内见条状或团块状暗红色积血,位于大动脉瘤附近;内界膜下和视网膜内出血呈暗红色圆形,视网膜下出血形态不规则,视网膜血管走行其表面。大量黄白色脂质渗出物环绕动脉瘤周围,在 10％的患者可见到动脉瘤搏动。不伴渗出的黄斑水肿很少见,在单纯黄斑区神经上皮脱离可不伴有渗出。

3.辅助检查

(1)FFA 显示瘤样扩张的动脉立即充盈和渗漏荧光,如果有内界膜下和视网膜内出血遮挡,可在出血周围见到环形强荧光。受累及的动脉可显示变细和不规则,周围的毛细血管渗漏荧光。

(2)ICGA 检查:因 ICGA 的激发光谱为红外光,能穿透致密出血,比 FFA 显示大动脉瘤更加清楚。造影早期动脉瘤就显示强荧光,晚期动脉瘤完全充盈呈圆形或椭圆形。

(3)OCT 检查:最初病灶处的视网膜结构正常,后来黄斑发生变性,尤其是黄斑区视网膜外层;渗出引起广泛的视网膜水肿,以视网膜外层水肿最显著,还能显示黄斑区神经上皮脱离。

(三)诊断和鉴别诊断

1.诊断

老年患者,突然无痛性视力下降和眼前黑影,眼底见到多层出血,视网膜动脉一处和多处局限扩张伴动脉瘤周围大量黄白色渗漏,FFA 和 ICGA 显示病变血管梭形扩张和渗漏,可确诊。

2.鉴别诊断

(1)外伤性多层出血:患者有外伤后视力下降病史不难和 RAMA 鉴别。

(2)分支静脉阻塞:眼底的渗出和出血是以静脉阻塞处为顶端呈扇形,FFA 显示是静脉异常阻塞可与发生在动脉的大动脉瘤相鉴别。

(3)视网膜血管瘤病:大多发生在视网膜周边部,有较粗大的输入和输出滋养血管,容易区别。

（4）海绵状血管瘤：在眼底呈蔓状暗红色隆起，FFA 早期充盈不良，中晚期充盈不均匀，呈雪片状，无荧光渗漏。

（5）动静脉畸形：可形成瘤样红色扩张，但 FFA 无荧光渗漏。

（6）糖尿病视网膜病变：双眼发病，严重程度相似，视网膜散在出血点、微动脉瘤；FFA 显示广泛微动脉瘤、毛细血管闭塞和新生血管形成。容易和 RAMA 相鉴别。

（7）渗出性年龄相关性黄斑病变：出血常发生黄斑区，扩张和渗漏的新生血管位于黄斑区内，与视网膜动脉无联系，OCT 常显示玻璃膜疣，可与 RAMA 相鉴别。

（8）黄斑毛细血管扩张症：是双眼中心凹旁毛细血管扩张和渗漏。

（9）成人 Coats 病：是中心凹旁毛细血管粟粒样扩张伴大量黄白色渗出，与 RAMA 发生在视网膜动脉第二及第三级分支处不同。

（四）治疗

1.观察

因大多数动脉瘤能自行退化，能恢复良好视力，所以对该病能很安全地进行观察。

2.治疗全身疾病

应适当地治疗高血压和其他全身性危险因素。

3.激光治疗

激光适应证是慢性黄斑渗漏或水肿引起视力下降。用激光直接照射大动脉瘤可改善一些患者的视力，但也有研究认为直接光凝血管瘤并不能提高视力，还可引起 BRAO。用激光治疗动脉瘤周围的区域也可改善某些黄斑水肿患者的视力。位于黄斑区视网膜前出血，如果出血尚未凝固，可用 Nd：YAG 激光在出血灶的下端切穿表面透明玻璃体膜或内界膜，让出血进入玻璃体腔，改善视力，但有冒损伤黄斑的风险。

4.玻璃体腔内注射抗血管内皮生长因子

玻璃体腔内注射贝伐珠单抗组与没注射组对比，平均观察＞10 个月，注射后早期黄斑区视网膜水肿明显减轻，但最终随访，注射组和对照组在最佳矫正视力和黄斑区视网膜厚度没有显著的不同。

5.玻璃体手术

严重的玻璃体腔积血观察一个月不吸收，做玻璃体切除手术清除。

（张云霞）

第五节　视网膜静脉阻塞

视网膜静脉阻塞（retinal vein occlusion，RVO）是多种原因引起的视网膜静脉血流受阻的眼底病变，发病率仅次于糖尿病视网膜病变。因视网膜静脉回流受阻，眼底主要表现为视网膜静脉迂曲扩张，视网膜内出血、视网膜水肿和黄斑区水肿。根据阻塞部位的不同分为视网膜中央静脉阻塞和分支静脉阻塞。

一、视网膜中央静脉阻塞

视网膜中央静脉阻塞(central retinal vein occlusion,CRVO)是发生在视盘处视网膜静脉总干的阻塞。常为单眼发病,男女发病率相等。尽管也可发生在较年轻的年龄组,但90%患者发病年龄大于50岁。引起本病的病因,老年人与青壮年有很大差异,前者绝大多数继发于视网膜动脉硬化,后者则多为静脉本身的炎症。全身疾病如糖尿病、高血压、冠心病是CRVO发生的危险因素,但是CRVO与这些全身疾病的直接关系并未得到证实。研究表明积极治疗全身相关疾病能够减少眼部并发症的发生以及对侧眼中央静脉阻塞的发生率。

(一)病因与发病机制

关于CRVO的确切的发病机制还不是很清楚,多数的观点认为是筛板处或筛板后的视网膜中央静脉的血栓形成。由于血栓的形成,继而发生血管内皮细胞的增生以及炎性细胞浸润。造成血栓形成的原因可能有以下几个方面。

1.血流动力学改变

由于视网膜静脉系统是一个高阻力、低灌注的系统,所以对于血流动力学的变化十分敏感。血液循环动力障碍引起视网膜血流速度的改变容易形成血栓。例如,高血压患者长期小动脉痉挛,心脏功能代偿不全、心动过缓、严重心率不齐,血压突然降低、血压黏滞度改变等原因都会导致血流速度减慢而造成血栓形成。

2.血管壁的改变

巩膜的筛板处,视网膜中央动脉和中央静脉在同一个血管鞘中,当动脉硬化时,静脉受压导致管腔变窄,且管壁内皮细胞受刺激增生,管腔变得更窄,血流变慢,导致血栓的形成。另外一些全身及局部炎症侵犯视网膜静脉时,毒素导致静脉管壁的内面粗糙,继发血栓形成,管腔闭合。

3.血液流变学改变

大多数静脉阻塞的患者都患有高脂血症,血浆黏度以及全血黏度高于正常人群。有研究表明视网膜静脉阻塞患者血液里血细胞比容、纤维蛋白酶原和免疫球蛋白增高。当这些脂类和纤维蛋白原增多后,可包裹于红细胞表面使其失去表面的负电荷,因而容易聚集并与血管壁黏附。而且纤维蛋白原含量增加以及脂蛋白等成分增加使血液黏稠度增高,增加血流阻力而导致了血栓的形成。

4.邻近组织疾病

对视神经的压迫、视神经的炎症、眼眶疾病、筛板结构的改变也会造成视网膜静脉血栓的形成。另外一些眼病,如青光眼与CRVO有关。有研究者认为青光眼导致眼压升高压迫筛板,导致血管的功能异常,血流阻力增高最终导致血栓的形成,发生CRVO。

5.其他

研究表明CRVO的患者除了红细胞沉降率和部分凝血酶的升高外,还有血细胞比容、同型半胱氨酸和纤维蛋白原的升高,血液中出现狼疮抗凝血因子和抗磷脂抗体。另外,还有激活的蛋白C和蛋白S的缺乏。这些因素是否与CRVO相关还并不确定。

(二)临床表现

1.症状

患眼视力突然无痛性下降。少量出血或黄斑受累较轻的患者,视力下降不严重;大量出血者,视力可能降至数指或者手动。发病前,患者可能有持续数秒至数分钟的短暂视物模糊病史,然后恢复到完全正常。这些症状可能在数天或数个星期后重复出现,直到发病。

2.体征

(1)眼前节检查:单纯 CRVO,眼前节检查一般正常,视力下降明显的患者同侧瞳孔中等程度散大,直接光反射迟钝,间接光反射灵敏。少数患者初次发作可发生玻璃体积血,少量积血造成玻璃体腔内有漂浮的血细胞;大量积血则出现玻璃体红色浑浊,眼底窥不清。

(2)眼底检查:典型眼底改变是以视盘为中心的点状和片状出血。中央静脉阻塞不完全的病例,视网膜出血量少,可见到围绕视盘的放射状片状和火焰状出血,靠周边部是散在的点状和片状边界清楚的出血;还可见到视盘无水肿,边界尚清;视网膜动脉形态正常或硬化变细,视网膜静脉扩张和迂曲;黄斑和视网膜水肿不明显。如果未治疗或治疗无效,不完全阻塞可转变成完全阻塞。

也可一开始就是完全型阻塞,眼底出现大量以视盘为中心的放射状大片状和火焰状的视网膜出血,在黄斑周围,与视神经纤维走行一致呈弧形,往周边,视网膜出血程度逐渐减少和减轻。视盘水肿,边界不清,生理凹陷消失和视盘表面大量出血。中央静脉迂曲怒张,呈腊肠或者结节状,部分节段掩埋在出血下见不到。动脉也相应增粗,但有原发硬化者,可见到视网膜动脉铜丝状或银丝状并不增粗,可见到动静脉交叉压迫征。视网膜和黄斑水肿,缺血病例可见到棉绒斑。随着病程进展,出血逐步减少甚至完全吸收,出血吸收的时间取决于静脉阻塞的严重程度。出血吸收后,部分患者睫状视网膜侧支循环形成,黄斑水肿可持续存在很久,部分患者黄斑前膜形成。如出现新生血管,病程中还可能突然发生玻璃体积血。少数情况还可能合并视网膜动脉阻塞,尤其在缺血型 CRVO 比较常见。

3.半侧视网膜中央静脉阻塞

约有 20%的人在视网膜中央静脉进入视神经的时候分为上下两支,在筛板后合并为一支。约 80%的人上下两支没有合并,如果其中的一支阻塞则会发生半侧 CRVO。半侧阻塞所引起的病变范围大于分支阻塞,占整个眼底的 1/2~2/3。视盘出现与阻塞部位一致的区域性水肿浑浊。尽管只有半侧的视网膜被侵及,但是半侧 CRVO 在发病机制以及临床特点上都更接近 CR-VO,而并非视网膜分支静脉阻塞。

4.辅助检查

(1)眼底荧光血管造影(FFA):①非缺血性 CRVO 可见视盘毛细血管扩张、沿着视网膜静脉分布的荧光渗漏和微血管瘤;黄斑正常或者有轻度点状荧光素渗漏。阻塞恢复后,FFA 可能表现正常;少数黄斑呈暗红色囊样水肿者,FFA 显示花瓣状荧光素渗漏,最终可能形成囊样瘢痕,导致视力下降。②缺血性 CRVO 显示视网膜循环时间延长,视盘毛细血管扩张,荧光素渗漏。毛细血管高度扩张迂曲,微血管瘤形成。黄斑区能够见到点状或者弥漫的荧光渗漏,囊样水肿呈花瓣状荧光素渗漏。毛细血管闭塞形成大片无灌注区,无灌注区附近可见动静脉短路,微血管瘤和新生血管。疾病晚期可见视盘的粗大侧支循环以及新生血管的荧光渗漏。黄斑正常或者残留点状渗漏、花瓣状渗漏,或者色素上皮损害的点状或者片状透见荧光。

研究认为 FFA 检查发现有 10 个视盘直径(DD)以上毛细血管无灌注区的患者产生前部新生血管的危险性提高,因此应该被划分为缺血型。无灌注区为 30 个 DD 以上的患者是发生新生血管的高危人群。所以 FFA 对于判断新生血管的形成很有帮助,对于判断预后和决定正确的随访有重大的意义。

(2)光学相干断层扫描(OCT):黄斑囊样水肿表现为黄斑中心凹明显隆起,外丛状层和内核层之间出现囊腔。神经上皮层浆液性脱离可见脱离区呈低或者无反射暗区,其下方为高反射视网膜色素上皮(RPE)层。视网膜浅层出血在视网膜内表层呈高反射光带或散在点状高反射;深层出血表现为视网膜内高反射带,同时遮挡深层组织的反射。当发生黄斑区前膜时可见黄斑区视网膜前高反射带。

(3)全身检查:对每个患者应详细询问病史和做包括血压在内的全身体格检查。实验室检查包括血常规、糖耐量试验、血脂、血清蛋白电泳、血液生化和梅毒血清学检查。如果有凝血异常的病史,那么还要做进一步的血液检查,例如狼疮抗凝血因子、抗心磷脂抗体以及血清中蛋白 S 和蛋白 C 的量。

(三)分类

根据病变程度和 FFA 的特征,可将 CRVO 分为缺血型和非缺血型两种类型,这种分型对治疗和预后具有指导意义。

1.非缺血性 CRVO

非缺血性 CRVO 又称部分或不完全性 CRVO,也称静脉淤血性视网膜病变。CRVO 患者中有 75%~80% 属于这种症状较轻的类型,患者视力轻度到中度下降。

视网膜静脉充血和迂曲是特征性表现。偶尔可能出现棉绒斑,位置靠近后极部。如果出现黄斑水肿或者黄斑出血,视力会受到显著影响。黄斑水肿可能是囊样水肿,也可能是弥漫性黄斑增厚,或者两者都存在。大部分非缺血型 CRVO 的眼底改变在疾病诊断后的 6~12 个月消失。视网膜出血可以完全消退,视神经看起来正常,但是视盘可出现静脉侧支血管。黄斑水肿消退后黄斑表现正常,但是持续的黄斑囊样水肿会导致永久的视力损伤,眼底可以观察到黄斑区色素沉着、视网膜前膜形成或网膜下纤维血管增生。

在非缺血性 CRVO 病例中,发生视网膜新生血管很少见(低于 2% 的发病率)。但是非缺血型 CRVO 亦可以发展为缺血型,研究发现 15% 的非缺血型患者在疾病发生 4 个月内就进展为缺血型,在 3 年内则有 34% 的非缺血型 CRVO 的患者发展为缺血型。

2.缺血型 CRVO

缺血型 CRVO 是完全的静脉阻塞并伴有视网膜大量出血。这种类型占了 CRVO 的 20%~25%。患者视力突然明显下降,传入性瞳孔功能障碍很明显,中晚期出现新生血管性青光眼时患者会感觉剧烈疼痛。

典型的临床表现如图 6-1,如果大量出血有可能突破内界膜而形成玻璃体积血。6~12 个月后进入疾病晚期,视盘水肿消退,颜色变淡,可出现视盘血管侧支循环。黄斑水肿消退,可出现黄斑区色素紊乱,严重者出现视网膜前膜或色素瘢痕形成,严重影响视力。

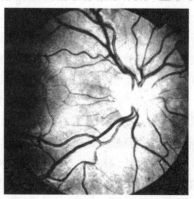

图 6-1　缺血型视网膜中央静脉阻塞

缺血型 CRVO 的容易发生视盘或视网膜新生血管,导致增生性玻璃体视网膜病变。发生虹膜或者房角新生血管的概率为 60% 或者更高,最早可在 9 周内出现。新生血管性青光眼往往在起病后 3 个月内出现,导致顽固性的高眼压。

以视盘为中心的大量放射状的视网膜出血,呈边界不清的火焰状和不规则点片状;视盘水肿,边界不清;中央静脉迂曲扩张,呈腊肠或者结节状,部分节段掩埋在出血下见不到;视网膜和黄斑水肿,视盘周可见大量棉绒斑。

(四)诊断和鉴别诊断

1.诊断

视力突然下降,以视盘为中心的放射状和火焰状出血,静脉血管迂曲扩张呈腊肠状,可诊断 CRVO。仅凭眼底表现很难准确区分缺血性和非缺血性,FFA 可帮助区别两者,同时还可帮助确诊黄斑水肿。有部分患者在疾病发生数月后来就诊,症状和体征往往不典型,仅发现轻度静脉充血和迂曲以及少量视网膜出血,需加以注意。

2.鉴别诊断

(1)眼部缺血综合征:急性 CRVO 容易和眼缺部血综合征相鉴别,但病程较长的非缺血型 CRVO 的临床表现与眼部缺血综合征相似。两种疾病都有视物模糊的症状,也都可有出现短暂失明。CRVO 患者常常可以看到黄斑水肿,但是在眼部缺血综合征中少见。两种疾病都有静脉充血,但是眼部缺血综合征一般没有静脉迂曲。眼部缺血综合征视网膜出血一般位于中周部,CRVO 的视网膜出血位于后极部。

(2)血液高黏度综合征:双眼发生类似 CRVO 的症状,可能是血栓形成导致的 CRVO。CRVO 很少两侧同时发病,它经常发生于全身高凝疾病和血液高黏滞疾病的情况下。当双侧 CRVO,同时在身体其他部位发生静脉阻塞,应高度怀疑血液高黏度综合征,做相应的实验室检查。

(3)高血压视网膜病变:当高血压视网膜病变引起视盘水肿时,临床表现与 CRVO 相似。但 CRVO 很少两侧同时发病,而高血压视网膜病变常常双眼发病,眼底静脉有扩张,但并不发暗,无明显迂曲;常常可以见到棉絮斑和黄斑区星芒状渗出;眼底有动脉硬化的表现,动脉呈铜丝或者银丝样改变,动静脉压迹明显。

(4)视网膜血管炎:可伴发视盘血管炎症,可引起非缺血性 CRVO,与 CRVO 非缺血型的临床表现相似。血管炎性 CRVO 患者多为年轻男性,病程呈自限性,视力预后较好。视网膜出血在视盘及邻近视网膜,如果疾病控制不佳,静脉阻塞发展,视网膜出血渗出加重,黄斑水肿明显,演变为缺血型 CRVO。在治疗上,采用肾上腺糖皮质激素抗炎,如果反应好,可确诊为视盘血管炎。

(五)治疗

针对其发病机制和病理改变,在临床上出现了多种多样治疗方法,但仍没有公认的安全有效的治疗方法。

1.药物治疗

(1)活血化瘀:目前,一些药物对 CRVO 的治疗,包括应用抗凝剂和抗血小板凝聚药物(阿司匹林、肝素等),以及溶栓疗法和血液稀释疗法等,临床报道疗效不一且不能对因治疗,并发症较多,很难为广大临床医师所接受。中医药经多年的临床应用证明有一定的疗效,所以,在我国临床广泛地应用各种活血化瘀的中药方剂或中成药用于本病的治疗。在临床多用复方血栓通、复方丹参或云南白药等,但因疗效标准不一致,多数结果未有大量随机双盲对照研究,使推广应用缺乏足够临床证据。

(2)肾上腺糖皮质激素:主要用于减轻黄斑水肿,玻璃体腔内或后 Tenon 囊下注射曲安奈德(TA)均可减轻 CRVO 引起的黄斑水肿,使视力有所提高或者稳定,但作用时间短,有多种的不良反应包括加速白内障进展、眼压升高以及眼内炎风险。

(3)玻璃体腔注射抗血管内皮生长因子(VEGF):近年已有多个报道证实玻璃体腔注射贝伐珠单抗、雷珠单抗,治疗 CRVO 引起的黄斑水肿,在早期对视力的提高是明显的,但需重复注射。这些报告病例较少,且缺乏随机和对照。

(4)其他药物:曲克芦丁(维脑路通)可以改善视力,促进视网膜循环和减轻黄斑水肿;但是小样本、追踪期短及视力提高没有统计学意义。噻氯匹定是抗血小板聚集药,可以稳定和提高视力,但结果没有统计学意义,而且治疗组腹泻发生率增加。己酮可可碱(巡能泰)是血流改善剂,可以减低血液黏滞度,改善局部血流,减轻黄斑的水肿,但视力并没有得到显著改善。这些药物的疗效有待进一步临床研究。

2.激光治疗

(1)治疗原则:①CRVO 发生后 6 个月内是虹膜新生血管出现的高危期,故最少每月随访 1 次,检查包括视力、裂隙灯、眼压和散瞳眼底检查,由于部分虹膜新生血管先出现在前房角,因此推荐作常规房角检查,如出现虹膜新生血管应立即进行全视网膜光凝术(PRP)。②对缺血型 CRVO,缺血范围>30 DD、视力低于 0.1 的患眼可作为预防性 PRP 的指征;从长期来看,较一旦发现虹膜新生血管后即作 PRP 者无突出的优点,但要坚持常做(每月)随访检查,对不可能做密切随访的患者,则应该进行预防性 PRP。③PRP 后患眼须每月随访,仔细观察虹膜新生血管,以决定是否再做 PRP 补充治疗或其他治疗,如证实虹膜新生血管已退缩,随访密度可渐渐减低。

(2)治疗方法:光斑 200～500 μm,时间 0.1～0.5 s,功率 0.3～1.0 W,以产生Ⅱ级反应斑,两光斑间隔一个光斑直径的密度,激光光凝斑覆盖全部无灌注区,分别在激光光凝术后 12 周和 24 周行 FFA 复查,如有新的或光凝不全的无灌注区则进行补充光凝。适时治疗、定期随诊以及行 FFA 是提高治愈率的关键。早期预防性全视网膜光凝治疗缺血型视网膜静脉阻塞,一般需 1 000～2 000 个光凝点,分 3～5 次完成,并随访观察光凝前后眼部新生血管的消退和视力变化以及远期并发症的发生情况。

对非缺血性中央或分支静脉阻塞的黄斑水肿眼,可使用氪红激光诱导脉络膜视网膜静脉吻合,可防止其发展至缺血状态。在非缺血型黄斑水肿未发展至囊样变性之前,应用氪激光或 Nd-YAG激光直接针对分支静脉光凝,激光能量的释放使静脉后壁和 Bruch 膜破裂,诱导建立脉络膜视网膜静脉吻合,可使非缺血型视网膜静脉阻塞所致黄斑水肿消退或减轻,从而改善视功能。由于激光脉络膜视网膜静脉吻合会加重缺血型 CRVO 纤维血管增生性并发症的危险,所以对于缺血型 CRVO 不推荐该项治疗。

3.手术治疗

(1)玻璃体积血:适应 CRVO 出现玻璃体积血,治疗观察 1 个月不能自行吸收。术中清除视网膜前膜并行全视网膜光凝。

(2)视神经巩膜环切开术:是玻璃体切除联合视神经鼻侧巩膜环切开以解除对该处视网膜中央静脉压迫,有利于静脉的回流。适应于单纯 CRVO。这种手术有一定的并发症,要确定手术效果仍需要大量的临床随机对照研究及长期的临床观察。

(六)治疗效果

目前,药物治疗效果仍不确切,需要更多的研究。激光光凝治疗 CRVO 可以封闭视网膜无灌注区,抑制新生血管的发生和发展,减少新生血管性青光眼的发生;还可制止视网膜出血,减少玻璃体积血,促进出血和黄斑水肿吸收,有利于恢复中心视力。玻璃体腔内注射抗 VEGF 药物和 TA 能使黄斑水肿很快消退,但药物吸收后黄斑水肿可能复发。视神经巩膜环切开术患者的视力预后与自然病程比较没有统计学的差异,而且手术风险较大,该手术还存在较大的争议。对非缺血型 CRVO 应用激光造成脉络膜血管与视网膜静脉吻合,以改善阻塞静脉血循环,减少非缺血型 CRVO 转变成缺血型 CRVO 发生率,减轻黄斑水肿,增进视力。在临床研究中,获得一些成功,但该方法成功率不高,而且存在形成吻合部位纤维增生的问题,甚至可以使相应血管产生闭塞。

二、视网膜分支静脉阻塞

视网膜分支静脉阻塞(branch retinal vein occulusion,BRVO)是发生在视网膜的分支静脉的血液回流受阻,其发病率高于 CRVO,男女发病比率相当,发病年龄为 60~70 岁。流行病学和组织病理学研究提示动脉疾病是发病的根本原因。该病常常是单眼发病,只有 9% 的患者双眼受累。

(一)病因与发病机制

BRVO 的部位主要出现在动静脉交叉的位置,在这个位置上动静脉有共同的血管鞘,动脉一般位于静脉前方,硬化的动脉压迫静脉而导致血流动力学紊乱和血管内皮的损伤,最终导致血栓形成和静脉阻塞。多数的 BRVO 出现在颞侧分支,可能是因为这里是动静脉交叉最为集中的地方。血管性疾病还包括巨大血管瘤、Coats 病、视网膜毛细血管瘤等往往会引起 BRVO。

高血压是 BRVO 最常见的全身相关疾病,研究证明了静脉阻塞和高血压之间的重要关系。该研究还发现了分支静脉阻塞和糖尿病、高脂血症、青光眼、吸烟以及动脉硬化有关。而视网膜分支静脉的阻塞与饮酒和高密度脂蛋白的水平呈负相关。

组织病理学研究表明阻塞的血管都有新鲜或者陈旧的血栓形成。部分的病例能看到阻塞区域的视网膜缺血萎缩。所有的病例都有不同程度的动脉粥样硬化,但未发现同时有动脉血栓形成。

(二)临床表现

1.症状

一般患者主诉为突然开始的视物模糊或者视野缺损,视力在 1.0 到指数不等。黄斑外区域的阻塞,视力较好,当黄斑分支受累时,视力明显下降。

2.体征

眼球前段检查一般正常。分支静脉阻塞位于眼底一个或偶尔的两个象限,阻塞部位一般靠近视盘,视网膜出血仅限于阻塞的分支静脉分布区域,以阻塞部位为顶点,呈扇形或三角形排列,以火焰状出血为主。也可少见地远离视盘的后极部,如黄斑分支静脉阻塞。阻塞引起的血管异常,也可引起大量渗漏,呈黄白色,类似 Coats 病。

3.分类

按临床表现和 FFA,分支静脉阻塞分为非缺血型和缺血型两类。

(1)非缺血型:轻微阻塞出血量较小,静脉血管迂曲扩张也不明显,如果黄斑区未受损害,患者可能表现出无症状,只有在眼底常规检查时才发现。如果黄斑区受累,出现黄斑水肿和黄斑出血,视力也随之下降。偶尔的情况下有少量出血的 BRVO 会进展为完全静脉阻塞,眼底出血和水肿也相应增多,同时视力下降。

(2)缺血型:完全阻塞就会出现网膜大范围出血,形成棉绒斑以及广泛的毛细血管无灌注区。20％的缺血型分支静脉阻塞患者发生视网膜新生血管,视网膜新生血管的出现与毛细血管无灌注区的大小呈正相关,视网膜新生血管一般出现在疾病发生后 6～12 个月,也可能几年后出现。接着可能会玻璃体积血,则需要做玻璃体切割。分支静脉阻塞的患者很少出现虹膜新生血管。急性 BRVO 的患者的症状在一段时间后会明显减轻,出血吸收后眼底看起来几乎正常。侧支血管的形成和一系列微血管的改变有助于出血的吸收。晚期出血吸收后可以看到毛细血管无灌注区,以及由于慢性黄斑囊样水肿引起的视网膜前膜和黄斑色素沉着。牵拉性或渗出性视网膜脱离少见。当有严重缺血情况存在的时候,阻塞的分支血管分布的区域可见视网膜脱离。

4.辅助检查

(1)FFA:对于分支静脉阻塞的诊断和治疗有重要的指导意义。动脉充盈一般正常,但是阻塞的静脉充盈延迟,由于大量出血和毛细血管无灌注造成片状弱荧光,可见扩张迂曲的毛细血管,阻塞部位的视网膜静脉出现静脉壁荧光染色。病情较长患者,可出现动静脉异常吻合和新生血管大量的渗漏荧光,但是侧支循环血管无荧光渗漏。分支静脉阻塞累及黄斑则会出现黄斑水肿,黄斑花瓣样水肿可能包括整个黄斑区,也可能是部分,这取决于阻塞血管的分布。

(2)OCT:用于观察分支静脉阻塞后有无黄斑囊样水肿或视网膜弥漫水肿、神经上皮层脱离、视网膜出血、视网膜前膜、视盘水肿等。在治疗过程中,可准确观察黄斑水肿消退情况。

(三)诊断和鉴别诊断

1.诊断

主要依据典型的临床表现和FFA 特征,确诊并不难,但应区分缺血型还是非缺血型,并应努力寻找引起分支静脉阻塞的原因。

2.鉴别诊断

(1)糖尿病视网膜病变:该病为血糖升高引起,一般为双眼发病,出血可位于眼底任何部位,散在点状和片状。在缺血区常可见散在微血管瘤和硬性渗出。静脉迂曲扩张没有 BRVO 明显。但是静脉阻塞患者有时也可能合并有糖尿病,容易与单眼发病的糖尿病视网膜病变相混淆。

(2)高血压视网膜病变:有明显动静脉交叉改变和视网膜出血的高血压视网膜病变容易与BRVO 相混淆。高血压视网膜病变常常是双眼发病,眼底有动脉硬化,动脉呈铜丝或者银丝样改变,有动静脉交叉压迫征。静脉有扩张,但并不发暗,无明显迂曲。眼底出血表浅而稀疏,常常可以见到棉絮斑和黄斑区星芒状渗出。而 BRVO 患者多为单眼发病,静脉高度迂曲扩张,血液淤滞于静脉血管呈暗红色。

(3)黄斑毛细血管扩张症:该病患者多为男性,近黄斑中心凹或者黄斑区的毛细血管扩张。临床表现为视物模糊、变形以及中心暗点,容易与伴有毛细血管扩张的慢性视网膜黄斑分支静脉阻塞相混淆。但该疾病眼底没有明显的静脉迂曲以及出血。

(四)治疗

1.全身药物治疗

参阅视网膜中央静脉阻塞。

2.激光治疗

BRVO 研究组的研究结果对于黄斑水肿和新生血管这两个 BRVO 最主要的特征性病变的治疗有着很大的指导意义。

(1)黄斑水肿:由于部分 BRVO 患者有一定自愈倾向,视力有时都能自行恢复,所以患者在发病后的 3 个月内一般不建议采用激光光凝治疗。光凝范围在黄斑无血管区的边缘与大血管弓之间,光斑大小为 100 μm,视网膜产生灰白色(Ⅰ级)反应斑。经 4~6 周复查 FFA。黄斑持续水肿的患者需要在残留的渗漏区补充光凝。

(2)视网膜新生血管:FFA 发现有视网膜缺血区,就要及时进行缺血区视网膜光凝,预防发生新生血管,从而降低玻璃体积血发生率。已经发生视网膜新生血管者,仍要在视网膜缺血区及周围补打激光。激光光斑大小为 500 μm,视网膜出现白色(Ⅱ级)反应斑。

3.视网膜动静脉鞘膜切开术

动静脉鞘切开术适用于动静脉交叉压迫引起的 BRVO。因视网膜动脉和静脉被包裹在一个鞘膜内,动脉硬化对相对缺乏弹性的静脉产生压迫,通过切除该鞘膜可解除压迫。该手术对恢复视网膜的血液灌注,使视网膜内出血和黄斑水肿减轻有较好的效果,但不能改善已出现的视网膜无灌注状态,所以该手术适宜在 BRVO 早期进行。

4.玻璃体腔注药

肾上腺糖皮质激素以及贝伐单抗、雷珠单抗等玻璃体腔注药术。

(五)治疗效果

分支静脉阻塞研究小组发现对于视力在≤0.5、FFA 显示黄斑水肿的患者,做黄斑区格子样光凝,可以减轻黄斑水肿和提高视力,平均视力提高 1~2 行。激光治疗黄斑囊样水肿有一定疗效,但玻璃体腔注射曲安奈德疗效尤为显著,两者可以结合使用,治疗后黄斑水肿以及视力有明显改善。动静脉鞘切开术有一定疗效,在 15 例患者中有 10 例手术后视力提高,平均 4 行以上(Snellen 视力表),有 3 例视力下降,平均下降 2 行,所有的患者的网膜下出血以及黄斑水肿均有减轻。关于玻璃体手术联合或不联合内界膜剥离术治疗黄斑水肿,其临床治疗效果和经济性,安全性尚待进一步考证。

(张云霞)

第六节 视网膜血管炎

视网膜血管炎是一种包括动脉和静脉的眼内血管炎症,可由多种原因引起,由于病因与发病机制的复杂性,至今没有明确的定义。视网膜血管炎可由全身或眼局部的病变引起,包括:①感染性,如病毒、细菌、真菌、弓形体感染或免疫复合物侵犯血管壁,如视网膜静脉周围炎、颞动脉炎、急性视网膜坏死等;②全身性疾病,如系统性红斑狼疮、全身病毒感染、结核、梅毒、免疫缺陷性疾病、白塞病等;③眼局部的炎症,如中间葡萄膜炎、鸟枪弹样脉络膜视网膜病变、霜样树枝样视网膜血管炎、节段状视网膜动脉周围炎等。以上这些病因均可产生异常的视网膜血管反应,使血管壁的屏障功能被破坏,导致视网膜血管渗漏和组织水肿、出血、血管闭塞、新生血管膜形成等。由于视网膜血管炎病种较多,现仅分述以下几种视网膜血管炎。

一、视网膜静脉周围炎

视网膜静脉周围炎是由 Eales 于 1882 年首先报道,该病常发生于健康青年男性,以视网膜静脉炎症改变为特征,并有反复玻璃体积血,故又称为 Eales 病。后来研究者发现,这种炎症不但累及视网膜静脉,视网膜动脉也可累及。该病严重影响视力,是青年致盲的原因之一。

(一)病因与发病机制

视网膜静脉周围炎的病因与发病机制至今不明,许多学者提出与结核感染有关,但结核杆菌直接引起该病的可能性较小。Das 提出 Eales 病的发病机制是对视网膜自身抗原的免疫反应。在 Eales 病患者的玻璃体中发现血管内皮生长因子(VEGF)含量明显升高,提示它们可能参与了眼内新生血管增生反应,视网膜缺血缺氧可能是 VEGF 释放增多的直接原因。还有一些报道认为与神经系统疾病、多发性硬化等因素有关。

(二)临床表现

双眼可同时发病或先后发病,大多在 1 年之内,双眼严重程度可不一致。

1.症状

早期病变只是在周边部,患者常无自觉症状。当周边部的小血管有病变但出血量不多者,患者仅有飞蚊症现象,视力正常或轻度下降,常不被患者注意。当病变侵及较大静脉,出血量增多而突破内界膜进入玻璃体时,患者感觉视力突然下降至眼前指数、手动,甚至仅有光感。如黄斑未受损害,玻璃体积血吸收后,视力可恢复正常。临床上经常看到大多数患者直到视力出现突然下降时才来就诊。

2.体征

(1)眼球前段:大多无异常,在有些患者会出现虹膜红变和房角新生血管,引起青光眼。

(2)视网膜血管改变:早期视网膜静脉的改变常见于周边部眼底的小静脉扩张,扭曲呈螺旋状,最初仅见某一支或几支周边部小静脉受累。受累的静脉周围视网膜水肿,附近有火焰状或片状出血。病情继续发展可逐渐累及整个周边部小静脉,并波及后极部及大静脉。一些静脉可变狭窄,周边部或一个象限小血管可逐渐闭塞,可见到血管呈白线状,荧光素眼底血管造影(FFA)显示大片无灌注区。也有一开始就有大静脉受累。静脉周围可有白色渗出鞘,大静脉局部扩张扭曲和小静脉扭曲、异常吻合。

(3)视网膜渗出:当视盘附近静脉被波及时,可引起视盘水肿。静脉血管渗漏可形成血管白鞘。严重病例可有黄斑水肿甚至囊样水肿,黄斑区有时可见星芒状渗出。渗出明显的病例,在视网膜下形成大量黄白色渗出物,类似外层渗出性视网膜病变。

(4)玻璃体积血:较严重病例病变波及后极部,可在视盘上方形成新生血管膜,新生血管容易破裂出血,进入玻璃体。如有大量出血进入玻璃体内,眼底将无法窥见。裂隙灯显微镜检查,看到前部玻璃体内暗红色血性浑浊,可看到大量血细胞漂浮。开始 1~2 次的玻璃体积血较容易吸收,一般经过 4~8 周可大部分吸收或沉积于玻璃体下方,后极部眼底可见。本病的特点是易复发,反复性玻璃体积血,积血越来越不易吸收。

(5)并发症:反复的玻璃体积血可使视网膜机化膜形成,在与视网膜的粘连处收缩牵拉视网膜,导致视网膜裂孔和视网膜脱离。黄斑受累的表现多为黄斑水肿、渗出、黄斑前膜形成。晚期病例可产生虹膜红变,继发性青光眼和并发性白内障等。

3.辅助检查

(1)FFA:在视网膜静脉周围炎的诊断中,FFA 起到至关重要的作用。当患者视力还是 1.5 的时候,后极部视网膜血管及黄斑区可看不到任何异常,但在周边部或周边部的某一个象限可能已出现了小静脉的扭曲,荧光素渗漏,甚至已出现大片血管闭塞区。如果波及大静脉可在后极部或中周部发现某支静脉或某个象限静脉扩张,荧光素渗漏,甚至大片血管闭塞区和出现新生血管膜,说明病情已久。新生血管膜荧光素渗漏可表现棉花团样强荧光,较晚期病例新生血管膜可演变为纤维增生膜。出血不太多的病例,在 FFA 中可看到玻璃体内片状漂浮物呈弱荧光,可遮蔽不同的视网膜部位但很快飘过。玻璃体积血由于重力的原因往往沉积在下方,呈遮蔽荧光,在造影过程中可始终遮蔽局部的视网膜结构,所以下方玻璃体积血吸收后要再次进行 FFA 检查,若发现血管闭塞应及时视网膜光凝治疗。造影要求进行双眼检查,并注意周边部,尽早发现另一只眼的早期病变,以免延误治疗。

(2)B 超检查:适用于玻璃体大量积血的患者。因很多眼底疾病可以引起玻璃体积血,为排除裂孔性因素引起的玻璃体积血,应每周做 1 次 B 超检查,发现有视网膜脱离图形,要立即手术治疗。

(3)OCT 检查:大量的血管渗漏可引起黄斑水肿,增生膜的形成,OCT 可协助了解黄斑区的病变。

(三)诊断和鉴别诊断

1.诊断

青壮年反复的玻璃体积血,主诉眼前黑影飘动或仅有飞蚊症。眼底检查,周边部无论是见到 1 支或数支静脉小分支血管扭曲,部分血管有白鞘,附近有小片状出血或渗出,即可作为本病的诊断依据。FFA 可明确诊断。

2.鉴别诊断

因静脉周围炎是一种以视网膜血管病变为主的临床疾病,容易和其他视网膜血管疾病相混淆,需要进行鉴别诊断。

(1)外层渗出性视网膜病变(又名 Coats 病):本病是以毛细血管异常扩张,视网膜内、下大量黄白色渗出,血管异常,小动脉可呈球形瘤样扩张、呈梭形或串珠状,动静脉均可受累。可有血管闭塞及继发性视网膜脱离,早期病变多见于周边部。静脉周围炎的早期病变也发生在周边部,病程晚期视网膜也可出现大量渗出,视网膜血管闭塞和微血管瘤形成。但静脉周围炎没有像 Coats 病那样的异常毛细血管扩张,发病年龄没有 Coats 病早,病程较短,玻璃体可反复出血。Coats 病多单眼发病,静脉周围炎多双眼先后发病。根据病史及眼底表现不难鉴别。

(2)急性视网膜坏死:初发视网膜坏死病灶也多见于视网膜周边部,动静脉均有闭塞。但视网膜坏死较早出现黄白色点团状渗出病灶,如未及时治疗很快发展到中后大动脉闭塞和出血,伴玻璃体炎症和视网膜坏死穿孔。FFA 检查,血管闭塞区更加清晰,周边部动静脉血管均有闭塞,并可看到血管闭塞的影子。但患者没有反复玻璃体积血的病史,抗病毒治疗效果较好。

(3)视网膜中央静脉阻塞:以视盘为中心至视网膜周边部可见广泛性火焰状、放射状出血,中央静脉迂曲、扩张,FFA 检查与视网膜静脉周围炎明显不同。

(4)视网膜分支静脉阻塞:也应与本病相鉴别。视网膜静脉阻塞患者可有高血压病史,发病年龄较大,FFA 除阻塞的静脉所属血管有闭塞区或血管变形、通透性增加外,余象限血管大致正常。

（5）糖尿病视网膜病变：部分病例视网膜也可出现大量渗出，血管扩张，微血管瘤及血管异常，血管闭塞，但多双眼发病，实验室检查可明确诊断。

还要排除各种类型的葡萄膜炎及其他全身性疾病引起的眼底血管病变等。

（四）治疗

对于病变发展的不同阶段采用不同的治疗方法，主要治疗措施为药物、激光、玻璃体视网膜手术。

1.药物治疗

在刚出现玻璃体积血的病例，要注意休息，半卧位，让积血沉到下方，不会遮住黄斑而影响视力。

（1）止血及活血化瘀药物：中西药物结合治疗，少量玻璃体积血，可完全吸收。

（2）肾上腺糖皮质激素：可抑制炎症反应和减轻黄斑水肿，激素的用量要根据患者的临床反应、病情的变化适当调整。泼尼松 30～60 mg，每天 1 次，病情好转后渐减量，维持数月，以防复发。

（3）抗结核药物：如发现全身有活动性结核病灶，应抗结核治疗。未发现身体其他部位结核病变者，其在 Eales 病治疗中所起的作用仍存在争议。

2.激光治疗

适应视网膜血管无灌注及新生血管形成，其原理是减少视网膜耗氧量，从而减少新生血管生长因子的形成，并封闭视网膜微血管异常渗漏。视网膜光凝可以阻止玻璃体积血等并发症的出现，并能加速视网膜出血及黄斑水肿的吸收。激光治疗后仍应定期复查，一些患者病情仍会发展，血管闭塞区可继续扩大，新生血管可继续产生。激光治疗后 1 个月应复查 FFA，不但是判断病情是否发展，而且是检验光凝治疗效果的重要手段，如发现新的血管闭塞区或新生血管可再次行激光治疗。

3.玻璃体手术

大量玻璃体积血观察 1 个月不吸收，就要及时做玻璃体手术，清除玻璃体积血，同时也清除玻璃体内炎性因子、分解产物和渗出物，减轻对视网膜的刺激，从而阻止病情的发展。术中对增生膜要尽量剥除，解除对视网膜的牵拉，防止发生视网膜脱离；对血管闭塞区要进行眼内视网膜光凝，以防再增生和出血。

（五）治疗效果

Eales 病的自然病程 3～5 年，有的甚至更长。70%～80%的患者发展成双眼受累，但双眼同时失明较少。视力预后与病情严重程度和是否治疗及时有关，及时做眼底激光光凝封闭视网膜缺血区和做玻璃体手术清除玻璃体积血和增生膜，可保持或恢复到患者原有的视力。出现并发症的患者预后不好。常见的并发症为继发性新生血管性青光眼，增生性视网膜病变、继发性视网膜脱离等。在每次复诊患者时，一定要详细检查虹膜是否出现新生血管，以防止新生血管性青光眼的发生。

二、节段性视网膜动脉周围炎

节段状视网膜动脉周围炎是一种比较少见的视网膜血管性疾病，炎症性病变主要发生于视网膜动脉管壁外层及其周围组织。好发于青壮年，多单眼发病。

（一）病因与发病机制

病因与发病机制至今仍不明确。一些学者认为，本病是多种原因致机体免疫功能异常引起的自身免疫性血管炎。可能是视网膜动脉对不同抗原的一种免疫反应。很多病例报道与一些全身病如结核、梅毒、红斑狼疮、弓形体、鼻窦炎及疱疹病毒感染等疾病有关，并根据以上病因处理后病情及眼底炎症明显好转。

（二）临床表现

1.症状

患者视力轻度或中度减退，眼前有黑点飘动，有时视物变形或有闪光感。

2.体征

本病常合并葡萄膜炎，如全葡萄膜炎，眼前节可有睫状充血，角膜后灰白色点状沉着物，房水浑浊，玻璃体有点状或絮状浑浊，屈光间质不清晰，眼底无法看清。当炎症好转，玻璃体浑浊减轻后，可发现视网膜动脉壁上呈节段排列、如指环状或袖套样的黄白色渗出斑，此种表现在邻近视盘的一二级分支和动静脉交叉处更明显。动脉管径可狭窄，炎症处动脉管壁不透明，一些小分支动脉可呈白线状。视网膜静脉大多数正常，少数静脉可扩张。在病变的动脉附近，视网膜有水肿和出血，在后极部也可出现脉络膜炎的病灶。当动脉周围的炎症消退时，动脉管壁的指环状渗出可逐渐变淡变小，常为黄白色亮点，最后逐渐消失，不留痕迹。

3.荧光素眼底血管造影

视网膜动脉充盈和静脉回流时间较迟缓，动脉管径不规则，但血流通畅，甚至呈白线状的血管仍有血流通过。造影晚期动脉管壁可有荧光染色。如有静脉受累，静脉可迂曲、扩张，管壁染色。

（三）诊断和鉴别诊断

此病较少见，但根据眼底的特殊表现，视网膜动脉呈现节段状指环状白鞘，动脉管径狭窄，一些动脉小分支白线化，视网膜静脉大多正常，可确定诊断。早期易误诊为全葡萄膜炎，但只要看清眼底的典型表现不难鉴别、还应于不全动脉阻塞等疾病相鉴别。这些疾病可结合病史、眼底表现、眼底血管造影，实验室检查明确诊断。

（四）治疗

因病因不明，只能采取对症治疗。在病变活动期间可全身或局部应用肾上腺糖皮质激素、血管扩张剂、维生素类和中医中药等治疗。如合并前葡萄膜炎除局部应于肾用腺糖皮质激素外，应加入散瞳和局部热敷等治疗。一些学者报道，诊断性抗结核治疗取得明显疗效。但一些患者可能是其他疾病引起，国外 Crouch 报道一例合并梅毒性全葡萄膜炎患者，抗梅毒治疗病情好转。但有些患者找不到病因，被认为是一种不明原因的变态反应，用肾上腺糖皮质激素治疗效果较好。

（五）治疗效果

本病发病较急但病程较缓慢，可持续数月或更久。预后较好，只要炎症不累及黄斑，大多数视力可恢复正常或接近正常。治愈后一般不再复发。

三、霜样树枝状视网膜血管炎

霜样树枝状视网膜血管炎由 Ito 等于 1976 年首次报道，其后其他国家及国内也相继有报道。本病因广泛性视网膜血管壁呈霜样白色渗出，像挂满冰霜的树枝而得名。是一种非常少见的双眼急性视网膜血管周围炎症。

(一)病因与发病机制

病因不十分明了,大多病例报道可能与病毒感染有关。但一些患者发病前无任何诱因,全身检查无特殊表现,多见于健康青少年,对短期肾上腺糖皮质激素治疗敏感,患者预后良好。一些学者把此类患者称为特发型。而另一些患者有一定病因,如 HIV(人类免疫缺陷病毒)和巨细胞病毒感染,除有本病典型的眼底表现外多合并全身疾病,此种患者年龄较大,并发症较多,较难治愈,这种类型有学者称为全身型。

(二)临床表现

1.症状

多无任何诱因发病。常为双眼,可突发眼红,视力不同程度下降,视力最差可致光感。

2.体征

眼前段可正常或睫状充血,角膜后可见沉着物,房水、玻璃体可有尘状或雾状浑浊。眼底检查,视盘多正常,或有轻度充血水肿。视网膜血管无明显迂曲、扩张,特征性的眼底表现为视网膜血管周围白色渗出,像挂满冰霜的树枝,从后极部直达周边部视网膜均可见,多以中周部显著,少数以后极部为主。动静脉均可受累,但多以静脉受累更为明显。有些病例视网膜可有点状或片状出血,黄斑部可出现水肿,严重病例视网膜水肿、渗出,可出现渗出性视网膜脱离。病情好转后,静脉管壁白色渗出吸收或留下白鞘,黄斑水肿消退后局部可有色素紊乱或陈旧渗出。根据黄斑水肿的时间和程度,视力可有不同程度的恢复。较严重病例视网膜血管可闭塞,新生血管膜形成等并发症。

3.荧光素眼底血管造影

FFA 早期视网膜可无异常表现,静脉期视网膜血管出现渗漏,随造影时间延长,视网膜可出现广泛性血管通透性增加,静脉更为明显。如有视盘水肿,造影晚期视盘荧光染色,边界不清,黄斑区毛细血管的渗漏,造影晚期可见黄斑囊样水肿。

(三)诊断和鉴别诊断

1.诊断

根据典型的眼底改变及 FFA 大多可确诊。对于可疑病例可做全身检查、实验室检查、血清HIV 抗体检查,以排除全身并发症。

2.鉴别诊断

该病应与急性视网膜坏死、Eales 病、中间葡萄膜炎相鉴别。

(1)急性视网膜坏死综合征:是以动脉为主的视网膜血管炎,病灶多从周边部开始,可有黄白色大量渗出及出血,根据 FFA 和临床表现可鉴别。

(2)Eales 病:累及的血管也多为静脉,管壁可伴有白鞘,但多为周边部静脉受累(见视网膜静脉周围炎章节),玻璃体可反复出血。

(3)中间葡萄膜炎:睫状体平坦部呈雪堤样改变,而霜样树枝状视网膜血管炎不会有这些改变。

(四)治疗

特发型患者对肾上腺糖皮质激素反应良好。如有或病毒感染的患者,可在抗病毒同时使用肾上腺糖皮质激素治疗。

(五)治疗效果

肾上腺糖皮质激素治疗后血管霜样改变可完全消失,如不出现并发症视力预后较好。如出现视网膜血管闭塞新生血管膜形成、玻璃体积血、黄斑区长期水肿、黄斑区发生纤维瘢痕等并发症,视力预后较差。

四、双侧视网膜动脉炎伴多发性瘤样动脉扩张

双侧视网膜动脉炎伴多发性瘤样动脉扩张(bilateral retinal arteritis with multiple aneurismal dilatations,BRAMAD)又称特发性视网膜血管炎、动脉瘤和视神经视网膜炎(idiopathic retinal vasculitis,aneurysms,and neuroretinitis,IRVAN)。1983 年,Kincaid 和 Schatz 首次报告,是一种少见眼底病,原因不明,多发生于中青年患者(7~49 岁),女性较男性多见,没有全身相关疾病。通常双眼发病。

(一)病因与发病机制

IRVAN 的病因和发病机制尚不明了。

(二)临床表现

1.症状

多数患者无症状,于体检时发现,或因玻璃体浑浊引起的眼前黑影飘动而就诊,就诊时通常视力较好。当发生黄斑区渗出或缺血、玻璃体积血和新生血管性青光眼时,患者视力明显下降。

2.体征

在发病前,可先有前段葡萄膜炎和/或玻璃体炎。但多数患者眼前节正常和玻璃体无炎症改变。该病的眼底特点是在视盘附近的动脉和动脉分叉处出现瘤样动脉扩张,也可分布整个视网膜。视盘充血和边界不清,视盘动脉也可出现瘤样扩张,常引起视盘周围视网膜内硬性渗出。视盘周可有放射状出血和/或散在视网膜内出血。静脉不规则扩张和有血管鞘膜,周边部小血管广泛闭塞,交界处毛细血管扩张和异常吻合。在严重的病例可发生从周边到黄斑的血管闭塞和缺血、玻璃体积血和新生血管性青光眼。最终,视神经萎缩和无光感。长期追踪发现眼底的动脉瘤可增加或自发消退,表现是一种血管炎性的游走性改变,受影响的动脉节段性炎症使得血管壁强度减弱,在流体静压力的作用下可变成囊状或典型的纺锤形扩张,当血管炎症消失时,血管壁的强度恢复,动脉瘤减小,甚至恢复到正常血管轮廓。

3.分期

Samuel 根据对大量患者的观察,将 IRVAN 的临床经过细分为 5 个不同时期,这个分期系统概括了 IRVAN 的自然病程,为评价视网膜缺血的严重程度和治疗提供了依据(表 6-3)。

表 6-3 IRVAN 分期

分期	特征
Ⅰ期	大动脉瘤,渗出,视神经视网膜炎,视网膜血管炎
Ⅱ期	血管造影显示毛细血管无灌注
Ⅲ期	后段视盘或其他地方有新生血管,合并或者玻璃体积血
Ⅳ期	前段新生血管
Ⅴ期	新生血管性青光眼

4.辅助检查

(1)FFA:能清楚显示视盘和周边视网膜成串的大动脉瘤,一般位于动脉的分叉处,并有荧光素渗漏,周边部视网膜可见广泛毛细血管无灌注区。

(2)ICGA:能显示在眼底检查和FFA都不能发现的脉络膜血管异常,造影早期显示脉络膜大血管扩张和渗漏荧光。中期,进一步显示脉络膜血管有炎症性改变,有异常的血管灌注和血管壁损伤,在周边有斑片状弱荧光区,证实有脉络膜小血管的阻塞。可是全层或者部分的脉络膜炎症损伤,或者是脉络膜基质层萎缩,使脉络膜显示异常。ICGA也能显示扩张的视网膜动脉瘤,在整个ICGA造影过程中能保持因FFA渗漏荧光而模糊的血管壁的轮廓。

(3)OCT:可显示视网膜水肿和黄斑下局限性视网膜脱离。

(4)实验室检查:中性粒细胞胞质抗体(antineutrophil cytoplasmic antibody,ANCA)是各种血管炎症活动期的标志,用患者血清做间接免疫荧光法检测该抗体,已发现核周亚型(P-ANCA)为阳性,而胞浆质亚型(C-ANCA)为阴性。P-ANCA与微小结节状多动脉炎和其他全身血管炎相关,对IRVAN的诊断有帮助。

(三)诊断和鉴别诊断

1.诊断

双眼发病,视网膜血管炎,视网膜动脉分叉处瘤样扩张和视神经视网膜炎,具备这3个主要体征可确诊IRVAN,3个次要体征是周边毛细血管无灌注、视网膜新生血管和黄斑水肿。FFA可清楚地显示这些病变,有着确诊意义。ICGA和血清学检查可协助诊断。

2.鉴别诊断

主要和视网膜动脉扩张和血管炎症性疾病相鉴别。

(1)视网膜大动脉瘤:常见于老年人,多伴有高血压、糖尿病者病史。多为单眼发病。后极部视网膜大动脉处动脉瘤样扩张,一般只有一个,呈圆形,多有出血,周边部没有无灌注区。

(2)视网膜静脉周围炎:周边部眼底病变与视网膜静脉周围炎相似,但后者多为中青年男性,病变以静脉受累为主,不伴有视网膜中央动脉主干分支的瘤样动脉扩张。此外有反复发作病史。

(3)成人Coats病:可有粟粒样扩张的血管瘤,一般位于周边部视网膜,伴有较多的硬性渗出,广泛的毛细血管扩张呈梭形、囊样或串珠样。

(4)其他:一些和视网膜血管炎相关疾病也要鉴别排除,如白塞病、韦格纳肉芽肿、结节性多动脉炎、系统性红斑狼疮、结核和梅毒等。

(四)治疗

治疗包括肾上腺糖皮质激素、激光治疗和玻璃体切割术。

1.药物治疗

该病是一种视网膜血管炎症性的改变,可使用肾上腺糖皮质激素治疗,但口服泼尼松30 mg/d无效,静脉滴注甲泼尼龙500 mg/d效果较好,但只是单个病例的报告,效果并不肯定,需要进一步证实。

2.激光治疗

(1)治疗的目的是促使视网膜新生血管消退或预防新生血管的发生,消除黄斑水肿。

(2)适应证:视网膜毛细血管无灌注区和渗漏,黄斑水肿。

(3)治疗方法:直接光凝视网膜无血管区和渗漏的毛细血管,黄斑水肿采用栅格样光凝渗漏点。

（4）注意事项：避免直接光凝瘤样扩张的动脉，以免引起动脉的阻塞，但黄斑颞侧的动脉瘤可以直接光凝，因为它是末端血管。

3.玻璃体腔内注药

对有视网膜新生血管和黄斑水肿患者，可玻璃体腔内注射抗 VEGF 药物（雷珠单抗或贝伐珠单抗），能显著地抑制视网膜新生血管。抗 VEGF 很少单独使用，一般是作为其他治疗的辅助治疗，必要时可补充多次注射。也有单个病例报告玻璃体腔内注射曲安奈德或植入地塞米松缓释剂能有效减轻黄斑水肿和提高视力。

4.玻璃体手术

发生大量玻璃体积血和增生前膜影响视力，需玻璃体手术治疗。

（五）治疗效果

部分动脉瘤可自行消退，多数患者保持较好视力。少数患者视力预后差，视力下降与周边部视网膜缺血和新生血管性并发症有关。在 IRVAN 第Ⅱ期及时进行治疗的眼效果较好，所有治疗眼的视力保持在 1.0，没有一只眼加重。在Ⅲ期才开始治疗的大多数眼也能保持≥0.5 视力，约有 25% 的眼继续恶化，视力下降到≤0.01，另有 21% 继续发展到虹膜红变或新生血管性青光眼。在第Ⅲ期才开始做全视网膜光凝有可能不能阻止新生血管的后遗症，导致视力严重丧失的发生率很高。在第Ⅳ期或第Ⅴ期才开始做全视网膜光凝治疗眼约 50% 发生严重的视力下降（≤0.01）。因此，当 FFA 一发现有视网膜缺血表现就做缺血区广泛视网膜激光治疗，能维持长期视力稳定，预防发生增生性玻璃体视网膜病变。

抗感染治疗的效果还不肯定。IRVAN 表现前房细胞和玻璃体炎症提示可能是炎症病因引起，但使用皮质类固醇药物并没显示出减少血管炎症或停止视网膜或虹膜新生血管的发展。仅有几只眼使用了抗代谢药物环孢霉素或甲氨蝶呤治疗，但疗效尚不肯定。

（高亚男）

第七节　全身性血管病的眼底改变

一、糖尿病视网膜病变

糖尿病是影响全身各个脏器和组织血糖代谢紊乱的疾病，其中糖尿病视网膜病变（diabetic retinopathy，DR）为糖尿病的严重并发症之一，也是欧美各国四大致盲眼病中占第一位或第二位的眼病。我国糖尿病患者也日渐增多，因糖尿病视网膜病变致盲者也呈上升趋势。

（一）发病率

1991 年据美国统计有 1 200 万人患糖尿病，在糖尿病患者中约有 25% 的患者产生糖尿病视网膜病变，每年约有 12% 的新病例因糖尿病而致盲。我国 14 年前调查全国 14 个省市 304 537 人中患糖尿病者为 6.09%，糖尿病视网膜病变的发病率为 49%～58%。但近年来，随着生活水平的提高，膳食结构的改变，糖尿病患者逐年增加，患病率已达 1%～2%，甚至达到 3.7%，如果加上糖耐量低减的患者可高达 6.7%。由于糖尿病的患者增多，糖尿病视网膜病变的患者也越来越多，因糖尿病视网膜病变而致盲者至少已达七万多人。

本病发病与男女性别无关,年龄大小与眼底发病也无关系。但与糖尿病病程关系密切,眼底病变随糖尿病病程加长发病率逐渐升高。也随病程加长而逐渐加重,增生型随病程加长而增多。如同时合并高血压和/或高脂血症,则眼底病变发病率增高。

(二)分级

糖尿病视网膜病变的发生发展是一个很长的临床过程。根据血糖水平、血糖控制情况、合并全身其他病变及个体差异等,其病情发展快慢各有不同。我国眼底病学组于1984年制订了我国的《糖尿病视网膜病变分期标准》分为单纯型和增生型共六期。但未包括黄斑病变在内。

根据美国糖尿病视网膜病变早期治疗研究协作组(Early Treatment Diabetic Retinopathy Study Research Group,ETDRS)和Wisconsin糖尿病视网膜病变流行病学研究组等的资料,1992年经国际上16个国家31位专家组成共同制定了糖尿病视网膜病变和糖尿病性黄斑水肿的严重程度分级。并在1993年美国眼科杂志上发表。

如有黄斑水肿又分为以下3级。

1.轻度黄斑水肿

后极部视网膜有一定程度增厚及硬性渗出,但距黄斑中心较远。

2.中度黄斑水肿

后极部视网膜有一定程度增厚及硬性渗出,接近黄斑中心但未累及中心。

3.重度黄斑水肿

视网膜增厚及硬性渗出,累及黄斑中心以上分级的优点是突出了黄斑病变的重要性,但轻度非增生性DR和中度非增生性DR的病变比较笼统。故我国需根据自己的经验来制定一套合乎国情的分级标准。

(三)临床表现

1.微血管瘤

微血管瘤为糖尿病视网膜病变最早出现的改变,检眼镜下观察呈现针尖大的小红点,有的可大至1/2血管径,早期数量较少,多分布在黄斑周围或散在分布在视网膜后极部。随着病情的加重,微血管瘤的数量加多,在后极部呈弥漫分布,有的位于无灌注区周围。微血管瘤渗漏可引起附近视网膜水肿,常伴有积血。荧光血管造影呈现弥漫点状强荧光。

2.积血

积血可位于视网膜各层,浅层者呈火焰状,深层者呈圆点状或斑片状,多位于视网膜后极部和赤道部。

3.水肿和渗出

视网膜可有不同程度的水肿,位于黄斑区和后极部,长期黄斑弥漫水肿常导致囊样水肿形成,视力则严重下降。水肿后常有硬性渗出,多位于黄斑区和后极部。在黄斑区呈黄白色点状,成簇排列形成星芒状,或聚集融合形成很宽的环状排列。

4.视网膜内微血管异常(intraretinal microvascular abnormality,IRMA)

视网膜内微血管异常表现为视网膜内毛细血管扩张迂曲和微血管瘤形成以及小的无灌注区形成。检眼镜下不易发现,做FFA可看见。IRMA比积血和微血管瘤更具有危险性。

5.血管的改变

视网膜动脉可正常或变细,如果患者同时合并有高血压和/或高血脂则可见动脉硬化。静脉早期即可呈均一性扩张充盈,色暗红,病情发展则可呈串珠状或腊肠状扩张。毛细血管早期扩张,随病情进展可形成岛状无灌注区,散在分布在视网膜后极部,无灌注区的周围有毛细血管扩张和微血管瘤形成。晚期视网膜周边部大片毛细血管闭塞,甚至前小动脉或小动脉闭塞,则形成大片无灌注区,导致视网膜大片缺血,诱发新生血管形成。

6.新生血管

新生血管可位于视网膜和视盘上。视网膜新生血管开始很小,检眼镜下很难发现,随病情加重,新生血管变大,数量增多。多分布在距视盘 4~6 DD 的范围内,也可远达 10 DD 者,以沿着视网膜四支大血管分布最多。呈丝网状、花环状或车轮状,并可融合成簇,也可长大突入玻璃体内。视盘新生血管表示视网膜缺血更严重。早期在视盘上呈一环状或网状新生血管,随病情发展管径增粗,数量增多,可掩盖整个视盘,形成车轮状并可突入玻璃体内,同时沿视网膜大血管生长,尤以沿颞上或颞下血管弓生长者更多见。新生血管晚期有纤维增生,小的新生血管开始退化时管径变小,数量减少,最后由白色纤维组织代替。大的新生血管增生纤维粗大,可突入后部玻璃体,产生玻璃体后脱离。如果增生纤维收缩,牵拉新生血管破裂,则可产生视网膜前积血或玻璃体积血。反复玻璃体积血可掩盖眼底致看不清,视力严重减退。如果纤维增生发生在黄斑附近则可牵拉黄斑移位或形成放射状皱褶。大量纤维增生和玻璃体牵拉也可导致视网膜脱离。

(四)荧光血管造影

荧光造影可提高糖尿病眼底的诊断率。许多检眼镜下观察"正常"的眼底,造影时发现有微血管瘤和毛细血管扩张。通过造影还可估计本病发展的严重程度。如小的微血管瘤和 IRMA 检眼镜下很难发现。而荧光造影可发现微血管瘤呈现点状强荧光和荧光素渗漏。IRMA 可见局部毛细血管扩张迂曲,有微血管瘤和小的无灌注区。静脉扩张呈串珠状或有管壁染色。视网膜水肿晚期可有组织染色,黄斑囊样水肿则呈现花瓣状或蜂房样荧光素渗漏。积血可呈现遮蔽荧光。毛细血管闭塞则呈现无荧光充盈的大片无灌注区。新生血管呈现卷丝状、车轮状等各种形态的强荧光并有荧光素渗漏,也可进入玻璃体。

(五)暗适应和电生理检查

在糖尿病视网膜病变患者中约有 69.23% 的患者暗适应功能异常,表现为杆阈、锥阈升高、A-结点后延。电生理检查表现为 ERG 的 a 波和/或 b 波振幅降低。视网膜电图振荡电位总波幅降低,潜伏期延长。病情加重时振荡电位各系波振幅明显下降。图形视网膜电图比常规 ERG 敏感一些,其振幅下降程度与糖网病严重程度有关。图形视觉诱发电位可有振幅下降,潜伏期延长。

(六)眼部其他改变

糖尿病除产生视网膜病变外尚可产生结膜血管瘤、眼肌麻痹、调节麻痹、暂时性屈光改变、白内障和虹膜红变等。与眼底有关的为虹膜红变,由于视网膜大片无灌注区形成产生严重视网膜缺血、新生血管生长因子形成、刺激虹膜产生新生血管。开始围绕瞳孔区有扩张的毛细血管,渗漏荧光素。也可产生在前房角,最后分布于整个虹膜,可产生前房积血,也可导致房角粘连,影响房水引流致眼压增高而形成新生血管性青光眼。

(七)治疗和预防

1.控制血糖

控制血糖是治疗糖网病的根本。与糖尿病的进展和视力预后有很大关系。如果患者同时存在高血压和高血脂也应同时治疗。按现在的国际标准。空腹血糖应控制在 7 mmol/L 以下;糖化血红蛋白应在6.5%以下。血压以控制在 18.1/10.7 kPa(136/80 mmHg)最为理想。

2.光凝治疗

糖网病不同时期光凝治疗的目的不同,其方法也不同。如黄斑水肿和囊样水肿可作局部格栅光凝。重度非增生性 DR 可作象限光凝或全视网膜光凝。已到增生性 DR 则应做全视网膜光凝。

3.曲安奈德玻璃体内注射

应用 40 mg/mL 的曲安奈德 0.1 mL 玻璃体内注射可治疗黄斑水肿和囊样水肿,使视力进步。但有时水肿复发,如果需要可在 2～3 个月后再注射。应注意曲安奈德的不良反应如眼压增高和产生白内障等。故应严密追踪观察患者。

4.玻璃体切割术

玻璃体积血如不吸收和/或有视网膜膜形成则应考虑玻璃体切割术和/或联合纤维膜切除术、内光凝、气液交换和/或巩膜环扎术等。

5.冷冻治疗

当糖网病患者晚期,眼压增高产生新生血管性青光眼则可作视网膜冷冻治疗,在赤道部前后四个象限分别作冷冻点,在每个象限用视网膜冷冻头冷冻 5～7 点。可使虹膜和视网膜新生血管消退。

6.抗 VEGF 玻璃体腔注射治疗

目的是减轻黄斑水肿,缩短玻璃体视网膜手术时间。

7.其他治疗

(1)口服导升明:可降低毛细血管通透性,从而减少视网膜毛细血管渗漏,并可降低血黏度,减少红细胞和血小板聚集及其释放反应。抑制血管病变和血栓形成。口服 500 mg 每天 2 次或 3 次。

(2)口服递法明每天 2 次,每次 1 片。它能促进胶原合成增加血管壁的抗力,降低其通透性,以减少视网膜积血和水肿。

(3)口服阿司匹林 75 mg 也可降低血黏度,预防血栓形成。

糖尿病主要应提早预防。应改善膳食结构。预防高血压、高血脂和高血糖。适当运动,避免体重超重等。

二、视网膜动脉硬化

视网膜动脉硬化,在一定程度上,反映了大脑或肾血管系统方面的同样情况,因为视网膜中央动脉是脑循环系统的一部分,所以视网膜动脉所显示的动脉硬化程度,也就是脑动脉及周身动脉硬化的指征。但大脑血管的硬化,却不一定意味着视网膜血管的同样变化,即正常的视网膜血管并不能除外大脑血管硬化的存在,这是根据眼底变化对全身情况估计时所必具有的认识。

视网膜动脉硬化的分类和程度各有不同,从病因学和病理学主要分为以下三类:老年性动脉硬化、动脉粥样硬化、小动脉硬化。

(一)老年性动脉硬化

随着年龄的增大,全身各个器官和组织进入衰老阶段。老年性动脉硬化即代表生命在血管系统的衰老。这种改变比较普遍地分布于全身血管,与血压关系不大。通常发生在 50 岁以上的老年人。其发病率较高,占 40%～80%。主要病理改变是血管壁中层纤维样变和玻璃样变,致使弹力层和肌层受损,血管弹性和舒张性降低。由于管壁退行性变,管腔内血流量降低,使全身和脑供血减少,但很少造成严重组织损害。但如合并高血压,则病理改变明显。

眼底检查:视网膜动脉普遍变细、血管透明度降低、颜色变淡、反光带变暗、血管走行平直、分支呈锐角。由于舒张压不高,动静脉交叉处很少有变化。如合并有高血压或动脉粥样硬化,则动静脉交叉处有明显改变。

(二)动脉粥样硬化

动脉粥样硬化是动脉硬化中最重要的一种,因它对心脏、脑、肾脏、四肢和其他生命器官的影响大,故对其病因、病理学研究较多。

动脉粥样硬化多发生在老年人,是在老化血管广泛动脉硬化的基础上发生的。但青壮年也可发生。它可以与高血压无关,但有高血压时病情加重。粥样硬化好发于全身大型和中型动脉,也可累及小动脉。最常见于降主动脉、冠状动脉和脑动脉。眼动脉较少受侵犯。故即使大的动脉粥样硬化已相当严重,眼底也可无改变,故眼底无症状并不能排除身体其他部位存在动脉粥样硬化。两者并不平行发展。而且粥样硬化的病变呈节段性而不是弥漫性或均匀地分布。因此在主动脉或一支大动脉某一节段上有散布的和融合的严重动脉粥样化病变,而在其邻近部分的血管壁几乎正常。

产生动脉粥样硬化的病因近年研究较多,其主要危险因素是高血压、血脂增高、吸烟和糖尿病等。血液中胆固醇增高,而高密度脂蛋白降低,则胆固醇酯、磷脂及中性脂肪沉积在血管内膜深层,使内膜增厚、隆起,形成粥样化斑块,向内突起,使血管管腔变窄,甚至阻塞。当病变进行时,向外可侵犯肌层和弹力层,向内破坏内膜,使其破裂形成溃疡面,在粗糙的溃疡面使血小板、纤维蛋白和血细胞滞留而形成血栓,使血管堵塞。粥样斑块也可从大动脉管壁脱落,在血流中形成微栓子流向其他部位的小血管,如可引起眼动脉阻塞或视网膜中央动脉阻塞等。

眼底表现:眼血管粥样硬化一般发生在视网膜中央动脉神经内段和筛板区,视网膜部分仅发生在近视盘附近的主干动脉上。位于筛板后的粥样斑眼底看不见,但由于病变处动脉管腔变窄,使动脉血流量减少,血流缓慢,视网膜动脉变细。严重者可导致视网膜动脉阻塞或静脉阻塞,或缺血性视盘病变。当粥样斑发生在视网膜血管时,多发生在围绕视盘附近的大动脉管壁,粥样斑向管腔内突起,使该处血管局限性狭窄,管壁呈白色或黄白色,晚期粥样斑纤维化呈白色浑浊斑或呈白鞘,甚至如白线样。荧光造影可有荧光素流通过,也可完全闭塞。

(三)小动脉硬化

任何原因所致血压缓慢而持续的升高长时间不能降至正常,则全身小动脉产生增生性改变,最后纤维增生,即形成小动脉硬化。

其病理改变为血管中膜弥漫性细胞增生和肥厚,特别是血管内皮下、肌层、胶原纤维和弹力纤维增生,甚至玻璃样变性,使血管壁增厚,管腔变窄。晚期血管壁纤维增生、完全硬化,丧失弹力和收缩力。

1.眼底表现

根据血压增高的快慢和程度而有不同的表现。血压缓慢持续升高多表现为视网膜小动脉普遍变细,黄斑小血管迂曲呈螺旋状有明显动静脉交叉处改变。如果血压在短期内急剧升高,则视网膜可出现水肿、棉絮状斑、渗出、积血及视盘水肿。

2.治疗

主要在于预防各种诱发因素,如高血压、高血脂等的防治。

三、高血压的眼底改变

(一)高血压的分类

1.按原因分类

分为原发性和继发性。

(1)原发性高血压:病因尚不清楚。多发生在中年以后和老年人。以慢性进行性多见。也可血压突然增高而进入急进型。高血压患者中有眼底改变者占64.0%～73.3%。

(2)继发性高血压:可继发于多种疾病,常见的有肾脏疾病,如各型肾小球肾炎,肾病综合征等。内分泌疾病如嗜铬细胞瘤、Cushing综合征、妊娠高血压综合征等。以急进型多见。

2.按严重程度分类

根据WHO的建议,高血压病按其严重程度分为三期。

第一期:高血压不伴有器官损害。

第二期:高血压伴有左心室肥厚表现。

第三期:在第二期基础上高血压伴有其他器官的进一步损害,如心脏、肾和周围血管。

3.按病程分类

分为良性和恶性。

(1)良性高血压:血压缓慢持续升高。

(2)恶性高血压:血压在短期内突然急剧升高。

(二)临床表现

高血压的眼底改变根据其病因、病程和严重程度不同而有不同的表现。视网膜、脉络膜和视盘均可有改变。

1.高血压视网膜病变

(1)动脉的改变:视网膜动脉普遍缩窄,管径不规则,粗细不匀。血管迂曲,特别是黄斑区小血管常呈螺旋状弯曲。由于血管壁中层玻璃样变,管壁增厚,管腔变窄,血管反光带加宽变暗,失去透明性,动脉呈黄红色铜丝状反光,称为"铜丝动脉"。如果病变进一步发展,管壁更加增厚,几乎看不见血管内血流。反光带更加宽,血管呈白色闪亮的银丝反光,称为"银丝动脉"。虽然这些血管外貌似无血流,但荧光血管造影可能充盈。

(2)动静脉交叉处的改变:在动静脉交叉处,可见交叉压迫现象。硬化的动脉在静脉上面,可将静脉压断或被压两端呈梭形或被压静脉远端扩张呈瘤状(以上称为Gunn征)。另外静脉受压也可转变其正常的与动脉呈锐角的方向,而与动脉呈垂直交叉,在交叉点的远近侧静脉,形成扭歪、偏曲的方向,呈S形或Z形弯曲;或静脉压陷至视网膜深部;或静脉在动脉上方呈桥拱样隆起(以上称为Salus征)。这些现象可部分出现,也可以同时有在。

(3)视网膜表现:多见于急进型患者,视网膜水肿,尤以围绕视盘为明显。变细的动脉和迂曲的静脉起伏于水肿的视网膜之中。该处并有大小不等,呈火焰状的积血,位于神经纤维层,呈放射状排列。尚有灰白色棉絮状斑,呈不规则羽毛状外观,在后极部沿四支主干血管分布,数量多少不等。晚期可出现硬性渗出,呈细小白色或淡黄色小点,位于视盘颞侧,呈放射状排列,或位于黄斑呈扇形或星形排列。

2.高血压脉络膜病变

当血压急剧升高时,脉络膜毛细血管也受损。检眼镜检查可见视网膜下有3～4个血管径的黄白色斑点状渗出,称为 Elshnig 斑。荧光血管造影可见点状荧光素渗漏。当病变陈旧时,视网膜色素上皮增生,其周围有一圈低色素环。这些已愈合的 Elshnig 斑不再渗漏荧光素,但可见透见荧光晕。严重者尚可有局限性浆液性视网膜脱离,或渗出性视网膜脱离,则荧光造影呈现强荧光。

3.高血压视盘水肿

多见于急进型(恶性)高血压患者,代表高血压进入严重阶段。视盘边界模糊,水肿隆起一般 1~3 个屈光度,严重者可隆起 6 个屈光度,水肿超过视盘边界,并与附近水肿的视网膜相连。血压下降后视盘水肿消退,长期血压急剧增高和严重水肿时间长,即使水肿消退也可产生视神经萎缩。

(三)高血压眼底改变的分级

临床上有很多分级标准。1939 年 Keith-Wagener-Barker 根据高血压患者视网膜改变的严重程度制订了 4 级分类标准,为以后的分级打下了基础。1953 年 Scheie 将高血压视网膜病变和视网膜动脉硬化各分为 5 级。其后 Walsh 将 Scheie 的分类去掉了 0 级即正常无改变者,将其分为 4 级。

1.高血压视网膜病变的分级

1 级:视网膜小动脉轻度普遍变细,小动脉管径均匀,无局部缩窄。

2 级:明显小动脉狭窄及局部管径不规则。

3 级:弥漫小动脉明显狭窄及管径不规则合并视网膜积血、渗出和棉絮状斑。

4 级:在 3 级基础上加上视盘水肿和视网膜水肿。

2.视网膜动脉硬化的分级

1 级:小动脉轻度变细,反光带增宽,轻度或无动静脉交叉压迫改变。

2 级:较明显小动脉变窄和反光带增宽,明显动静脉交叉压迫改变。

3 级:小动脉呈铜丝状,明显动静脉交叉压迫改变。

4 级:小动脉呈银丝状,严重动静脉交叉压迫改变。

(四)鉴别诊断

恶性高血压所致视盘水肿应与脑肿瘤引起的视盘水肿鉴别,高血压所致黄斑星芒状渗出应与其他眼底病如糖尿病视网膜病变所致者相鉴别。从病因上尚应区别是原发性或肾性,以及妊娠所引起的高血压视网膜病变鉴别。此外尚应结合神经科、内科的检查以及 CT、视野检查等以资鉴别。

(五)治疗

(1)病因治疗:查明高血压原因,为原发继发,继发性者为肾性或内分泌性,进行病因治疗,血压下降后症状可缓解。

(2)注意饮食,限制钠盐,限制脂肪摄取。

(3)对症治疗:有视网膜积血者可口服碘制剂以促进渗出和积血吸收。口服镇静剂、维生素 C、维生素 E 等。

四、妊娠高血压综合征的眼底改变

妊娠晚期因血压增高而产生一系列眼底症状,以往称为妊娠毒血症这一名词不够确切,易误认为是毒素循环在血液中引起的紊乱。现在已知与血压有关,称为妊娠高血压综合征(简称妊高征)。通常发生在妊娠最后 3 个月,90%的患者发生在妊娠第 9 个月。眼底改变发病率较高,有50%~80%的患者有眼底改变。

(一)临床表现

1.全身体征

所有患者均出现高血压、全身水肿和蛋白尿。尤以下肢水肿和眼睑水肿更常见,严重者可产生肺水肿。患者可有头痛、头晕、恶心、呕吐、心悸、气短等。惊厥期可产生抽搐、昏迷、神志不清,可发作 1 次或多次。一般分娩后 2 周至 20 周妊高征症状缓解。如妊娠前即有高血压者,分娩后部分患者血压仍可持续增高,少数人可产生永久性器质性血管改变。

2.眼底症状

自觉视力模糊、闪光幻觉、视野可有暗点,或复视等。眼底改变分为 3 期:①动脉痉挛期;②动脉硬化期;③视网膜病变期。有的患者也可不经过血管硬化期而直接进入视网膜病变期者。

最早出现的眼底改变为视网膜小动脉痉挛、管径变窄,开始为局限节段性,继而进行为均一普遍性缩窄。如血压持续增高,血管从功能性收缩进入器质性硬化,如妊娠前即有高血压者则更明显。动脉变窄,动静脉比例可达 1∶2 甚至 1∶4,反光增强,甚至产生动静脉交叉压迫现象。血-视网膜屏障受损,产生视网膜水肿,尤以后极部水肿明显,视网膜毛细血管扩张,或产生局限闭塞。有棉絮状斑形成,并伴有火焰状积血。重症者尚可有黄斑区星芒状渗出。严重病例可产生浆液性视网膜脱离。脱离常为双侧性,呈球形,多位于视网膜下方,也可波及整个视网膜。这种视网膜脱离一般预后好,无须手术。分娩后血压下降,视网膜脱离可自行复位,视力恢复,可留下色素沉着和脱失。严重病例尚可产生视盘水肿。长期水肿可产生视神经萎缩。也可由于筛板区视神经血供受损而造成急性视神经缺血性病变而使视力减退。

(二)荧光血管造影

由于脉络膜毛细血管也受损,造影时视盘周围和后极部脉络膜血管充盈延迟或充盈缺损。视网膜下和色素上皮下有点状荧光素渗漏,说明视网膜脱离继发于脉络膜血管渗漏和色素上皮受损。视网膜动脉狭窄,毛细血管代偿性扩张,或局限性闭塞,可产生血管染色和无灌注区。视网膜脱离复位后,由于色素上皮受损可产生弱荧光和透见荧光。

(三)治疗

妊高征是危及产妇和胎儿生命安全的危险病症。处理不当会产生许多并发症。何时终止妊娠必须由眼科和产科医师及时抉择。如果孕妇经过休息、禁盐、服用镇静药和降压药之后血压下降者可继续妊娠。如果经过以上措施血压仍持续增高,视网膜和/或视盘有严重水肿、积血和渗出则应引产或剖宫产分娩。如果继续妊娠,则不仅孕妇视力严重受损,同时危及母婴的生命。有视网膜病变的产妇死亡率为 6%,胎儿为 56.8%,比正常眼底组高 3 倍多。而且终止妊娠必须及时,如果视网膜和全身小动脉已发生器质性损害时,则可导致产后永久高血压血管病变。晚期导致心、脑、肾等并发症。

(李沐岩)

第七章 视神经疾病

第一节 视神经炎

一、概述

视神经炎泛指视神经的炎性脱髓鞘、感染、非特异性炎症等疾病，能够阻碍视神经传导功能，引起视功能一系列改变的视神经病变。临床上常分为视神经乳头炎和球后视神经炎。

球后视神经炎一般可分为急性和慢性，后者为多见。

（一）病因

（1）局部炎症。

（2）病毒感染。

（3）全身感染。

（4）营养和代谢性疾病。

（5）中毒。

（6）特发性：多发性硬化、糖尿病、甲状腺功能障碍与本病关系密切。

（二）病理

早期白细胞渗出，慢性期以淋巴细胞和浆细胞为主。中等程度损伤形成少量瘢痕，而严重损伤则神经纤维被神经胶质细胞增生代替，引起视神经萎缩。

二、诊断思路

（一）病史要点

视神经乳头炎症常突然发病，视力障碍严重，多累及双眼，多见儿童或青壮年，经治疗一般预后较好，我国 40 岁以下者约占 80%。视力急剧下降，<0.1。早期前额部疼痛，眼球转动痛。

球后视神经炎突然发病，视力突然减退，甚至无光感。多单眼发病，眶深部痛或眼球转动痛。因球后视神经受累部位不同有以下几种类型：①轴性球后视神经炎，病变主要侵犯乳头黄斑束纤维，表现为视力下降严重，视野改变为中心暗点；②球后视神经周围炎，病变主要侵犯球后视神经鞘膜。梅毒多见，表现为视野向心性缩小；③横断性视神经炎，病变累及整个视神经横截面，表现为无光感（黑矇）。

(二)查体要点

1.视神经乳头炎

瞳孔不同程度散大,直接对光反应迟钝或消失,间接对光反应存在,单眼患者出现相对性传入性瞳孔障碍,称 Marcus-Gunn 瞳孔。眼底则视盘潮红,乳头表面毛细血管扩张,边缘不清,轻度隆起,筛板模糊,生理凹陷消失,可出现少量积血点。视盘周围视网膜水肿呈放射状条纹,乳头表面或边缘有小积血,静脉曲张弯曲或有白鞘。

2.球后视神经炎

瞳孔中等大或极度散大。直接对光反应消失,间接对光反应存在。眼底早期无变化,3～4 周时视神经色泽改变,颜色变淡。"两不见"症状:患者看不见,医师早期检查无异常。

(三)辅助检查

1.必做检查

(1)视野检查:视神经乳头炎表现为巨大而浓密的中心暗点、重者有周边视野缩小,色觉改变(红绿色觉异常)。球后视神经炎表现为中心、旁中心暗点或哑铃状暗点。

(2)头颅眼眶 CT:排除颅内病变。

(3)FFA:动脉期见视盘表层辐射状毛细血管扩张,同时见很多微动脉瘤,早期荧光素渗漏,视盘成强荧光染色。

2.选做检查

视觉电生理检查,了解视神经功能。VEP 可表现为不同程度的振幅降低,潜伏期延长。病变侵犯视盘黄斑束纤维,主要表现为振幅降低;病变侵犯球后视神经鞘膜,主要表现为潜伏期延长。

(四)诊断步骤

诊断步骤见图 7-1 所示。

(五)鉴别诊断

视神经乳头炎需与以下疾病鉴别。

1.视盘水肿

常双眼,视盘肿胀明显,隆起高达 6～9 D,但视功能多正常,或有阵发性黑矇史。视野早期生理盲点扩大而周边视野正常。常伴有其他全身症状,如头痛呕吐等。

2.缺血性视神经病变

发病年龄多在 50 岁以上,突然发生无痛性、非进行性视力减退,早期视盘轻度肿胀,后期局限性苍白。视野检查显示弓形暗点或扇形暗点与生理盲点相连。FFA 显示视盘早期弱荧光或充盈缺损,晚期视盘强荧光。

3.视盘血管炎

视盘血管炎多见于年轻女性,视力轻度减退,视盘充血潮红,轻度隆起,乳头表面或边缘有小积血。视野可为生理盲点扩大。FFA 显示乳头表面毛细血管扩张渗漏明显。激素治疗效果好。

4.假性视盘炎

假性视盘炎常双侧,乳头边界不清,色稍红,隆起轻,多为 1～2 D,无积血渗出,终身不变。视力正常,视野正常。FFA 正常。

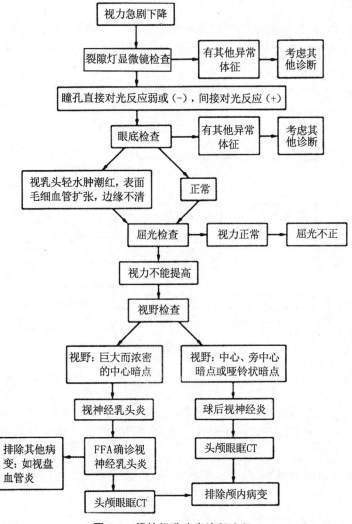

图 7-1　视神经乳头炎诊断流程

球后视神经炎需与头颅或邻近组织肿瘤鉴别，其症状与体征均与球后视神经炎相似，头颅 CT 或 MRI 提示颅内占位。

三、治疗措施

(一)经典治疗

(1)积极寻找病因,针对病因治疗。

(2)大剂量糖皮质激素冲击治疗:视神经炎本身是一种自限性疾病,糖皮质激素治疗在短期内能促进视力的恢复,并延缓多发性硬化的发生,采用静脉大剂量、短期疗程。但在长期效果上没有明显的疗效,对最终的视力没有帮助。因此适用于重型患者。

(3)配合抗生素。

(4)血管扩张药:局部及全身应用。

(5)改善微循环及神经营养药:B 族维生素、ATP、辅酶 A、肌苷等。

253

（二）新型治疗

球后视神经炎，由于视神经肿胀，长时间可导致神经变性坏死，考虑开放视神经管治疗。如为蝶窦、筛窦炎症导致球后视神经炎，视力下降严重可考虑蝶窦筛窦手术。神经内科治疗，如多发性硬化，脱髓鞘性疾病等。

（三）治疗流程

治疗流程见图 7-2 所示。

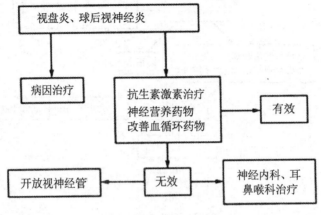

图 7-2　视神经炎治疗流程

四、预后评价

大多数视神经乳头炎患者经过积极治疗都可恢复正常，而且病程较短，预后良好，视盘颜色变淡或苍白。少数重症患者治疗效果缓慢或无效，病程较久，炎症消退后视盘苍白萎缩，视力障碍，预后欠佳。

家族性球后视神经炎患者预后较差，家族性者，多发生于青春期后男性，女性则多为遗传基因携带者。

五、最新进展和展望

视神经炎的基础研究取得了很大的成绩，如研究表明 *HLA-DRB*1 * 15 基因可能是部分视神经炎患者的遗传易感基因。

很多家族性视神经炎都有特异性基因位点改变，因此基因治疗是目前研究的热点，基因治疗技术已开始应用到视神经炎的动物试验模型中。基因治疗可能会为那些严重的进行性视神经脱髓鞘的患者带来益处。

随着脂肪抑制和 DTI 等磁共振成像新技术的应用，以及钆喷替酸葡甲胺（Gd-DTPA）增强检查等，能更好地显示活体组织内的细微结构，是显示视神经炎比较好的检查技术。功能性成像已开始用于评价视神经炎累及的视神经功能及追踪视神经恢复的情况。

（张云霞）

第二节　视盘血管炎

一、概述

视盘血管炎是一种局限于视盘之内的血管的炎症。

二、病因

细菌、病毒感染、变态反应。

三、分型

(一)Ⅰ型

视盘内的睫状血管小分支发生的睫状动脉炎引起,临床表现为视盘水肿者,称为Ⅰ型。

(二)Ⅱ型

视盘内的视网膜中央静脉炎症引起,临床表现为视网膜中央静脉阻塞者,称为Ⅱ型。

四、临床表现

(1)健康青壮年多见,无性别差异。

(2)单眼多见,偶尔双眼。

(3)患眼视力一般均较正常,或轻微减退,个别视力损害严重,常表现为视物模糊。

(4)患眼视盘明显充血、水肿;视网膜静脉弯曲、曲张,动脉一般无改变;视盘或其邻近区域可有积血、渗出。

(5)眼部其他表现大多正常。

五、诊断

(一)病史

有否感染病史,有否眼球后钝痛病史。

(二)眼部检查

双眼视盘对比,散瞳查眼底。

(三)视野

生理盲点扩大,周围视野多正常。

六、鉴别诊断

主要应与颅内压增高所引起的视神经盘水肿仔细鉴别。

七、治疗

本病可自愈,病程可长达一年半或更长些。大剂量使用皮质类固醇类药物治疗,效果显著,可大大缩短病程,1～2个月可痊愈。对于长时间视盘水肿不缓解,伴有缺血改变征象时,应特殊注意。

八、预后

本病少有复发,预后良好。

(张云霞)

第三节　视盘水肿

一、概述

视盘水肿指视盘被动水肿,无原发性炎症,早期无视功能障碍。多是其他全身性疾病的眼部表现。

(一)病因

引起视盘水肿的疾病很多:①颅内原因有颅内肿瘤、炎症、外伤、先天畸形等;②全身原因有恶性高血压、肾炎、肺心病等;③眶内原因有眼眶占位、眶内肿瘤、血肿、眶蜂窝织炎等;④眼球疾病有眼球外伤或手术使眼压急剧下降等。

(二)发病机制

视神经的轴质流的运输受到阻滞。

二、诊断思路

(一)病史要点

1.症状

(1)常双眼,视力多无影响,视功能可长期保持正常的特点是视盘水肿的一个最大特征。少数患者有阵发性黑矇,晚期视神经继发性萎缩引起视力下降。

(2)可伴有头痛、复视、恶心、呕吐等颅内高压症状,或其他全身症状。

2.病史

可有高血压、肾炎、肺心病等其他全身性疾病病史。

(二)查体要点

1.早期型

视盘充血,上、下方边界不清,生理凹陷消失,视网膜中央静脉变粗,视网膜中央静脉搏动消失,视盘周围视网膜成青灰色,视盘旁线状有小积血。

2.中期进展型

视盘肿胀明显,隆起3～4D,呈绒毛状或蘑菇形,外观松散,边界模糊,视网膜静脉曲张、迂曲,盘周火焰状积血和渗出,视盘周围视网膜同心性弧形线。

3.晚期萎缩型

继发性视神经萎缩,视盘色灰白,边界模糊,视网膜血管变细。

（三）辅助检查

1.必做检查

（1）视野：①早期生理盲点扩大（图 7-3）；②视神经萎缩时中心视力丧失，周边视野缩窄。

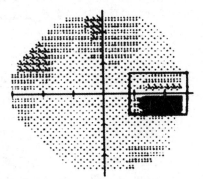

图 7-3　视盘水肿视野表现为生理盲点扩大

（2）头颅眼眶 CT，排除颅内病变。

2.选做检查

（1）视觉电生理：了解视神经功能。VEP 表现为大致正常。

（2）FFA：动脉期见视盘表层辐射状毛细血管扩张，很快荧光素渗漏，视盘成强荧光染色。

（四）诊断步骤

诊断步骤见图 7-4 所示。

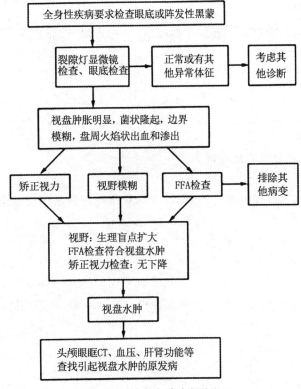

图 7-4　视盘水肿诊断流程

(五)鉴别诊断

1.视神经乳头炎

突然发病,视力障碍严重,多累及双眼,多见儿童或青壮年,经激素治疗预后较好。伴眼痛。眼底则视盘充血潮红,边缘不清,轻度隆起,表面或边缘有小积血,静脉曲张或有白鞘。视野检查为中心暗点,色觉改变(红绿色觉异常)。

2.缺血性视神经病变

发病年龄多在50岁以上,突然发生无痛性、非进行性视力减退,早期视盘轻度肿胀,后期局限性苍白。视野检查显示弓形暗点或扇形暗点与生理盲点相连。FFA显示视盘早期弱荧光或充盈缺损,晚期视盘强荧光。

3.视盘血管炎

视盘血管炎多见于年轻女性,视力轻度减退,视盘充血潮红,轻度隆起,乳头表面或边缘有小积血。视野可为生理盲点扩大。FFA显示乳头表面毛细血管扩张渗漏明显。激素治疗效果好。

4.假性视盘炎

常双侧,视盘边界不清,色稍红,隆起轻,多为1～2 D,无积血渗出,终身不变。视力正常,视野正常。FFA正常。

5.高血压性视网膜病变

视力下降,视盘水肿稍轻,隆起度不太高,眼底积血及棉绒斑较多,遍布眼底各处,有动脉硬化征象,血压较高,无神经系统体征。

6.视网膜中央静脉阻塞

视力下降严重,发病年龄较大。视盘水肿轻微,静脉充盈、曲张严重,积血多,散布视网膜各处,多单侧发生。

三、治疗措施

(一)经典治疗

1.寻找病因及时治疗
在早期和中期进展时治疗能提高视力。

2.药物治疗
高渗脱水剂降低颅内压,如口服甘油、静脉注射甘露醇。辅助用能量合剂(ATP、辅酶A、肌苷等)、B族维生素类药物。

3.长期视盘水肿患者
经常检查视力及视野。

(二)新型治疗

不能去除病因,药物无效,在观察过程中发现视力开始减退、频繁的阵发性黑矇发生,必须及时行视神经鞘减压术。

(三)治疗流程

治疗流程见图7-5所示。

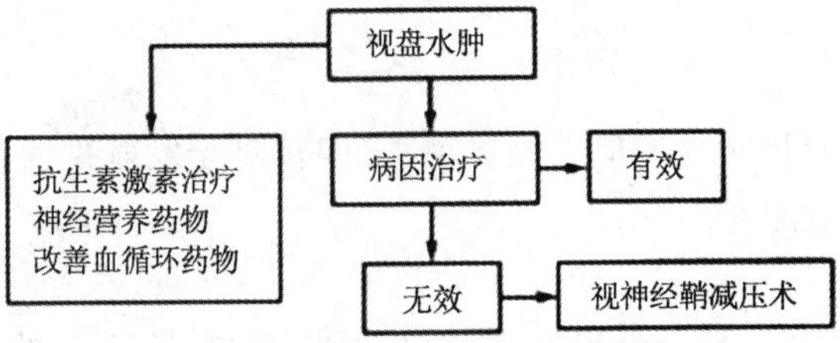

图 7-5 视盘水肿治疗流程

四、预后评价

视盘水肿可逐渐加重,视力障碍发生较晚。病因及早去除,视盘水肿可于1～2个月间消失,预后良好。然而,长期严重的视盘水肿的预后很差。视盘水肿长期高于5 D以上对视功能威胁很大;视网膜静脉明显曲张、迂曲,视网膜上广泛大片积血及棉绒斑的早期出现常表示视功能濒临危险关头;视网膜动脉明显狭窄变细表示视神经已经发生严重变化;视盘颜色变白表示视神经已经发生萎缩。

（张云霞）

第四节 视神经萎缩

一、概述

视神经萎缩是指任何疾病引起视神经发生退行性变性,导致视盘颜色变淡,视力下降。视神经萎缩不是一种单独的疾病,它是多种眼部病变的一种结局,可严重影响以致丧失视功能。

(一)病因

原因很多,但有时临床上很难查出病因。常见病因:①视盘水肿;②蝶鞍、额叶等颅内占位性病变、脑膜炎、脑炎等;③视神经炎症、视神经缺血、视神经肿瘤、多发性硬化等;④药物中毒、重金属中毒及外伤等;⑤遗传性 Leber 视神经病变等;⑥脉络膜炎症、视网膜炎症、变性;⑦营养障碍,如恶性贫血,严重营养不良等。

(二)病理

视神经纤维变性、坏死、髓鞘脱失而导致视神经传导功能丧失;视盘苍白由视盘部位胶质细胞增生、毛细血管减少或消失所致。

原发性视神经萎缩由筛板后的视神经交叉,视束及外侧膝状体以前的视路损害,继发性视神经萎缩由于长期视盘水肿或视神经盘炎而引起,其萎缩过程是上行性。

二、诊断思路

(一)病史要点

临床表现:严重视力减退,甚至失明。视野明显改变,色觉障碍。可有一些特殊病史如中毒外伤史、家族遗传性病变史。

(二)查体要点

1.瞳孔

瞳孔不同程度散大,直接对光反应迟钝或消失,间接对光发射存在。患眼视力严重下降但未失明者 Marcus Gunn 征阳性。

2.眼底检查

视盘变苍白为主要特征。原发性者视盘苍白,边界清晰,筛板可见,视网膜血管变细。继发性者视盘灰白污秽,边界模糊,因炎症导致大量神经胶质细胞覆盖,筛板不可见,视盘附近网膜血管变细有白鞘。可查出颅内病变、视神经视网膜原发病等。

(三)辅助检查

1.必做检查

(1)视野检查:不同类型、不同程度的缺损,如中心暗点,偏盲,向心性缩窄。

(2)头颅眼眶 CT:排除颅内病变。

(3)电生理检查:了解视神经功能。VEP 可表现为不同程度的振幅降低,潜伏期延长。

2.选做检查

FFA:视盘一直呈弱荧光,晚期轻着染(图 7-6)。

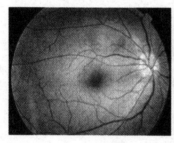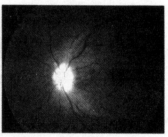

图 7-6　视神经萎缩 FFA

表现视盘早期呈弱荧光,晚期轻着染

(四)诊断步骤

诊断步骤见图 7-7 所示。

三、治疗措施

(一)经典治疗

积极病因治疗,试用药物:①糖皮质激素;②神经营养药:B 族维生素、ATP、辅酶 A、肌苷、烟酸;③活血化瘀,扩张血管。

(二)新型治疗

预后较差,无特殊治疗。

(三)治疗流程

治疗流程见图 7-8 所示。

四、预后评价

视神经萎缩为视神经严重损害的最终结局,一般视力预后很差。患者最后大多失明。但垂体肿瘤压迫导致的下行性视神经萎缩,绝大多数手术切除肿瘤后视力可有很大恢复。

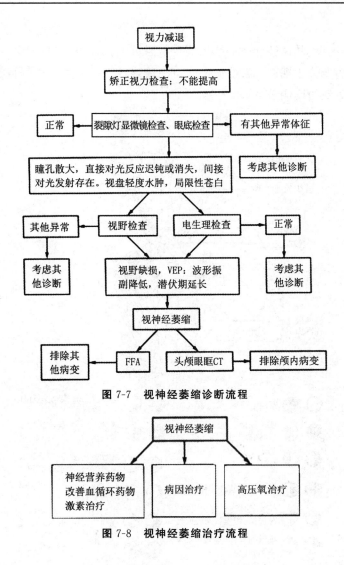

图 7-7　视神经萎缩诊断流程

图 7-8　视神经萎缩治疗流程

（张云霞）

第五节　视路病变

一、概述

视路病变不常见，包括视束病变、外侧膝状体病、视放射病变、枕叶皮质病变。瞳孔反射纤维在视束中伴行，外侧膝状体之前离开视路进入 E-W 缩瞳核。

二、诊断思路

(一)病史要点

双眼同时视力下降，双眼同侧视野缺损，伴有颅内各种症状。

（二）查体要点

眼部检查正常,视束、外侧膝状体病变者病程长时可见视神经萎缩。

瞳孔改变表示病变位于视束,表现为 Wernicke 偏盲性瞳孔强直。外侧膝状体以上的视路损害瞳孔反应正常。表现为同侧偏盲（图 7-9）。

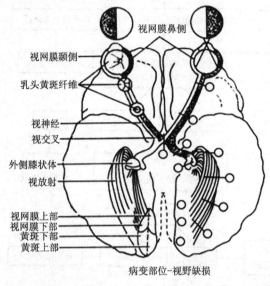

病变部位-视野缺损

○● 视神经损害-单眼盲 | ◐◑ 视放射内部-轻度不对称下象限盲
●◑ 视神经接近交叉部-患眼盲对侧颞侧偏盲 | ◐◑ 视放射中部-轻度不对称同侧限盲
◑◑ 视交叉正中部-双眼颞侧偏盲 | ◐◑ 视放射后部-两眼一致性同侧偏盲 有黄斑回避
◐◑ 视束损害-双眼同侧偏盲 | ○◑ 距状裂皮质前部-对侧眼颞侧新月形缺损
◐◑ 外膝状体附近视束及视放射前部-切线状同侧偏盲 | ◐◑ 距状裂皮质中部-双眼一致同侧偏盲 有黄斑回避 双眼半月形视野存在
◐◑ 视放射前部-不对称上象限盲 | ◐◑ 枕中极部-对称偏盲性中心暗点

图 7-9　视路病变视野改变

1.视束病变

同侧偏盲和下行性视神经萎缩。视束前 2/3 病变可导致瞳孔改变。视束前部分病变多由垂体疾病所引起,常伴有垂体疾病的各种症状。后部分病变则可见锥体束损害的症状,如对侧偏瘫和不全麻痹。视束下方有第Ⅲ、Ⅳ、Ⅴ、Ⅵ对脑神经,故有时可能伴有这些神经的损害。病因多为附近组织疾病的影响,如炎症、肿瘤、脱髓鞘性疾病。

2.外侧膝状体及其以上损害

共同特征为同侧偏盲、瞳孔反应正常、眼底无视神经萎缩。伴有脑部症状。

（1）外侧膝状体病:视野改变特征为一致性同侧偏盲或同侧象限盲,常伴有黄斑回避。但视野缺损无定位诊断依据。

（2）视放射病变:放射神经纤维病变多发生于内囊部。由血管病变或肿瘤引起,视野改变特征:一致性同侧偏盲,可有黄斑回避,可出现颞侧月牙形视野缺损（图 7-10、图 7-11）。①内囊病变:表现为同侧偏盲。②颞叶病变:病变累及视放射下部纤维,可引起病灶对侧的视野的双眼上象限同侧偏盲。一般由于颞叶后部病变。③顶叶病变:病变累及视放射上部纤维,可引起病灶对侧的视野的双眼下象限同侧偏盲。

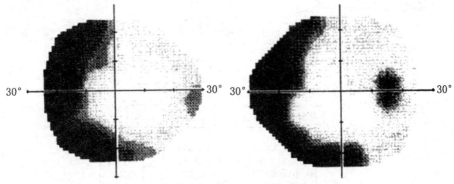

图 7-10 视放射后部损伤视野
双颞侧月牙形视野缺损

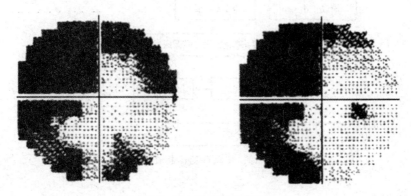

图 7-11 视放射损伤视野
双眼同侧偏盲

3.枕叶皮质病变

视中枢位于两侧大脑枕叶皮质的纹状区。最常见的病因为血管性疾病,其次为肿瘤和外伤。视野表现为同侧偏盲并伴有黄斑回避。

(1)距状裂前部受损:病变对侧眼的颞侧月牙形视野缺损。

(2)距状裂中部受损:同侧偏盲伴有黄斑回避,还有病变对侧眼的颞侧月牙形视野缺损。

(3)距状裂后部受损:同侧偏盲性中心暗点。

(4)皮质盲:由枕叶(距状裂皮质)广泛受损引起,表现为双眼全盲,但瞳孔对光反应依然存在,视盘无异常。常见病因为血管性障碍,其次有炎症、外伤等。

(5)黄斑回避:一般发生在外侧膝状体以上的视路损害。在同侧偏盲的患者中其视野内的中央注视区可保留有1°～3°的视觉功能区。发生机制不清。

(三)辅助检查

1.必做检查

(1)视野:损害的对侧的双眼同侧偏盲,外侧膝状体以上的视路损害可见黄斑回避。

(2)头颅眼眶 CT、MRI:检查显示局部肿瘤、积血或血管改变。

263

2.选做检查

DSA 可发现脑血管病变。

(四)诊断步骤

诊断步骤见图 7-12 所示。

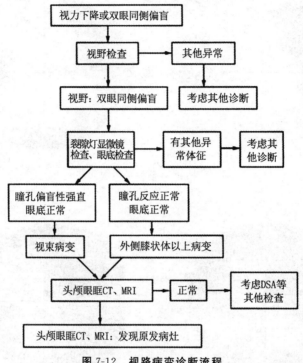

图 7-12 视路病变诊断流程

三、治疗措施

原发病治疗,尽早发现和手术摘除肿瘤。视神经萎缩发生后视功能恢复较难。

四、预后评价

视神经萎缩发生后视功能恢复较难。

(张云霞)

第六节 视交叉病变

一、概述

视交叉位于鞍隔上方,其后缘为第三脑室,漏斗隐窝下方为垂体,位于颅底的蝶鞍内。

蝶鞍部占位性病变为多见原因:①垂体瘤、颅咽管瘤、鞍结节脑膜瘤、大脑前动脉血管瘤、颈内动脉瘤等;②个别患者由第三脑室肿瘤、视交叉部蛛网膜炎、神经胶质瘤、脑积水等引起。

二、诊断思路

(一)病史要点

常见症状如下。

(1)视力渐进性减退,而早期眼底无异常,易误诊为球后视神经炎。

(2)视野缺损,如双颞侧偏盲为重要体征。

(3)可伴有全身症状或全身性疾病病史。

(二)查体要点

1.眼部检查

眼部检查多为正常,有时可见视神经萎缩或视盘水肿。

2.瞳孔改变

瞳孔改变如双侧偏盲性瞳孔强直。

3.垂体肿瘤

垂体肿瘤常伴有肥胖,性功能减退,男性无须,女性月经失调等。

4.后部损害

多为第二脑室疾病所致;下部损害,多为垂体肿瘤和颅咽管瘤所致;前面损害,蝶窦后壁病变如骨瘤或脑膜瘤所致;上部损害,多为 Willis 血管环或大脑前动脉血管瘤所致;外侧面损害,少见,颈内动脉瘤、颈内动脉硬化所致;视交叉本身损害,少见,外伤或视交叉神经胶质瘤所致。

(三)辅助检查

1.必做检查

(1)视野检查:鞍上肿瘤视野改变不规整。垂体肿瘤可见双颞侧偏盲(图 7-13)。

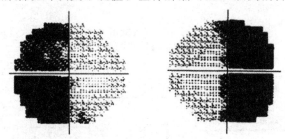

图 7-13　脑垂体瘤患者视野
双颞侧偏盲

(2)CT、MRI 检查:显示局部肿瘤、局部骨质破坏,颅咽管瘤常显示钙化斑。

2.选做检查

(1)DSA 可发现脑血管病变。

(2)垂体内分泌功能检查。

(四)诊断步骤

诊断步骤见图 7-14 所示。

三、治疗措施

(一)经典治疗

尽早发现和手术摘除肿瘤。视神经萎缩发生后视功能恢复较难。

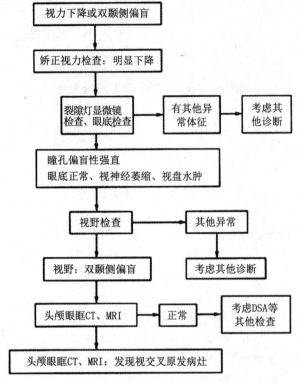

图 7-14 视交叉病变诊断流程

(二)治疗流程

治疗流程见图 7-15 所示。

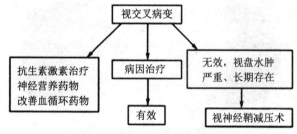

图 7-15 视交叉病变治疗流程

四、预后评价

视神经萎缩发生后视功能恢复较难。

（张云霞）

第七节　缺血性视神经病变

一、概述

缺血性视神经病变由视神经的营养血管发生急性循环障碍所致。一般以视网膜中央动脉在球后9～11 mm进入视神经处为界限,临床上分为前部和后部缺血性视神经病变:①前部缺血性视神经病变(AION)由于后睫状动脉循环障碍造成视神经盘供血不足,使视神经盘急性缺氧水肿;②后部缺血性视神经病变(PION)筛板后至视交叉间的视神经血管发生急性循环障碍,因缺血导致视神经功能损害的疾病。

全身性疾病为主要原因:①老年动脉硬化、高血压糖尿病等;②红细胞增多症、颞动脉炎、贫血等;③低血压、休克、青光眼等。

营养视神经的睫状血管发生阻塞引起神经纤维缺血、缺氧。前部缺血性视神经病变发生于视盘筛板区小血管,也称缺血性视盘病变。本病较常见。一般说来,每人两眼的解剖结构和血管排列都比较一致,因此,两眼常先后发病,病变位置极为相似。

二、诊断思路

(一)病史要点

(1)发病年龄多在50岁以上。

(2)突然发生无痛性、非进行性视力减退。

(3)常累及双眼,先后发病间隔不一,可数周、数月或数年。

(4)伴有高血压、糖尿病、动脉硬化、颞动脉炎等。

(二)查体要点

(1)缺血性视神经病变多见于小视盘无视杯者。

(2)早期视盘轻度肿胀,边界模糊,视盘可有局限性颜色变淡区域,少数人可表现为视盘轻度充血,视盘周围有一些细小的积血,视网膜血管改变不明显。

(3)后期视盘局限性苍白。

(三)辅助检查

1.必做检查

(1)视野检查:弓形暗点或扇形暗点与生理盲点相连,也可出现水平偏盲或垂直偏盲(图7-16)。

(2)FFA显示视盘早期弱荧光或充盈缺损,后期视盘荧光素渗漏着染呈强荧光(图7-17)。

(3)头颅眼眶CT:排除颅内病变。

2.选做检查

视觉电生理检查,了解视神经功能。VEP特点一般认为是以振幅减低为主,潜伏期没有明显改变,1/3的患者可出现VEP潜伏期的延长,但很少超过122 ms。

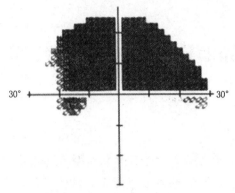

图 7-16 缺血性视神经病变

视野表现为水平偏盲

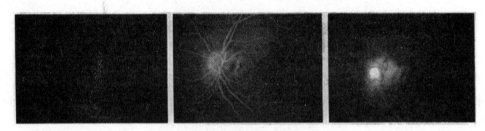

图 7-17 缺血性视神经病变 FFA

早期视盘鼻侧弱荧光,后期渗漏成强荧光

(四)诊断步骤

诊断步骤见图 7-18 所示。

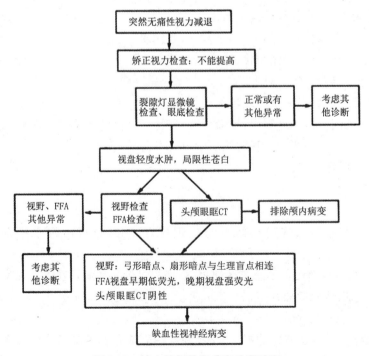

图 7-18 缺血性视神经病变诊断流程

(五)鉴别诊断

1.视神经盘炎

突然发病,视力障碍严重,多累及双眼,多见儿童或青壮年,经激素治疗预后较好。可伴眼球转动痛。眼底则视盘充血潮红,边缘不清,轻度隆起,表面或边缘有小积血,静脉曲张或有白鞘。视野检查为中心暗点,色觉改变(红绿色觉异常)。

2.视盘水肿

常双眼,视盘肿胀明显,隆起为 6～9 D,但视功能多正常,或有阵发性黑矇史。视野早期生理盲点扩大而周边视野正常。常伴有其他全身症状,如头痛呕吐等。

3.视盘血管炎

视盘血管炎多见于年轻女性,视力轻度减退,视盘充血潮红,轻度隆起,视盘表面或边缘有小积血。视野可为生理盲点扩大。FFA 显示乳头表面毛细血管扩张渗漏明显。激素治疗效果好。

4.假性视盘炎

常双侧,视盘边界不清,色稍红,隆起轻,多为 1～2 D,无积血渗出,终身不变。视力正常,视野正常。FFA 正常。

三、治疗措施

(一)经典治疗

(1)病因治疗:如高血压、糖尿病等。

(2)激素治疗:减轻水肿和渗出。

(3)扩血管药物和营养神经药物。

(4)高压氧。

(5)降低眼压药物:如口服乙酰唑胺,改善后睫状短动脉的灌注压。

(6)活血化瘀的中药治疗。

(二)治疗流程

治疗流程见图 7-19。

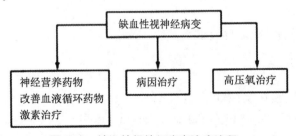

图 7-19 缺血性视神经病变治疗流程

四、预后评价

缺血性视神经病变常在半月至两月内,其视神经盘的水肿即可自行消退,留下局限性的苍白区。如及时治疗,视功能预后较好;如治疗不及时,可导致视神经萎缩。

(张云霞)

第八节 瞳孔反射异常

一、瞳孔的正常状态

瞳孔的大小取决于虹膜括约肌和扩大肌的拮抗活动,瞳孔括约肌呈环状排列,位于虹膜基质的表面,分布于瞳孔边缘 2~4 mm,由副交感神经支配,起主导作用;放射状的扩大肌起自虹膜根部,延伸至瞳孔边缘 2 mm,由交感神经支配。

正常情况下,瞳孔直径为 3~4 mm,双眼相等,直径<2 mm 者称为瞳孔缩小,>5 mm 者称为瞳孔散大,双瞳孔大小差别可<1 mm,>1 mm 属于异常,正常人群中也有 3% 不等。瞳孔大小可受各种因素影响,临床上检查时应注意以下因素。

(一)年龄

新生儿、婴儿及老年人瞳孔均较小,新生儿、婴儿因瞳孔括约肌较扩大肌发育早且明显;在老年人则因虹膜血管呈放射形走向,随着年龄增加而硬化,使血管变直、变长所致。幼儿、成人瞳孔较大,而青春期瞳孔最大。

(二)种族

白种人虹膜色素少、瞳孔大;黑种人色素多、瞳孔小。

(三)性别

女性较男性瞳孔大。

(四)屈光状态

近视眼瞳孔比正视眼瞳孔大,而远视眼瞳孔比正视眼瞳孔小。调节作用的冲动本身不会直接产生瞳孔收缩,只有调节作用引起集合运动时才会间接引起瞳孔反应,即双眼集合时瞳孔收缩。

(五)精神因素

在惊恐等强烈的感情冲动时瞳孔散大。

二、瞳孔的异常状态

(一)相对性传入性瞳孔反应缺陷

相对性传入性瞳孔反应缺陷(relative afferent pupillary defect,RAPD),即往常所称的 Marcus Gunn 瞳孔征。瞳孔对光反应传入弧与视觉传入纤维皆由视网膜、视神经、视交叉至视束,走向是一致的,但在视交叉,交叉纤维与不交叉纤维中所占的比例不相等,交叉纤维稍多于未交叉纤维,即约 53% 为交叉的,47% 是非交叉的,致使被检眼的直接对光反应与间接对光反应不对称,即当一眼的瞳孔传入纤维受损致直接对光反应减弱时,该眼的间接对光反应可正常。瞳孔传入纤维两次交叉,此乃 RAPD 的解剖学基础。视交叉损害难以查到瞳孔改变,视束检查则不会引起瞳孔改变。检查时应在暗室或较暗室中进行,嘱患者双眼平视,需用明亮聚光手电,从一眼至另一眼来回数次分别检查,间隔 1~2 s。如发现一眼瞳孔较大和/或瞳孔收缩幅度小、速度慢,即遮盖健眼、患眼瞳孔散大,遮盖患眼、健眼瞳孔无变化,或持续光照患眼,瞳孔开始缩小继而散大,则说明该侧眼 RAPD 阳性;相反,正常人双眼瞳孔轮流被遮盖时,另一侧未被遮盖的瞳孔无变化,双瞳孔大小相等,则称为 RAPD 阴性。如利用不同透光率的滤光片置于健眼或相对健眼前以减弱刺激光强度,以滤光片的透光率(对数单位)表示 RAPD 的程度,用光源分别照射患眼和健眼,观察双眼的直接对光反应和间接对光反应到平衡所需滤光片的透光率大小,透光率越高,RAPD 越轻;透光率越低,RAPD 越严重。如 RAPD 大于 3 个对数单位则有临床诊断意义。RAPD 阳性说明视交叉前瞳孔传入神经纤维受损,可作为判断任何原因所致的单侧视神经病变的一种客观观察瞳孔的检查方法。

(二)黑矇性瞳孔强直

黑矇性瞳孔强直指无光感合并瞳孔反应异常的一种状态,当一侧视网膜或视神经有病变而出现黑矇者,患眼瞳孔散大,无直接对光反应,健眼也无间接对光反应,但患眼可有间接对光反应,即光照患眼时,由于光线不能进入光反应中枢,健眼与患眼瞳孔纤维由双侧供应,故双侧瞳孔均可有收缩反应。在颅脑损伤患者处于昏迷状态下如有此征,提示该侧尚有严重视神经受损,且可能有颅底骨折。双瞳孔的集合反射及闭睑反射等其他各种瞳孔反应均可存在。

(三)Argyll-Robertson 瞳孔

病因以梅毒最多见,占半数以上,该征的出现常提示有中枢神经系统梅毒,可作为脑膜血管性梅毒、脊髓痨、麻痹性痴呆的特殊病症,因中脑顶盖前区至两侧缩瞳核(E-W 核)之间病损所致。其他如脑炎、脑外伤、糖尿病等也可引起非典型 A-R 瞳孔。

病变一般认为位于中脑被盖前核的中脑导水管附近或被盖前核至动眼神经核之间。推测单眼者病变在病侧被盖前核至动眼神经的 Edinger-Westphal 核或至瞳孔括约肌核之间,而双侧者为双侧被盖前核至双瞳孔括约肌核之间的病变。中枢性损害因部位不同可出现下丘脑、脑干及脊髓受累征象,如 Wallenberg 综合征。因支配的睫状肌和括约肌的纤维并不相同,已知 E-W 核支配睫状肌的细胞数量占 90% 以上,而支配瞳孔括约肌的细胞数仅约 4%,因此调节反射和瞳孔对光反应可分别出现障碍,此乃中脑病变时出现该综合征的解剖学基础。

临床表现典型者双瞳孔缩小,<3 mm,不规则,直接、间接对光反应消失或非常迟钝,而近反应时瞳孔反应并不减弱,甚至增强,即调节反射和集合反射存在,有光近点反应分离现象,调节反射中瞳孔缩小,副交感神经核间的联系和瞳孔括约肌本身未受到损害,在暗室瞳孔不散大,单侧或双侧均可发生,一般为双眼,对阿托品散瞳反应迟钝,滴毒扁豆碱瞳孔可再度缩小,因病变损害程度及部位不同,故该征在临床上并不全是典型的,如集合反射也减低,可排除梅毒性病变,常见于脑炎、脑积血和脑外伤等。

(四)Horner 综合征

该综合征又称颈交感神经麻痹综合征,凡交感神经径路自下丘脑至眼球之间任何部位受损均可引起该综合征。Horner 综合征导致颈交感神经麻痹的第一神经元的病变,如脑干的积血、炎症、肿瘤、梅毒、脊髓空洞症、多发性硬化等;引起第二神经元的病变,如肺尖结核、肺部肿瘤、甲状腺腺瘤、颈交感神经切除术后等引起第三神经元的病变,如食管癌、颈内动脉瘤、颈部创伤等。

临床表现为瞳孔缩小、轻度上睑下垂和眼球凹陷三大症状,其中以瞳孔缩小为最主要的体征。瞳孔虽缩小,但直接、间接对光反应尚存在。此外,尚可见颜面部潮红,是由于早期交感神经受累使局部血管扩大所致,此时尚可见瞳孔散大,其后由于交感神经麻痹而出现典型瞳孔缩小、颜面苍白。

药物滴眼试验对于确定病变部位有诊断意义。常用可卡因和肾上腺素试验,即用 4% 可卡因每 3 min 滴眼 1 次,共 3 次,能使瞳孔散大,而用 0.1%肾上腺素对神经节后部位病变,能引起瞳孔散大,在可卡因配合下,正常眼扩大作用更加显著。对可卡因有反应和肾上腺素滴眼有反应者,病变在第一神经元,如可卡因不能使瞳孔散大,而肾上腺素能使瞳孔散大者,病变在第二神经元,对以上两种药物均无反应者,为第三神经元病变。

(五)阿迪瞳孔和 Adie 综合征

阿迪瞳孔和 Adie 综合征是一组以瞳孔散大为特征的良性疾病。Adie 综合征又称 Holmes-Adie 综合征,除瞳孔散大外,同时伴有膝腱反射消失;而阿迪瞳孔虽有瞳孔散大,但膝腱反射正常。临床上常易误诊而怀疑为颅内恶性病症,做一些不必要的检查,值得指出的是,该病虽少见,但近年来确实有增多趋势,可能与对该病认识提高有关。一般认为,该病与自主神经系统紊乱有关,但公认该病与中枢神经系统梅毒无关。

该综合征多见于 20~40 岁女性,90%单眼受累,多数在无意中发现,也有主诉突然发病者,左眼多于右眼;也有认为多双眼受累,但迟、早或轻、重不等。

病因尚未最后阐明,有中枢性及周围性神经学说,前者病变可累及瞳孔反射核、视丘下部、间脑和中脑移行区,可发生于脑炎后、慢性酒精中毒、糖尿病、伤寒、白喉、多发性硬化等;后者见于球后乙醇注射后、视网膜脱离手术后等。少数患者病理检查提示睫状神经节有神经元退变,骶髓背根神经节细胞变性与腱反射消失可能有关。

临床表现为瞳孔散大,瞳孔运动呆滞、缓慢,呈一种特殊的瞳孔紧张状态。看近呈强直性缩瞳,看远呈强直性散瞳。一般常规在诊室内检查瞳孔对光反应迟钝或消失,近反应也差。但如在暗室内停留15~40 min,患侧瞳孔可缓慢散大和健侧相等,此时如再照射两侧瞳孔,健侧瞳孔立即缩小,而患侧瞳孔缩小缓慢,但数分钟后可比健侧更小,注视近物时瞳孔缩小和注视远物时瞳孔散大都极缓慢。调节反射和集合反射慢而持续较久,即调节时收缩和松弛都要经过几秒。如持续 5 min 或更长时间集合时瞳孔可缓慢缩小,甚至最后可小于健侧。停止调节集合反射后,瞳孔可缓慢地散大至原来大小。瞳孔对光反应缓慢和延长可能是由于变性的神经尚残存部分神经末梢未被波及之故。也有认为可能是通过反射的调节和集合作用所产生的乙酰胆碱及泪液中可能有少量的乙酰胆碱进入前房刺激瞳孔括约肌而使瞳孔缓慢缩小。如瞳孔对光反应完全丧失,则提示支配瞳孔的所有副交感神经纤维已完全变性,裂隙灯显微镜下检查尚可见虹膜节段性蠕动样收缩。0.1%毛果芸香碱滴眼剂对诊断及治疗均有一定效果。对正常瞳孔无反应。既往应用2.5%乙酰胆碱眼液可使其瞳孔缩小。

由于阿迪瞳孔和 Adie 综合征在临床上易被误诊为其他原因所致瞳孔散大,神经科医师常考虑为动眼神经麻痹,可能为颅内占位性病变所致,经全面体检及头颅 CT 等影像学检查常为阴性,而眼科医师则多考虑有无外伤或高眼压等,经询问病史及眼压测定,也易于排除。该征只要定期随访,不一定要常规做颅脑影像学检查。应当指出的是,对于这类患者应告知其瞳孔散大为良性疾病,以减少患者精神负担,长期可滴用 0.1%毛果芸香碱,如给医学鉴定卡,嘱其随身携带,以免一旦这类患者突然发生意外昏迷,误诊为颅内血肿所致瞳孔散大。

(六)急性颅内高压的瞳孔改变

急性颅内高压的瞳孔改变常见颅脑外伤或化脓性脑膜炎引起,在临床上有一定的诊断意义。

(1)单眼瞳孔缩小,<1 mm,易疏忽,一旦出现,有一定的临床意义,提示该侧为病变侧,与颅高压动眼神经或中脑瞳孔收缩核受刺激有关,应随访观察。

(2)双瞳孔缩小,<1 mm 者,多见于早期弥漫性轴索损伤、脑桥积血或损伤等,与颅高压导

致双侧动眼神经或瞳孔收缩核受刺激有关。

（3）单侧瞳孔中等散大，对光反应减弱，多见于急性瞳孔收缩核由于受到刺激而开始发生麻痹，如能及时治疗，解除病因，瞳孔会恢复正常。

（4）单侧瞳孔散大，对光反应消失，病变在瞳孔改变同侧，此乃急性颅内高压中、晚期造成单侧动眼神经或瞳孔收缩核全麻痹的结果，常伴有眼球固定、上睑下垂，为颞叶钩回疝的典型症状，是急诊开颅手术的绝对适应证，常见于同侧硬膜外血肿。

（5）双瞳孔散大、固定，对光反应消失，提示急性颅高压晚期，使脑干移位、双动眼神经或瞳孔收缩核受到严重损害而导致的全麻痹，乃脑疝晚期，即先发生小脑幕切迹疝，如病情继续恶化，脑干和脑扁桃体下移，挤入枕骨大孔，发生枕骨大孔疝，提示伤情严重，预后差。

（6）双瞳孔大小变化无常，这是颅脑外伤后，双瞳孔收缩核受到多种刺激所造成的，多见于脑干周围积血、挫伤水肿或交感神经中枢受损所致，临床上常见原发或继发脑干损伤、弥漫性轴索损伤等。

（七）中毒性瞳孔

毒物进入体内达到中毒表现时，瞳孔可出现变化，有些具有一定的临床诊断价值，但必须结合详尽的病史及其他全身中毒表现，有时需结合实验室检查的结果。

1.有机磷中毒

由于有机磷可抑制胆碱酯酶的活性，使乙酰胆碱大量蓄积，产生毒蕈样、烟碱样的中毒症状，瞳孔缩小如针孔状为其特征。血液检查胆碱酯酶活性降低对诊断有价值。

2.阿托品类中毒

阿托品类中毒多由于全身应用引起，眼科局部使用在婴幼儿及过敏体质患者，滴用1％阿托品而未能压迫泪道，由于吸收过多中毒者也可见，一般多为轻度至中等症状表现。如常见口干、瞳孔散大、发热等。

3.安眠药中毒

这类药物如巴比妥、氯丙嗪等急性中毒初期瞳孔常缩小，对光反应存在，一般临床医师不易发现，中毒晚期瞳孔呈麻痹性散大，对光反应消失。

4.氰化物中毒

氰化物中毒的氰化物主要为氢氰酸、氰酸盐等，苦杏仁、桃仁等中也含有氰苷，其氰离子能抑制许多酶的活性，可导致细胞内窒息，发生中毒，重者瞳孔可散大。

5.急性酒精中毒

由于饮酒过量而发生急性酒精中毒，其昏睡期可表现为瞳孔散大、神志不清等症状，除瞳孔散大外，对光反应消失，而且视力严重受损，双眼底可有视盘充血、境界不清等急性视神经炎改变，也可表现为球后视神经炎的临床征象。

6.麻醉剂中毒

麻醉早期瞳孔缩小，麻醉加深后由于中脑功能被抑制，瞳孔括约肌减弱使瞳孔相对散大，谵妄期瞳孔也散大。

（张云霞）

第八章 玻璃体疾病

第一节 先天性玻璃体异常

一、永存玻璃体动脉

（一）概述

在胚胎发育到 8 个月左右,原始玻璃体内玻璃体动脉完全消失。若不退化或退化不完全,则形成永存玻璃体动脉。

（二）临床表现

（1）临床上无症状,或感觉眼前条索状黑影飘动。

（2）视盘直到晶状体后面的玻璃体内可见条索状、扇状或漏斗状灰白组织,可随眼球运动而反向运动。灰白组织内动脉可完全闭塞。也可以含有血液。

（3）视盘前或玻璃体中可见漂浮的囊肿。

（4）晶状体后极部玻璃体内有灰白致密浑浊点,与晶状体接触。

（三）诊断

根据临床表现,可以诊断。

（四）鉴别诊断

1.玻璃体机化

玻璃体内组织不与视盘和晶状体相连,可发生于玻璃体任何部位。

2.后极部白内障

在晶状体后极部囊下可见浑浊斑点,其后玻璃体正常。

3.视盘前增殖膜及其附近视网膜表面增殖膜

可部分或全部遮挡视盘,很少侵入玻璃体。

（五）治疗

（1）永存玻璃体动脉不影响视力时无须处理。

（2）残留的膜组织干扰光线进入眼内时,会影响视力发育,应行玻璃体切除手术。

(六)临床路径

1.询问病史

重点询问母亲怀孕史。

2.体格检查

视力、眼球位置、眼后节的情况,尤其视盘和玻璃体的情况。

3.辅助检查

超声检查。

4.处理

玻璃体残留膜组织影响视力发育时,应行玻璃体切除手术。

5.预防

保证母体健康怀孕,有助于胎儿良好发育。

二、永存原始玻璃体增生症

(一)概述

永存原始玻璃体增生症是原始玻璃体未退化的结果。

(二)临床表现

(1)见于足月生产的婴儿或儿童,90%为单眼发病,伴有斜视、小眼球、浅前房、小晶状体。

(2)瞳孔区发白,瞳孔不易散大。

(3)晶状体后灰白膜组织,轴心部较厚。有时膜组织内可见永存玻璃体动脉。

(4)晶状体周围看到拉长的睫状突。

(5)晶状体后囊破裂、晶状体浑浊及晶状体吸收变小,纤维组织长入晶状体内。

(6)偶见视盘周围视网膜皱褶、视盘纤维增生伴玻璃体纤维条索。

(三)诊断

根据白瞳孔、晶状体后灰白膜组织、小眼球、浅前房和小晶状体等临床特征,可以诊断。

(四)鉴别诊断

1.早产儿视网膜病变

早产儿视网膜病变好发于早产儿,出生体重轻,有吸氧史。大多双眼发病,晶状体正常,其后玻璃体纤维组织增殖及视网膜脱离。

2.视网膜母细胞瘤

通常双眼发病,无小眼球,B超提示有钙化。

3.家族性渗出性视网膜病变

多双眼发病,有家族史,荧光素眼底血管造影和基因检测可协助鉴别诊断。

(五)治疗

(1)无有效药物治疗。

(2)行玻璃体切除手术。

(六)临床路径

1.询问病史

重点是母亲怀孕史。

2.体格检查

外眼和前后节均需详细检查。

3.辅助检查

眼 B 超检查。

4.处理

根据患眼病变情况,适合手术条件可考虑玻璃体切除手术。

5.预防

保证母亲怀孕期间胎儿正常发育,出生后应定期随诊。

三、遗传性玻璃体视网膜变性

(一)概述

遗传性玻璃体视网膜变性是一种常染色体显性遗传病。玻璃体视网膜病变有两种类型,只有眼部改变的称 Wegener 病,同时有眼部和全身改变的称 Sticker 病。

(二)临床表现

(1)中度或高度近视。

(2)晶状体后皮质点状浑浊。

(3)玻璃体液化。

(4)赤道部可见白色,伴透明有孔的无血管膜。

(5)眼底脉络膜萎缩灶、周边视网膜血管旁色素沉着、血管白鞘和硬化。

(6)口面部形态及功能异常,骨骼及关节异常。

(7)常染色体显性遗传。

(三)诊断

根据中高度近视,晶状体、玻璃体和眼底的改变,可以诊断。

(四)鉴别诊断

1.早产儿视网膜病变

早产儿视网膜病变好发于早产儿,出生体重轻,有吸氧史。晶状体正常,其后玻璃体纤维组织增殖,无脉络膜萎缩及周边视网膜血管旁色素沉着、血管白鞘和硬化等。

2.永存玻璃体增生症

从视盘直到晶状体后玻璃体内有条索状、扇状或漏斗状灰白组织。无高度近视、无脉络膜萎缩、周边视网膜血管旁色素沉着、血管白鞘、硬化等。

3.玻璃体机化

组织可发生于玻璃体任何部位。很少合并高度近视、脉络膜萎缩及周边视网膜血管旁色素沉着、血管白鞘、硬化等。

(五)治疗

(1)对症治疗。

(2)活血化瘀、支持疗法。

(3)玻璃体膜广泛,影响视力发育,则予以手术治疗。

(六)临床路径

1.询问病史

注意有无家族史。

2.体格检查

主要检查眼前后节,并进行验光。

3.辅助检查

全身骨骼、关节、口面部检查及实验室染色体检查。

4.处理

玻璃体膜广泛,影响视力时可行手术治疗。

5.预防

出生后密切随诊。

(王露兰)

第二节　玻璃体变性与后脱离

一、玻璃体浮影

(一)概述

玻璃体浮影是由于玻璃体内漂浮的浑浊物,在光线照射下投射到视网膜上形成的阴影。在明亮的背景下,眼前可出现飞蚊样漂动现象,所以又称为飞蚊症。可发生在老年性、高度近视眼玻璃体变性,或在炎症、出血、外伤、异物等因素影响下,玻璃体内透明质酸解聚,析出结合的水分,形成液化腔。同时组成玻璃体支架网的胶原细纤维发生变性,浓缩聚集而形成浑浊体,形成点状、线状、蜘蛛网状等各种形态的漂浮物。玻璃体内漂浮物还可能是红细胞、白细胞、色素颗粒、肿瘤细胞、特异碎屑、寄生虫等。玻璃体浮影可分为生理性及病理性两类。

(二)临床表现

(1)眼前出现漂浮物,可隐匿发病或突然出现。

(2)可以单眼或双眼发生。

(3)生理性:①自觉眼前的漂浮物是较透明的;②偶尔出现,数目较少,可以数出;③不影响视力;④不会逐渐增多;⑤用检眼镜检查不一定能发现。

(4)病理性:①自觉眼前较多或数不清的漂浮物;②漂浮物逐渐增多或突然增多;③用检眼镜可见玻璃体内出现较多点状、片状及线状漂浮物;④漂浮物呈暗色,随眼球转动而漂浮。

(三)诊断

根据散瞳后玻璃体所见,可以诊断。

(四)鉴别诊断

玻璃体炎症:玻璃体尘状、白点状、灰白云块样炎性浑浊,并有眼前节、后节的炎症反应。

(五)治疗

(1)对于生理性玻璃体漂浮物,无须治疗,可以观察。

(2)对于病理性玻璃体漂浮物,应查明发生原因,并进行针对性治疗。

(六)临床路径

1.询问病史

眼前有无漂动黑影,发生的速度,有无其他眼部不适。

2.体格检查

散瞳后以检眼镜、前置镜或三面镜详细检查玻璃体。

3.辅助检查

眼部 B 超检查。

4.处理

生理性者无须治疗,病理性者应针对发生原因进行治疗。

5.预防

控制发生玻璃体漂浮物的原发病。

二、玻璃体变性

(一)概述

玻璃体变性主要表现为玻璃体凝胶主体出现凝缩和液化,是透明质酸解聚的结果。玻璃体变性可发生在老年人、高度近视眼、玻璃体积血、眼外伤、玻璃体炎症、感染、玻璃体内药物治疗,以及视网膜激光、电凝、冷凝后。

(二)临床表现

1.玻璃体浮影

眼前出现各种形状的暗影。

2.老年性玻璃体变性

若出现急性玻璃体后脱离,眼前突然出现漂浮物,伴有闪光感。

3.高度近视眼玻璃体变性

与老年性玻璃体变性相似,但更易发生视网膜裂孔和脱离。

4.白星状闪辉症

玻璃体内可见数以百计的白色球形或碟形的小体,如雪球漂浮在玻璃体中。

5.眼胆固醇沉着症

液化的玻璃体内出现白色的结晶状体。

6.玻璃体淀粉样变性

可视力减退,玻璃体内可见线样或棉絮状浑浊。有的与视网膜表面相粘连。

(三)诊断

(1)根据散瞳后玻璃体所见,可以诊断。

(2)眼部 B 超检查有助于诊断。

(四)鉴别诊断

玻璃体炎症 玻璃体尘状、白点状、灰白云块样炎性浑浊,并有眼前节、后节的炎症反应。

(五)治疗

(1)如不影响视力,无须治疗。

(2)玻璃体淀粉样变性严重影响视力时,可考虑行玻璃体切割术。

(六)临床路径

1.询问病史

眼前有无黑影漂动,发生的速度,有无其他眼部不适。

2.体格检查

最好散瞳后以检眼镜、前置镜或三面镜详细检查玻璃体。

3.辅助检查

眼部 B 超检查。

4.处理

不影响视力时无须治疗,严重影响视力时可行玻璃体手术。

5.预防

无有效的预防措施。

三、玻璃体后脱离

(一)概述

在玻璃体发生液化的过程中,尚未液化的胶样玻璃体较水样液稍重。当玻璃体中央部形成的液腔逐渐扩大,但尚未移至后部玻璃体腔时,日常眼球活动可使液化玻璃体随之移动,胶样玻璃体下沉并前移,可导致玻璃体后皮质与视网膜分开,形成玻璃体后脱离(posterior vitreous detachment,PVD)。

(二)临床表现

(1)眼前出现不同形状的漂浮物,随眼球运动而改变位置。

(2)视物模糊,眼前闪光,常见于光线暗时,多位于颞侧。

(3)检查玻璃体可发现一个或多个分散的浅灰色玻璃体浑浊物,常呈环形,悬浮于视盘之前,称为 Weiss 环。

(4)当眼球运动时,玻璃体内浑浊的漂浮物来回移动。

(5)可有玻璃体积血,周边视网膜或视盘边缘出血。

(6)前玻璃体内出现色素性细胞。

(7)可有视网膜裂孔及视网膜脱离。

(8)可导致黄斑牵拉综合征或黄斑裂孔。

(三)诊断

(1)根据患者的自觉症状和散瞳后玻璃体内所见,可以诊断。

(2)眼部超声扫描可证实诊断。

(3)OCT 可协助诊断,尤其有助于黄斑牵拉综合征和黄斑裂孔的诊断。

(四)鉴别诊断

1.玻璃体炎症

可见玻璃体尘状、白点状、灰白云块样炎性浑浊。玻璃体内细胞可见于前、后玻璃体。并有眼前节、后节的炎症反应。

2.闪辉暗点

患者自述眼前有锯齿形闪光,逐渐增大,有时呈多彩,持续约 20 min 后消失。其后可有或没有偏头痛。检查玻璃体和视网膜均无异常。

(五)治疗

(1)对于 PVD,无须治疗。

(2)如合并有视网膜裂孔,应尽快施行激光或冷凝治疗,以免发生视网膜脱离。

(3)若发生视网膜脱离应尽快采取手术治疗。

(4)若合并黄斑牵拉综合征或黄斑裂孔,可考虑玻璃体手术治疗。

(六)临床路径

1.询问病史

眼前有无飘动黑影,发生的速度,有无其他眼部不适。

2.体格检查

散瞳后以检眼镜(最好间接检眼镜)、前置镜或三面镜详细检查玻璃体。

3.辅助检查

眼部 B 超检查、OCT。

4.处理

PVD 无须治疗。如有视网膜裂孔、玻璃体积血、黄斑牵拉综合征或黄斑裂孔应给予相应的治疗。

5.预防

控制发生玻璃体液化的原发病。

（王露兰）

第三节　玻璃体积血

一、概述

当视网膜、葡萄膜或巩膜血管破裂,使血液流入和积聚在玻璃体腔内时,称为玻璃体积血。玻璃体积血由多种原因引起,常见的有视网膜血管性疾病,如视网膜静脉周围炎、糖尿病性视网膜病变、视网膜静脉阻塞等,以及视网膜裂孔、眼外伤、手术、年龄相关性黄斑变性、外层渗出性视网膜病变、玻璃体后脱离、视网膜血管瘤、脉络膜黑色素瘤及系统性血管和血液病、蛛网膜下或硬脑膜下腔出血等。出血可进入玻璃体凝胶的间隙中。当玻璃体为一完整凝胶时,来自视网膜血管的出血常被局限于玻璃体与视网膜之间的间隙中,称为玻璃体后界膜下出血。玻璃体积血不仅影响视力,而且积血长期不吸收会导致玻璃体变性及增殖性病变。

二、临床表现

(1)少量出血时患者可有飞蚊症。出血前玻璃体对视网膜产生牵拉时,可有闪光感。出血量较多时可有暗点及红视症。大量出血则严重影响视力,直至无光感。

(2)后界膜下出血常不凝固,可随体位的变换而改变其形态。

(3)血液进入玻璃体凝胶的间隙后可凝固。少量积血玻璃体内可见灰尘状、条状、絮状血性浮游物。较多积血时玻璃体内出现形状不一的血凝块。新鲜积血的血凝块呈鲜红色,时间久则发暗,以后分解、吸收逐渐变成棕黄或灰白浑浊。大量积血时玻璃体腔完全被积血充满,眼底不能窥入。

(4)玻璃体积血可发生玻璃体凝缩、玻璃体炎症、玻璃体机化、铁血黄色素沉着、溶血性青光眼和血影细胞青光眼等并发症。

(5)超声检查可提示玻璃体积血。

三、诊断

根据视力突然减退、眼前浮影飘动、玻璃体可见血性浮游物、出血浑浊块等可以作出诊断。超声检查提示玻璃体积血,可明确诊断。

四、鉴别诊断

(一)玻璃体变性

玻璃体可见点状、丝状、网状及块状浑浊,无血性物,多无视力变化。

(二)玻璃体炎症

玻璃体尘状、白点状、灰白云块样炎性浑浊,并有眼前节、后节的炎症反应。

五、治疗

(1)针对引起出血的病因治疗。

(2)新鲜积血时应减少活动,可用止血药物如云南白药、巴曲亭、酚磺乙胺等。陈旧积血给予碘剂、纤溶酶和透明质酸酶等。

(3)玻璃体浑浊,积血不吸收,严重影响视力或反复积血者可行玻璃体切除手术。

六、临床路径

(一)询问病史

了解全身和对侧眼状况及既往治疗经过。

(二)体格检查

重点检查玻璃体和视网膜。

(三)辅助检查

眼部 B 超检查。

(四)处理

止血药物及病因治疗,反复积血或大量积血时可行玻璃体切除手术,清除积血。

(五)预防

控制原发病及手术消除积血原因。

(王露兰)

第四节 玻璃体炎症

一、概述

常见的玻璃体炎症有感染性炎症和无菌性炎症。感染性炎症多因眼球破裂伤、内眼手术后细菌感染或长时间使用抗生素、免疫抑制剂后真菌感染所致。无菌性炎症多因葡萄膜炎引起。玻璃体炎性浑浊是眼内炎的重要表现。严重的急性感染性眼内炎时玻璃体几乎完全变成灰白色浓稠状浑浊,以致眼底红光反应消失。

二、临床表现

(1)视力下降。
(2)玻璃体呈尘状、白点状、絮状、灰白色云团状浑浊。
(3)细菌性眼内炎时常有眼红、眼痛、角膜水肿、前房渗出、积脓、眼底红光反消失等改变。
(4)葡萄膜炎常伴有角膜后灰白色沉着物及前房内浮游体、瞳孔后粘连、视网膜水肿和渗出。

三、诊断

根据临床表现,特别是玻璃体的改变,可以作出诊断。房水和玻璃体液涂片细菌学/真菌学的检查和培养有助于感染性眼内炎诊断。血清学检查对葡萄膜炎的诊治提供了重要的依据。

四、鉴别诊断

(一)玻璃体变性
玻璃体浑浊常呈网状、丝状及条块状浑浊,长期无明显变化,多见于老年人和高度近视眼,一般视力不受影响,眼前节正常,无眼红、眼痛症状。

(二)玻璃体积血
玻璃体可见新鲜积血或棕黄色浑浊,视力减退程度不一,无眼红、眼痛及眼前节炎症反应。患者常有糖尿病、高血压、视网膜动脉硬化及眼外伤病史。

(三)其他原因的玻璃体浑浊
其他原因的玻璃体浑浊如玻璃体星状小体、淀粉样变等。视力正常或不同程度减退,无眼红、眼痛症状,眼前节正常。

五、治疗

(一)玻璃体感染性炎症
治疗针对病因,局部和全身应用抗生素或抗真菌药物,以及玻璃体切除手术。

(二)无菌性炎症
可局部及全身使用糖皮质激素及免疫抑制剂。

六、临床路径

(一)询问病史
有无外伤、感染或葡萄膜炎的病史。

(二)体格检查
重点注意视力、眼前节、玻璃体及眼底的改变。

(三)辅助检查
前房水和玻璃体的细菌/真菌检查及血清学检查有助于诊断。

(四)处理
根据玻璃体炎症的性质,采取药物及手术治疗。

(五)预防
避免眼外伤、长期使用抗生素和免疫抑制剂。内眼手术要严格执行无菌操作。玻璃体无菌性炎症时采用药物治疗,积极控制原发病。

(王露兰)

第五节 玻璃体寄生虫

一、概述

玻璃体寄生虫多见猪囊尾蚴病。因食入猪肉绦虫的虫卵,在体内孵化成尾蚴随血流可进入眼内玻璃体及视网膜下,但以玻璃体内最为常见。

二、临床表现

(1)视力下降,其程度取决于囊尾蚴所在部位。

(2)视野中出现黑影晃动或局部缺损。

(3)检眼镜检查可见黄白色或灰白色半透明圆形囊尾蚴,其内可见致密的黄白色圆点,强光照射黄白点即囊尾蚴的头部可伸缩运动。

(4)可伴有葡萄膜炎、玻璃体浑浊及视网膜脱离。

(5)血清酶联免疫吸附试验(ELISA)绦虫抗体检查呈阳性。

三、诊断

根据不同程度的视力减退、玻璃体或视网膜下有黄白色或灰白色半透明圆形囊尾蚴、在强光照射下可见猪囊尾蚴头部移动等临床特征,可明确诊断。

四、鉴别诊断

(一)玻璃体浑浊
可见玻璃体条状、片状浑浊,无黄白色或灰白色半透明圆形囊尾蚴虫体。

(二)视网膜肿物

实体不透明,边界不清或欠清,常有色素、出血及渗出性视网膜脱离。

(三)葡萄膜炎

玻璃体浑浊,玻璃体和视网膜无圆形囊尾蚴虫体。

五、治疗

(1)行玻璃体切割术。

(2)全身服用驱囊虫药物。

六、临床路径

(一)询问病史

有无进食未经煮熟的染有囊虫的猪肉。

(二)体格检查

重点进行玻璃体和全身检查。

(三)辅助检查

超声检查、CT 检查。

(四)处理

给予全身抗囊虫药物治疗及玻璃体切除手术。

(五)预防

讲究卫生,避免食用猪囊虫病猪肉。

(王露兰)

第九章 屈 光 不 正

第一节 近 视

近视是眼在调节松弛状态下，平行光线经眼的屈光系统屈折后聚焦在视网膜前方，视网膜上只能形成弥散光圈，因此看不清远处目标。同理，从近视眼视网膜发出的光线称为集合光线，其焦点位于眼球和无限远之间，称为近视眼的远点。如果目标恰好位于近视眼的远点，则可在视网膜上形成焦点，所以近视眼看近距离目标时清晰。近视眼的发生主要与遗传和环境两大因素有关。近视眼按其性质可分为轴性近视、曲率性近视和屈光指数性近视；按其程度可分为轻度近视、中度近视和高度近视。

一、分类

(一)按近视的性质分类

1.轴性近视

眼轴过长，但眼屈光力正常者。

2.曲率性近视

角膜或晶状体的表面弯曲度过大，而眼轴正常者。

3.屈光指数性近视

屈光指数性近视多由于晶状体屈光指数增大所致。

(二)按近视的程度分类

1.轻度近视

－3.00 D 以下。

2.中度近视

－6.00～－3.00 D。

3.高度近视

－9.00～－6.00 D。

4.超高度近视

－9.00 D 以上。

二、临床特点

(一)主要表现

(1)视力障碍:特点为远视力减弱,近视力正常。

(2)出现视疲劳。

(3)眼球突出,眼轴变长。

(二)次要表现

(1)出现外隐斜或外斜视:集合功能减弱所致。

(2)引起弱视:为儿童时期的近视影响视觉发育所致。

(3)玻璃体液化、混浊、后脱离。

(4)眼底改变:较高度者可出现眼底改变,如近视弧形斑,或环形斑;豹纹状眼底;黄斑部出血或有脉络膜新生血管膜、形状不规则的白色萎缩斑及色素沉着呈圆形的 Fuchs 斑;巩膜后葡萄肿;周边部视网膜格子样变性、囊样变性、视网膜裂孔、继发视网膜脱离周边部视网膜变性等。

(三)误诊分析

1.假性近视

由于睫状肌过度收缩而引起的调节痉挛造成的近视,即调节痉挛性近视,当应用睫状肌麻痹药后这部分近视即消失。

2.高度近视眼

有眼底改变时应与年龄相关性黄斑变性、眼组织胞浆菌病、回旋状脉络膜萎缩和眼弓形虫病相鉴别。

三、辅助检查

(一)主要检查

屈光检查呈近视屈光状态。

(二)次要检查

眼超声检查显示眼轴长。

四、治疗要点

(一)治疗原则

佩戴合适的凹透镜进行矫正。必要时可行屈光性角膜手术治疗。

(二)具体治疗方法

1.非手术疗法

(1)佩戴框架眼镜:是矫正近视最传统、最安全的方法,即在眼前放置一片适度的凹透镜片,使平行光先在进入眼前先分散,经过镜片与眼睛共同组成的屈光系统后恰好聚焦于视网膜上。在配镜前,要进行详细的屈光检查,对青少年近视者,屈光检查要在睫状肌麻痹下进行,12 岁以下者最好在 1%阿托品,12 岁以上用 2%阿托品或快散瞳剂进行散瞳验光,以除外假性近视的干扰;配镜的原则为选择能矫正至最好视力的最低度数镜片,同时应注意瞳距准确。

(2)佩戴角膜接触镜:角膜接触镜的优点是对成像放大率影响较小,视野较大,不影响外观。透气性好的硬性角膜接触镜对青少年近视的发展有一定的阻止作用。置于角膜前,所用屈光度比框架眼镜低。但存在个别人佩戴不适,有角膜、结膜刺激征,过敏性结膜炎,眼干燥等表现。佩戴时应注意清洁及卫生;避免划伤角膜造成感染。

(3)角膜塑形术治疗镜:应用非球面逆转技术而特殊设计的透氧性角膜接触镜,通过压迫角膜中央视区,使角膜中央曲率变小,从而使角膜屈光力降低,起到矫正近视的作用,并可在摘镜后的一段时期内保持这一作用,但无防止近视发展的作用。一旦停戴,迅即回退。如使用不当,可发生严重并发症,因此,使用时应严格掌握适应证和使用规则。

目前建议适用的筛选原则:①近视屈光度≤−3.00 D。②近视散光≤1.50 D,且为顺归性散光。③角膜屈折力为43.0~45.0 D。④矫正视力>0.8。⑤年龄≥7岁的合并发作者。⑥已戴接触镜者,需停戴2个月以上。⑦无眼部疾病且角膜正常。

2.手术疗法

(1)角膜屈光手术,如准分子激光角膜切除术、准分子激光原位角膜磨镶术、角膜基质环植入术等。

(2)眼内屈光手术,如晶状体摘除及人工晶状体植入术、有晶状体眼人工晶状体植入术等。

(3)巩膜屈光手术:后巩膜加固术适应于高度近视的发病初期,期望巩膜加固阻止近视眼的发展。

(4)准分子激光手术:①适应证。年龄满18周岁以上。近2年屈光度稳定,其发展速度每年≤0.50 D。矫正屈光度的范围:近视≤−15.00 D,散光≤6.00 D。双眼屈光度不等的屈光参差者。佩戴角膜接触镜者:软镜应停戴1周以上,硬镜应停戴3周以上。角膜厚度>450 μm。眼部检查无活动性眼病者。患者本人有摘镜的需求。②禁忌证:有眼部活动性炎性病变者;患有圆锥角膜、青光眼、兔眼、眼干燥症、角膜内皮变性等眼科疾病者;曾经发生过眼底出血、视网膜脱离者;矫正视力极差的重度弱视者;高度近视且瞳孔过大者;常夜间行车的驾驶员;具有瘢痕体质、糖尿病、结缔组织病等影响角膜伤口愈合的疾病患者;有精神疾病且正在服药者。

（朱俸林）

第二节 远 视

远视是眼在调节松弛状态下,平行光线经眼的屈光系统屈折后聚焦在视网膜后,在视网膜上形成一弥散光圈,不能形成清晰的物像。眼在通过调节作用后,使屈折力增强,部分降低远视的屈光度,轻微的远视甚至可以全部消失,表现为正视眼(潜伏性远视)。只有当应用睫状肌麻痹药后,才能表现出来。

一、分类

(一)按远视的性质分类

1.轴性远视

眼轴较正常眼短,是远视眼中最常见的一类。

2.曲率性远视

任何屈光面的弯曲度变小所表现的远视,如扁平角膜。

3.屈光指数性远视

屈光指数性远视由屈光间质的屈光指数降低造成。

4.无晶状体性远视

术后无晶状体或晶状体全脱位均可表现出高度远视。

(二)按远视的程度分类

1.轻度远视

+3.00 D 以下。

2.中度远视

+3.00～+6.00 D。

3.高度远视

+6.00 D 以上。

二、临床要点

(一)主要表现

1.视觉障碍

视觉障碍与远视程度有关。轻度远视可表现为隐性远视,无视力障碍。随着远视度数增加,先表现为近视力下降,远视力可正常。高度远视时远、近视力均下降。视力下降程度也与患者年龄、所具有的调节能力有关。

2.视疲劳

出现视疲劳症状,如眼球和眼眶胀痛、头痛,甚至恶心、呕吐等,尤其在近距离工作时明显,休息后减轻或消失。

3.眼位偏斜

由过度调节所伴随的过度集合导致内斜视。

4.引起弱视

高度远视且未在 6 岁前适当矫正的儿童易发生。

5.眼底改变

较高度远视者可表现为视盘较小,色红,边界尚清,微隆起等。常伴有慢性结膜炎、睑缘炎等疾病。

(二)次要表现

眼球改变:角膜扁平,弯曲度小。眼球各部分均较小,晶状体大小基本正常,前房浅。

(三)误诊分析

1.视盘炎或水肿

视盘炎或水肿可有视力下降。远视眼视盘呈假性视盘炎表现,但矫正视力正常,或与以往相比无变化,视野无改变,长期观察眼底无变化。

2.原发性青光眼

远视眼的症状可与原发性青光眼相似,但眼压正常。

三、辅助检查

(一)眼超声检查

显示眼球小、眼轴短。

(二)屈光检查

呈远视屈光状态。

四、治疗要点

(一)治疗原则

戴凸透镜片,选用矫正视力最好、屈光度高的镜片。

(二)具体治疗方法

1.戴镜治疗

需用凸透镜片矫正。轻度远视者,视力正常,并且无症状者,不需配镜。轻度远视者如有视疲劳和内斜视者,应配镜矫正。中度以上远视应配镜矫正,以便增加视力,解除视疲劳和防止内斜视发生。

2.手术治疗

(1)准分子激光屈光性角膜手术:应用准分子激光切削周边部角膜组织,以使角膜前表面变陡屈折力增加。此手术对+6.00 D以下的远视矫治效果良好。

(2)钬激光角膜热成形术:手术区位于角膜周边部,但准确性不及准激光分子。

(3)角膜表面镜片术:适用于高度远视,以及不适合植入人功晶状体的无晶状体眼者。

(朱俸林)

第三节　老　视

随着年龄的增长,晶状体弹性逐渐下降,睫状肌的功能也逐渐变弱,从而引起调节功能减弱,年龄在40岁以上者,会逐渐出现阅读及近距离工作困难,这种由于年龄所致的调节功能减弱即称为老视。

一、临床特点

(一)主要表现

(1)出现阅读等近距离工作困难。

(2)初期常将阅读目标放得远些才能看清,光线不足时尤为明显。

(二)次要表现

常产生因睫状肌过度收缩和相应的过度集合所致的视疲劳症状。

(三)误诊分析

需要与远视鉴别:远视是一种屈光不正。高度远视时视远物不清楚,视近物更不清楚,需用镜片矫正。

二、辅助检查

屈光检查:在屈光度的基础上加上年龄应戴的老视镜度数。

三、治疗要点

(一)治疗原则

正视眼 45 岁时需要增加＋1.51 D,50 岁需增加＋2.0 D,随着年龄增加,每 5 年需增加＋0.5 D,60 岁需戴＋3.0 D 的眼镜。

(二)具体治疗方法

1.非手术治疗

(1)进行远、近视力检查和验光。

(2)根据被检者工作性质和阅读习惯,选择合适的阅读距离进行老视验配。

(3)可选用单光眼镜、双光眼镜和渐变多焦滴眼镜的凸透镜矫正。

2.手术治疗

(1)准分子激光多焦点切削方式矫治老视。

(2)巩膜扩张术:将巩膜扩张,增加睫状肌的张力,增加晶状体悬韧带的运动幅度,达到矫治老视的作用。

(朱俸林)

第四节　散　　光

散光是指眼球各条径线的屈光力不等,平行光线进入眼内后不能形成焦点而形成焦线的一种屈光状态。角膜各径线的曲率半径不一致是散光的最常见原因。这一类散光称作曲率性散光,又分为规则散光和不规则散光。

一、分类

(一)规则散光

角膜各径线的曲率半径大小不同,在角膜上一个主径线的曲率半径最小,即屈光力最强,而与此径线垂直的另一主径线的曲率半径最大,即属光力最弱。这种散光能被柱镜片矫正,是平行光线聚焦于视网膜上称为规则散光。自然形成的散光多数为规则散光。规则性散光又有以下两种分类。

1.根据轴的位置分类

(1)顺规性散光:当最陡的径线(屈光力最强)位于或接近 90°时,为顺规性散光,能用轴位于或接近 90°的正柱镜矫正,或用轴位于或接近 180°的负柱镜矫正。

(2)逆规性散光:当最陡的径线(屈光力最强)位于或接近 180°时,为逆规性散光,能用轴位于或接近 180°的正柱镜矫正,或用轴位于或接近 90°的负柱镜矫正。

(3)斜轴散光:当主径线既不接近 90°也不接近 180°时,为斜轴散光。

2.根据各径线的屈光状态分类

(1)单纯近视散光:一个焦线在视网膜上,另一个焦线在视网膜前。

(2)单纯远视散光:一个焦线在视网膜上,另一个焦线在视网膜后。

(3)复性近视散光:两个焦线均在视网膜前,但屈光力不同。

(4)复性远视散光:两个焦线均在视网膜后,但屈光力不同。

(5)混合散光:一条焦线在视网膜前,另一焦线在视网膜后。

(二)不规则散光

眼球的屈光状态不但各经线的屈光力不相同,在同一径线上各部分的屈光力也不同,没有规律可循。

二、临床特点

(一)主要表现

1.视力障碍

除轻微散光外,均有远近视力障碍。单纯散光视力轻度减退,复性及混合散光视力下降明显。

2.视力疲劳

视力疲劳是散光眼常见的症状,表现为眼痛、眶痛、流泪,看近物不能持久,单眼复视,视力不稳定,看书错行等。

3.眯眼视物

看近看远均眯眼,以起到针孔及裂隙效果,减少散光。

4.散光性儿童弱视

多见复性远视散光及混合性散光。

(二)次要表现

代偿头位:为消除散光的模糊感觉,求得较清晰视力,出现头位倾斜和斜颈等。

(三)误诊分析

视力疲劳时应与青光眼鉴别。

三、辅助检查

屈光检查呈散光屈光状态。

四、治疗要点

(一)治疗原则

戴柱镜片,原则上散光需全部矫正,但也要根据患者的适应程度进行调整。

(二)具体治疗方法

1.规则散光

戴圆柱透镜进行光学矫正,远视散光用凸透镜,近视散光用凹透镜。轻度散光如没有临床症状则不必矫正。儿童,尤其是学龄前儿童,一定充分矫正散光,这样有助于视觉发育,是防治弱视的必要手段。

2.不规则散光

(1)非手术治疗:可戴角膜接触镜矫正。

(2)手术矫正:散光性角膜切开术(AK);准分子激光屈光性角膜手术可有效矫治散光。

（朱俸林）

第五节　屈　光　参　差

双眼屈光状态不等,无论是屈光不正的性质不同,还是度数的不同,均称为屈光参差。

一、临床特点

(一)主要表现

(1)双眼视力不等。

(2)视疲劳:如双眼屈光度相差 2.50 D 以上,为了使双眼同时视,双眼的调节产生矛盾而出现视疲劳。

(二)次要表现

1.双眼单视障碍

因双眼物像大小不等,产生融合困难而破坏双眼单视。

2.交替视力

一眼看近,另一眼看远。

3.弱视与斜视

屈光参差大者,屈光度大的眼睛常发展为弱视或斜视。该种弱视称为屈光参差性弱视。

二、辅助检查

屈光检查见双眼屈光度不等。

三、治疗要点

(一)治疗原则

根据患者的适应程度充分矫正。

(二)具体治疗方法

(1)如能适应戴镜,应予以充分矫正,并经常戴镜,以保持双眼单视功能且消除症状。

(2)对不能适应戴镜,对低度数眼应充分矫正使达到最好视力,对另眼适当降低度数。

(3)屈光参差太大,无法用镜片进行矫正时,可试戴角膜接触镜。

(4)可行屈光性角膜手术。

(5)无晶状体眼性屈光参差,应行人工晶状体植入术。

(6)如有弱视,应行弱视训练与治疗。

（朱俸林）

参考文献

[1] 刘文.眼底病手术学[M].北京:人民卫生出版社,2020.

[2] 陈夫胜,王历阳.全科医师眼科学[M].北京:北京科学技术出版社,2021.

[3] 刘淑伟.临床眼科医师治疗手册[M].武汉:湖北科学技术出版社,2020.

[4] 韩启超,张素红,牟丽丽.眼科疾病诊疗学[M].沈阳:辽宁科学技术出版社,2022.

[5] 周茂伟.精编眼科诊疗常规[M].长春:吉林科学技术出版社,2020.

[6] 陈景尧.临床常见眼科疾病诊治对策[M].北京:科学技术文献出版社,2020.

[7] 姚克,叶剑.白内障手术学习精要[M].郑州:河南科学技术出版社,2021.

[8] 郑得海.眼科疾病诊疗学[M].长春:吉林科学技术出版社,2020.

[9] 王文.眼科检查与诊疗技术[M].哈尔滨:黑龙江科学技术出版社,2020.

[10] 莫宏兵,卢晓蕾,刘佳,等.五官科疾病诊断与治疗[M].重庆:重庆大学出版社,2022.

[11] 张雅丽.精编临床眼科诊疗学[M].长春:吉林科学技术出版社,2020.

[12] 王祖军.实用眼科常见病诊断与治疗[M].长春:吉林科学技术出版社,2020.

[13] 鲍莹.眼科疾病的现代诊断与治疗[M].北京:科学技术文献出版社,2020.

[14] 刘君.现代耳鼻咽喉与眼科疾病诊疗精粹[M].济南:山东大学出版社,2022.

[15] 孙晓雯.实用眼科疾病诊疗[M].北京:科学技术文献出版社,2020.

[16] 张鸿.眼科临床检查与诊治技巧[M].昆明:云南科技出版社,2020.

[17] 沙倩.眼科疾病临床诊疗与新进展[M].天津:天津科学技术出版社,2021.

[18] 修彩梅.眼科手术操作技术与临床实践[M].北京:科学技术文献出版社,2020.

[19] 邵毅.新编眼科基础与临床诊疗技术[M].北京:科学技术文献出版社,2020.

[20] 赵刚.现代五官科疾病诊疗实践[M].北京:中国纺织出版社,2022.

[21] 李玲.现代眼科疾病诊疗学[M].云南科技出版社,2020.

[22] 吴革平.耳鼻咽喉与眼科疾病临床诊疗技术[M].济南:山东大学出版社,2021.

[23] 庞龙.眼科[M].北京:科学出版社,2020.

[24] 李琳琳.临床常见眼科疾病诊疗[M].北京:科学技术文献出版社,2021.

[25] 颜廷芹.临床眼科诊疗常规[M].沈阳:沈阳出版社,2020.

[26] 刘婕.临床常见眼科疾病诊疗与病案教学探讨[M].北京:中国纺织出版社,2022.

[27] 马伊.新编眼科疾病诊疗学[M].天津:天津科学技术出版社,2020.

[28] 姚靖.实用眼科指南[M].天津:天津科学技术出版社,2020.

［29］李梅.眼科疾病诊断治疗实践［M］.天津:天津科学技术出版社,2021.

［30］姜蕾.眼科临床诊治基础与技巧［M］.长春:吉林科学技术出版社,2020.

［31］王宇,石德晶,王玉婷.五官科疾病诊疗精要［M］.北京:中国纺织出版社,2021.

［32］郝艳洁.精编眼科疾病诊疗方法［M］.天津:天津科学技术出版社,2020.

［33］李艳丽.眼科检查技术与疾病概要［M］.沈阳:沈阳出版社,2020.

［34］沈健,胥利平,付琳.眼科临床技能操作［M］.北京:科学出版社,2021.

［35］晁岱岭.眼科疾病临床诊疗要点［M］.南昌:江西科学技术出版社,2020.

［36］冯鑫媛.关注全身疾病对眼科诊疗的意义［J］.中华医学信息导报,2022,37(4):16.

［37］冯冬玲,袁雯睿,王晓鹏.眼科手术感染危险因素调查及干预对策分析［J］.宁夏医学杂志,2023,45(4):363-365.

［38］樊跃伟,刘欢.眼科手术麻醉选择和处理［J］.中文科技期刊数据库(引文版)医药卫生,2022,(7):108-111.

［39］张晓辉,王嘉琦,邢瑶.眼科住院医师临床操作技能培训的问题与策略［J］.继续医学教育,2023,37(2):84-87.

［40］孙旭光.《眼科手术相关性角结膜病变》一书出版［J］.临床眼科杂志,2023,31(2):183.